U0298967

胆囊癌

Gallbladder Cancer

名誉主编　赵玉沛　窦科峰　陈规划
主　　编　全志伟　洪德飞
副 主 编　刘厚宝　刘颖斌　李　强　张永杰　龚　伟

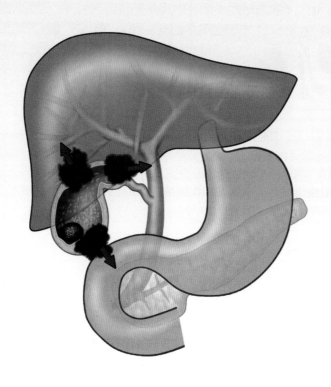

人民卫生出版社
·北 京·

版权所有，侵权必究！

图书在版编目（CIP）数据

胆囊癌 / 全志伟，洪德飞主编 . —北京：人民卫
生出版社，2021.8

ISBN 978-7-117-31900-3

Ⅰ.①胆… Ⅱ.①全…②洪… Ⅲ.①胆肿瘤 Ⅳ.
①R735.8

中国版本图书馆 CIP 数据核字（2021）第 163337 号

人卫智网	www.ipmph.com	医学教育、学术、考试、健康，
		购书智慧智能综合服务平台
人卫官网	www.pmph.com	人卫官方资讯发布平台

胆　囊　癌
Dannang'ai

主　　编：全志伟　洪德飞

出版发行：人民卫生出版社（中继线 010-59780011）

地　　址：北京市朝阳区潘家园南里 19 号

邮　　编：100021

E - mail：pmph @ pmph.com

购书热线：010-59787592　010-59787584　010-65264830

印　　刷：人卫印务（北京）有限公司

经　　销：新华书店

开　　本：889×1194　1/16　　印张：14

字　　数：434 千字

版　　次：2021 年 8 月第 1 版

印　　次：2021 年 9 月第 1 次印刷

标准书号：ISBN 978-7-117-31900-3

定　　价：198.00 元

打击盗版举报电话：010-59787491　E-mail：WQ @ pmph.com

质量问题联系电话：010-59787234　E-mail：zhiliang @ pmph.com

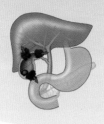

编　委（以姓氏笔画为序）

王　坚	王　捷	王一帆	王广义	王秋生	王剑明	王健东
王雪峰	王德盛	方驰华	毕新宇	朱继业	任　刚	全志伟
刘　昌	刘江文	刘连新	刘厚宝	刘颖斌	汤礼军	汤朝晖
纪　元	李　汛	李　强	李　靖	李江涛	李明皓	李相成
李敬东	杨　扬	杨　勇	杨尹默	吴硕东	别　平	汪根树
沈　军	张　勇	张文杰	张生来	张永杰	张学文	张宗明
陈亚进	陈亚青	陈规划	郑　起	郑亚民	项灿宏	段伟东
施伟斌	洪德飞	耿智敏	贾宁阳	徐　智	郭　伟	龚　伟
梁廷波	彭承宏	程　石	曾永毅	楼健颖	窦科峰	霍　枫
魏云巍						

编　者（以姓氏笔画为序）

王　坚	王一帆	王广义	王秋生	王剑明	王健东	王德盛
方驰华	邓侠兴	毕新宇	全志伟	刘江文	刘厚宝	刘颖斌
汤礼军	汤朝晖	纪　元	李　汛	李　强	李　靖	李江涛
李明皓	李相成	李敬东	吴硕东	汪根树	张永杰	张宗明
陈亚进	郑亚民	项灿宏	段伟东	洪德飞	耿智敏	贾宁阳
徐　智	郭　伟	龚　伟	程　石	曾永毅	楼健颖	霍　枫
魏云巍						

编写秘书组（以姓氏笔画为序）

王　向	王许安	刘小龙	周　迪	倪小健	翁明哲

胆囊癌
Gallbladder Cancer

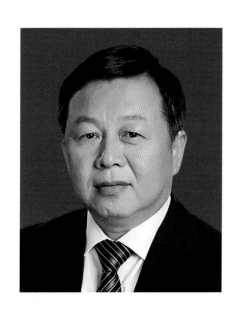

全志伟

上海交通大学医学院附属新华医院普外科主任医师、教授、博士研究生导师、博士后联系导师。中华医学会外科学分会常务委员、中华医学会外科学分会胆道外科学组组长、中国医师协会外科医师分会常务委员、中国医师协会外科医师分会胆道外科专业委员会主任委员、美国外科医师协会（American College of Surgeons，ACS）会员。

从事普外科工作多年，在胆道外科专业领域积累了丰富的临床经验，并在胆道恶性肿瘤的基础和临床研究中取得一定的研究成果。曾承担多项国家自然科学基金项目，在国内及国际期刊发表论文 80 余篇，SCI 收录 30 余篇，获得国家发明专利授权 2 项，2007 年获得上海医学科技奖，2008 年获得上海市科技进步奖。担任《中华肝脏外科手术学电子杂志》副总编、《中国实用外科杂志》编委、《中华外科杂志》编委、《中华医学杂志》编委、《中华消化外科杂志》编委、《中华肝胆外科杂志》编委、《上海医学》编委、《外科理论与实践》编委等。

主编简介

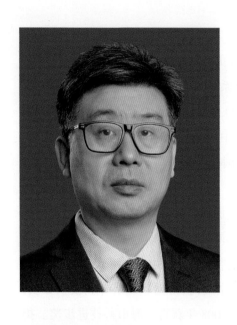

洪德飞

    浙江大学医学院附属邵逸夫医院普外科主任医师、博士研究生导师,杭州医学院特聘教授,上海孟超肿瘤医学中心胰腺首席专家。担任中华医学会外科学分会胆道学组委员、中国研究型医院学会数字智能化外科专业委员会副主任委员、胰腺疾病专业委员会常委、中国医师协会外科医师分会机器人外科医师委员会委员、中国抗癌协会胆道外科专业委员会常委、国际肝胆胰协会会员、国际腔镜协会会员等32个学术职务。主编肝胆胰外科著作3部,编著3部,参编6部,发表学术论文150余篇。先后承担国家级、省部级科研项目8项。作为主要参与者完成的《腹腔镜技术在肝胆胰脾外科的临床研究及应用》2009年获国家科技进步奖二等奖,《肝尾状叶切除术手术策略与方法的研究》2008年获教育部科技进步奖一等奖。

    从事普外科工作近30年,专注于肝胆胰脾外科临床和基础研究20余年。擅长各类肝胆胰外科开腹、腹腔镜、机器人手术。受邀29个省市区120余家医院会诊肝胆胰外科复杂手术。在恩师彭淑牖教授的带领下,国际首创末梢门静脉栓塞术(terminal branch portal vein embolization,TBPVE)和经皮微波消融肝实质分隔联合门静脉栓塞(percutaneous microwave ablation liver partition and portal vein embolization,PALPP)快速肝养大技术治疗余肝不足的中晚期肝癌和胆管癌,可部分替代肝移植、联合肝脏分隔和门静脉结扎的二步肝切除术(associating liver partition and portal vein ligation for staged hepatectomy,ALPPS)。创新性提出胰肠吻合"瘘管愈合"学说,创建了洪氏胰肠吻合术理论和技术体系,被同行誉为"革命性的理论和技术创新"。洪氏胰肠吻合术简化了传统复杂的胰肠吻合术,破解了腹腔镜胰肠吻合术的国际胰腺外科难题,推动了我国腹腔镜胰十二指肠切除术的发展。个人完成胰十二指肠切除术超过1 000例,居世界前列。为提高肝胆胰恶性肿瘤外科手术患者的远期生存率,提出术前需高度重视肿瘤生物学行为特性评估的理念,以减少无效外科手术。曾受邀访问美国约翰·霍普金斯医院、日本东京大学附属医院等国际顶级医疗机构。

胆囊癌是我国常见的消化道肿瘤之一，治疗效果普遍较差，5 年总生存率仅为 5%，严重危害了我国人民的身体健康。为此，中华医学会外科学分会胆道外科学组组长、中国医师协会外科医师分会胆道外科医师委员会主任委员全志伟教授组织了来自不同学科的专家共同编著了《胆囊癌》一书。

该书较为全面、系统地阐述了胆囊癌的研究现状及展望、病因学及预防、诊断及鉴别诊断、病理分期与临床分型、围手术期准备、外科治疗规范，以及化学治疗（简称化疗）、放射治疗（简称放疗）、靶向治疗和免疫治疗等的最新研究进展。同时，该书的出版将有利于开展胆囊癌的预防及科普工作。有研究表明，超过 80% 的胆囊癌起源于胆囊结石、胆囊息肉样变等良性疾病，增强和提高公众对这些胆囊良性疾病的知识普及和重视程度，必将有效起到预防胆囊癌的作用，以实现降低胆囊癌发病率、提高早期胆囊癌诊断率的目标，从而改善胆囊癌治疗效果不理想的现状。

衷心希望本书能为从事肝胆胰外科基础与临床专业研究的专家学者们提供参考，同时感谢全志伟教授、洪德飞教授，以及参与编著的全体专家，为我国攻克胆囊癌事业而付出的不懈努力。

中华医学会会长

中国科学院院士

北京协和医院名誉院长

2021 年秋于北京

胆 囊 癌
Gallbladder Cancer

前　言

　　胆囊癌是我国常见的消化道肿瘤之一,发病率位列消化道肿瘤第 6 位,治疗效果非常差,5 年总生存率仅为 5%。胆囊癌发病机制不明确,除根治手术外缺乏有效的辅助治疗手段是胆囊癌治疗效果不理想的主要原因,通过多种途径有效解决胆囊癌预防、诊断和治疗存在的问题或许是近期提高胆囊癌总体治疗效果的最现实的工作。中华医学会外科学分会胆道外科学组、中国医师协会外科医师分会胆道外科医师委员会是我国权威的胆道疾病研究学术团体组织,有责任和义务组织我国胆道外科专家对这些问题予以系统地梳理和逐步解决,并以出版专著等形式介绍给国内的同行,甚至广大人民群众,为我国胆囊癌的防治做出应有的贡献。

　　目前,我国胆囊癌防治主要存在以下问题。

　　1. 胆囊癌发病率虽然低,但 80% 以上的胆囊癌发病于胆囊结石、胆囊息肉样变、胆囊炎症、胆囊腺肌症等常见的胆囊良性疾病,这些良性疾病可以通过经济无创的 B 超检查获得诊断和随访。换言之,如果医患双方保持对这些胆囊良性疾病癌变的高度警惕性,对潜在高危胆囊癌因素的胆囊良性疾病及时实施规范的胆囊切除术,不仅可以显著降低胆囊癌的发病率,而且可以显著提高胆囊癌的早期诊断率,从而改变目前 80% 左右就诊的胆囊癌是中晚期这一不应该出现的局面,进而提高胆囊癌外科根治性切除率和术后生存率。

　　2. 胆囊良性疾病的治疗存在普遍不规范的现状。在临床上经常碰到病程长达 10 余年的胆囊结石合并中晚期胆囊癌的患者,主要原因是胆囊良性疾病发病率非常高,保守治疗现象非常普遍,尤其不科学的"保胆取石"术的开展误导了不少患者。腹腔镜胆囊切除术创伤小,术后恢复快,是胆囊良性疾病治疗的金标准,也是预防胆囊癌发生的唯一有效手术方式。

　　3. 根治性切除术仍是目前治疗胆囊癌的首选方法,但规范的胆囊癌根治性切除术普及率不高。由于胆囊癌极易侵犯肝脏,较早发生淋巴结和神经浸润,因此不同的胆囊癌分期,胆囊癌根治术的范围差异非常大。目前临床上普遍存在对早期胆囊癌淋巴结和神经清扫不够,而对中晚期胆囊癌盲目扩大清扫范围的问题,导致预后改善不明显,反而增加了术后严重并发症发生率和病死率,影响术后辅助治疗的开展。基于胆囊癌复杂的术前评估和胆囊癌根治术的多样化和复杂化,建议在有经验丰富的肝胆胰外科医师和病理科医师的医疗中心完成手术,以期达到最佳的外科治疗效果。

　　4. 腹腔镜和机器人胆囊癌根治术适应证掌握不严。腹腔镜和机器人胆囊癌根治术是近几年的研究热点,但至今仍缺乏高质量的临床研究及证据,其安全性及有效性有待进一步评估。由于腹腔镜或机器人手术较开腹手术容易引起胆囊破溃、胆汁泄漏及气腹下"烟囱效应"等问题,均有增加腹膜播散及穿刺孔种植转移的风险,如术中胆囊破溃,可使 T_1 期胆囊癌直接上升为 T_3 期,显著影响患者预后。因此,对于 T_1 或 T_2 期的胆囊癌患者,限于有丰富腹腔镜或机器人手术经验的肝胆胰外科医师来开展多中心探索性研究。对于 T_3 期或以上分期的胆囊癌不建议作为腹腔镜和机器人胆囊癌根治术的指征。

5. 纠正"意外胆囊癌"不规范的诊断命名。胆囊癌诊断按照实体肿瘤的规范定义分为早期、进展期或中晚期，不仅可以提高胆囊癌的术前临床诊断率，避免中晚期胆囊癌误诊为胆囊良性疾病而实施腹腔镜手术，而且可以提高临床医师和放射科医师的责任心，杜绝术前 T_2 期及以上分期的胆囊癌的误诊或漏诊，从而避免二次手术(补救性胆囊癌根治术)给患者带来的痛苦和经济损失，避免二次手术窗口期肿瘤进展或肿瘤种植转移、肿瘤残留进而显著影响患者生存期。

6. 胆囊癌辅助治疗理念有待提高。胆囊癌的辅助治疗如化疗、放疗的适应证和疗效得以肯定和规范，尤其近几年快速发展的靶向治疗和免疫治疗为胆囊癌治疗带来了新希望。根据患者病情和全身状态评估，结合胆囊癌组织和患者血样的全基因测序，联合应用辅助治疗可以显著改善中晚期胆囊癌的 3 年生存率，但据统计仅有 15.9% 的胆囊癌患者术后接受了辅助治疗。因此，急需普及胆囊癌高度恶性的生物学行为特性，强调基于肿瘤学原则的综合治疗理念。

本书共 22 章，以文字结合图片、表格的形式系统介绍了胆囊癌的研究现状及展望、病因学和预防、诊断及鉴别诊断、病理分期与临床分型、围手术期准备、外科治疗规范，以及化疗、放疗、靶向治疗和免疫治疗等最新研究进展及今后的研究方向，不仅全方位解读了目前胆囊癌防治工作中存在的问题，而且提出了切实有效的解决方案。期待本书的出版能积极推动我国胆囊癌的防治工作，有效改变我国胆囊癌早期诊断率低、远期治疗效果不理想的悲观局面。当然，防治胆囊癌的长久之计在于医患双方共同努力，积极开展预防胆囊癌的科普教育工作；规范和普及胆囊癌根治术的理论和外科实践，对进展期胆囊癌贯彻综合治疗的理念，常规进行多学科讨论，科学决策治疗模式和方案；对新技术、新药物积极开展多中心临床研究，积累循证医学证据；发扬"两弹一星"精神，坚定攻克胆囊癌的决心；坚持创新性开展胆囊癌基础研究，为胆囊癌治疗研发出疗效显著的新技术和新药物。

衷心感谢参与本书撰写、审阅、校对、编辑的专家和工作人员，有了大家的共同努力和辛勤付出，才有《胆囊癌》一书的顺利出版。

中华医学会外科学分会胆道外科学组组长
中国医师协会外科医师分会胆道外科专业委员会主任委员

2021 年秋于上海

目　录

第四章　胆囊癌的病因学和预防

第五章　胆囊癌基础研究进展

第六章　胆囊癌的诊断

第七章　数字三维重建技术评估胆囊癌可切除性的价值

第八章　胆囊癌的鉴别诊断

第九章　胆囊癌分期与临床分型

第十章　胆囊癌的临床病理学

第十一章　胆囊癌围手术期准备

第十二章　胆囊癌外科手术治疗

第十三章　胆囊癌累及肝门的外科治疗

第十四章　胆囊癌的内镜和介入治疗

第十五章　腹腔镜技术在胆囊癌诊治中的作用

第十六章　机器人技术在胆囊癌诊治中的作用

第十七章　"意外胆囊癌"诊断命名的纠正与规范

第十八章　胆囊癌外科手术并发症及处理原则

第十九章　胆囊癌的化学治疗

第二十章　胆囊癌的放射治疗

第二十一章　生物免疫治疗、靶向治疗和中医药治疗

第二十二章　胆囊癌的预后影响因素和术后随访

胆囊癌
Gallbladder Cancer

第一章

胆囊癌研究的现状及展望

一、胆囊癌流行病学研究

胆囊癌是最常见的胆道恶性肿瘤,约占全部胆道肿瘤的 2/3。近年来,胆囊癌发病率呈上升趋势,但胆囊癌的疗效长期徘徊不前,5 年总体生存率仅为 5% 左右。1777 年,Maximillian de Stoll 在 2 例尸检中首次发现并报道了胆囊癌。1894 年,Aimes 首次对胆囊癌的病史、临床特点及预后进行了综合分析。根据最新流行病学数据,世界范围内胆囊癌的发病率为 2/10 万 ~2.5/10 万。与其他恶性肿瘤相比,其发病呈明显地域分布及种族差异的特点。2020 年美国胆囊癌发病率分别为女性 0.9/10 万和男性 0.5/10 万。我国胆囊癌发病率占同期胆道疾病的 0.4%~3.8%,位列消化道肿瘤发病率第 6 位。根据中国肿瘤登记中心的数据,2012 年中国胆囊癌发病率为 3.82/10 万,城市地区发病率为 4.48/10 万,农村地区发病率为 3.01/10 万。男性发病率为 3.59/10 万,女性发病率为 4.05/10 万。中国胆囊癌死亡率为 2.86/10 万,且胆囊癌发病有逐渐增多的趋势。据上海市肿瘤研究所统计,上海市 1991 年胆囊癌的标准化发病率为男性 2.8/10 万,女性 3.6/10 万;而 2000 年就上升到男性 3.8/10 万,女性 5.4/10 万,同比上升了 30%。根据中国 11 个城市 1988—2002 年肿瘤资料统计,胆囊癌上升幅度在所有肿瘤中居第二位,1998—2002 年较 1988—1992 年增长了 64.19%,胆囊癌增长幅度居女性恶性肿瘤首位,居男性恶性肿瘤第 2 位。

胆囊癌的发生与各种遗传和环境因素有关,研究胆囊癌的病因可以为预防提供帮助。胆囊癌的高危因素主要有以下方面。①胆囊结石:Piehler 和 Crichlow 对 2 000 多例胆囊癌患者的回顾性研究发现,73.9% 的患者存在结石。②胆囊息肉样变:年龄超过 50 岁,胆囊息肉样变直径 >10mm,或表现为快速生长,特别是胆囊腺瘤性息肉。③胆囊腺肌症。④细菌引起慢性胆囊感染:细菌导致的慢性炎症,如伤寒沙门菌感染,慢性伤寒或副伤寒携带者的胆囊癌风险显著提高。⑤胰胆管系统的异常合流:胰液回流到胆总管并使胆汁回流进入胰管,胰液和胆汁反流诱导炎症和化生。⑥瓷化胆囊:瓷化胆囊引起胆囊黏膜炎症是胆囊癌的危险因素。⑦遗传因素:瑞典家庭癌症数据库显示,当父母患有胆囊癌时,子女罹患胆囊癌的风险增加 5.1 倍。Miguel 等的研究显示胆固醇负荷胆汁与特定人群之间的特定遗传联系。⑧性别因素:在世界范围内,女性胆囊癌的发病率通常约为男性的两倍,但世界不同地区的差异很大,主要发生在胆囊癌的高发区。在某种程度上,女性雌激素导致胆汁中胆固醇过度饱和,从而参与胆囊结石介导的胆囊癌发病机制相关。⑨其他风险因素:特定职业环境、化学品暴露、过量摄入油炸食品(重复使用的油)及肥胖等,都增加了胆囊癌的风险。

二、胆囊癌基础研究

目前关于胆囊癌的遗传和分子改变的研究仍然非常有限。与其他肿瘤一样,胆囊癌是一种涉及多种遗传改变的多因素疾病。抑癌基因、原癌基因、DNA 修复基因的异常,以及基因区域的异常启动子甲基化引起的微卫星不稳定性(microsatellite instability,MSI)和表观遗传的改变,都是迄今为止报道的诱发因素,导致胆囊癌发生发展的明确分子机制目前尚不明确。高通量研究发现了一些基因及通路的突变与胆囊癌相关,如 ERBB 信号通路突变、TP53 突变、HER2 扩增、CDKN2A 或 CDKN2B 缺失、ARID1A 突变、PIK3CA 突变、NRAS 突变、BRAF 突变、GNAS 突变,以及特定基因如 CDH1、REPRIMO(肿瘤抑制基因家族)和 UCHL1(也称为 PGP9.5)的启动子甲基化在胆囊癌发生中也具有重要作用。

近几年关于非编码 RNA 在胆囊癌中的作用的研究日益增多,其中 microRNA 在肿瘤细胞的异常表达,通过发挥抑癌或促癌作用参与胆囊癌多种生物学行为。miR-155、miR-20a、miR-182 等在胆囊癌中表达上调并促进胆囊癌增殖、侵袭等功能,miR-34a、miR-26a、miR-145 等在胆囊癌中表达下调并与胆囊癌增殖、侵袭及化疗耐药等生物学功能相关。这些发现证实,microRNA 在胆囊癌进展过程中既能作为原癌基因也能作为抑癌基因,可作为治疗胆囊癌潜在的分子靶点。长链非编码 RNA(long noncoding RNA,lncRNA)以 RNA 的形式在多种层面上(表观遗传调控、转录调控及转录后调控等)调控基因的表达水平。研究也发现 lncRNA 在胆囊癌的发生、发展中发挥重要的调控角色。例如 MALAT1、HOTAIR、CCAT1 等在胆囊癌中作为原癌基因通过调控多种靶向分子促进肿瘤的增殖、侵袭及转移过程。而 MEG3、GCASPC 等则在胆囊癌组织中表达下调,上调其表达能够抑制胆囊癌增殖、侵袭等多种生物学行为,从而扮演抑癌角色。核仁小 RNA(small nucleolar RNA,snoRNA)也被证实参与胆囊癌进展。Qin 等发现,SNORA74B 在胆囊癌组织中表达升高,下调 SNORA74B 表达通过抑制 PHLPP 和 AKT/MTOR 通路抑制胆囊癌增殖。目前,环状 RNA 被发现在其他肿瘤中能够调控肿瘤的增殖进展,可能为胆囊癌的诊疗提供一些线索。

三、胆囊癌临床研究

(一) 胆囊癌外科手术治疗

胆囊癌外科手术治疗探索经历了漫长的过程。1890 年,Hochengy 成功施行了世界上第 1 例胆囊癌切除术,开启了外科手术治疗胆囊癌的序幕。胆囊癌根治手术的历史始于 20 世纪早期的胆囊切除联合胆囊窝肝组织楔形切除术,不包括局部淋巴结清扫,可能是由于缺乏局部淋巴结清扫,即使是局限于胆囊壁的肿瘤,预后也很不理想。1932 年,Finster 首次报道了胆囊癌经扩大切除邻近肝脏后生存 5 年的病例,初步显示了扩大切除带来良好预后的曙光。1954 年,Glenn 等首次提出了一种根治性手术方式,即针对局限性胆囊癌,采用胆囊切除,同时将胆囊窝和肝十二指肠韧带(门静脉淋巴结)内的淋巴结组织整块切除,称为"根治性胆囊切除术"(Glenn 手术)。Pack 和 Fahim 等也分别于 1955 年和 1962 年提出了包括胆囊、邻近肝切除和门静脉淋巴结清扫的胆囊癌根治性切除,然而,这种根治性切除术后的结果仍然不令人满意,尤其是对于淋巴结阳性的患者。在这种情况下,"扩大"根治性胆囊切除术(称为改良的 Glenn 手术)应运而生,手术范围包括胆囊切除、区域性淋巴结整块切除和足够的邻近肝组织切除,$T_2 \sim T_4$ 期肿瘤还需切除肝外胆管。区域性淋巴结包括肝十二指肠韧带淋巴结和胰周淋巴结,甚至腹主动脉旁淋巴结。胆囊癌扩大根治术中切除肝脏组织的范围,以及是否有必要切除肝外胆管和联合肝胰十二指肠切除仍有争议,目前无证据显示切除未受侵犯的肝外胆管可提高生存率。胆囊癌行扩大切除术患者中,43% 患者可获得切缘阴性的结果(R_0 切除),R_0 切除和淋巴结阴性者的预后较好,能获得长期生存机会。随着肝脏外科技术的发展及围手术期管理技术的改进,一部分进展期胆囊癌患者行扩大根治术可获得 16%~18% 的 5 年生存率,而且围手术期死亡率也不断降低。一些肝脏及胰头受侵和 / 或 $N_0 \sim N_1$ 淋巴结受累,但原发肿瘤有机会行整块切除的病例,通过术前减黄、肝内门脉支栓塞(portal vein-branch embolization,PVE)等措施,可改善患者的肝功能、增加残肝体积,使得一些处于进展期胆囊癌患者有机会通过右三叶肝切除或肝胰十二指肠切除等扩大手术得到根治性切除的机会。

(二) 胆囊癌分期

胆囊癌外科治疗术式的选择主要依据是胆囊癌的分期。目前国际上常用的胆囊癌分期有三种体系并不断更新和修正:国际抗癌联盟(Union for International Cancer Control,UICC)及美国癌症联合委员会(American Joint Committee on Cancer,AJCC)的 TNM 分期、Nevin 分期、日本肝胆胰腺外科学会(Japanese

Society of Hepato-Biliary-Pancreatic Surgery,JSHBPS)分期。1976 年,Nevin 首先提出了原发性胆囊癌临床分期,依据胆囊癌组织浸润生长和扩散范围,分期越高,预后越差。由于简单实用被广泛采用。研究表明,Nevin 分期能相对准确地评估肿瘤的可切除性,随着分期增加,切除率、切缘阴性率也显著下降,术后累积生存率随 Nevin 分期增加而显著下降。Nevin 分期对中晚期定义范围较宽,未能细分淋巴结转移,对中晚期患者的术式选择指导意义有限。由于绝大部分胆囊癌患者确诊时已是中晚期,如位于肝床面的胆囊癌很早就发生了肝脏浸润转移,而此时尚无淋巴结转移,这类患者在 Nevin 分期中属晚期,但经过根治性手术可能取得良好效果。一些病例无肝转移,但淋巴结转移已达第三站,这时虽然 Nevin 分期早,但治疗效果却较差。Nevin 分期法目前已逐步被 TNM 分期所取代。最新的 2018 年第 8 版 AJCC 分期系统能较好判断患者预后、肿瘤切除性、切缘阴性率。在指导术式方面,AJCC Ⅲ期患者中 R_0 根治术组生存率高于 R_1 切除术组,Ⅳ期各术式生存率之间无显著性差异,提示对于 $T_4N_xM_0$ 这类Ⅲ期患者根治性手术能提高术后生存率,这也反映了当前学术界认为晚期胆囊癌患者应有选择性地行根治或扩大根治术的观点。而对 $T_xN_xM_1$ 这类Ⅳ期患者则应选择姑息治疗。AJCC 第 8 版将胆囊癌的 T_2 分期细分为 T_{2a} 和 T_{2b},根据淋巴结转移和远处转移的程度,T_2 胆囊癌细分为各种临床分期,如Ⅱ$_A$、Ⅱ$_B$、Ⅲ$_B$ 和Ⅳ$_B$,有助于规范胆囊癌根治术和判断预后 如 Sternby 等对 2015 年 4 月至 2016 年 6 月发表的 44 篇文章的统计结果表明:T_2 期胆囊癌进行 S_{4b}+S_5 节段性肝切除术能够显著改善患者总体预后。

（三）胆囊癌综合治疗

无论在我国还是世界范围内,胆囊癌综合治疗是较为薄弱和未受重视的环节。这与外科医师长期只重视手术、缺乏多学科综合治疗团队(multidisciplinary team,MDT)理念,以及认为胆囊癌对放疗、化疗不敏感等观念有关。迄今为止,全球范围内胆囊癌辅助化疗的随机对照试验(randomized controlled trial,RCT)研究仅有为数不多的报道,其中一项阳性结果的Ⅲ期临床试验 ABC-02 试验,纳入的是不可切除的晚期胆道肿瘤患者,包括了不可切除胆囊癌,研究结果显示吉西他滨联合顺铂(GP)方案较吉西他滨单药能显著延长总生存时间(overall survival,OS)(11.7 个月 vs.8.1 个月,$P<0.001$)、延缓疾病的进展时间(8 个月 vs.5 个月,$P<0.001$)、提高肿瘤控制率(81.4% vs.71.8%,$P=0.049$),且没有明显增加毒性反应,GP 方案是胆囊癌合适的治疗选择。而 BILCAP 研究是首个显示辅助化疗有望改善胆道肿瘤根治术后患者 OS 的Ⅲ期临床研究,该试验纳入的是根治性切除术后的胆管癌或胆囊癌患者,包括 79 例侵犯肌层的胆囊癌,采用的辅助化疗方案为单药卡培他滨化疗 6 个月的方案,研究结果显示,单药卡培他滨辅助治疗可延长胆道肿瘤术后患者中位生存期约 1 年。卡培他滨作为辅助治疗可延长胆道肿瘤患者的 OS,有望成为这部分患者的标准治疗方案。目前已被美国国立综合癌症网络(National Comprehensive Cancer Network,NCCN)纳入 2019 年指南参考。但研究同时观察到,相较于胆管癌,胆囊癌更易出现局部复发,而且入组的胆囊癌仅为侵犯肌层的病例,R_0 根治术有较好的疗效,所以卡培他滨单药辅助化疗是否能提高胆囊癌的生存率是未来胆囊癌细化治疗策略需要考虑的。

虽然目前缺乏有效、标准的胆囊癌化疗方案,但对部分根治术后或中晚期胆囊癌患者化疗可以起到延长患者生存时间、改善患者生活质量的作用。现阶段胆囊癌化疗研究主要集中在以氟尿嘧啶、吉西他滨、铂类、S-1 为基础的联合化疗方案,同时可加用生长抑素等化疗增敏药物,代表性方案有:GEMOX 方案(奥沙利铂 + 吉西他滨)、GP 方案(吉西他滨 + 顺铂)、GAP 方案(吉西他滨 + 白蛋白紫杉醇 + 顺铂)、AG 方案(吉西他滨 + 白蛋白紫杉醇)、FAM 方案(氟尿嘧啶 + 多柔比星 + 丝裂霉素)、CEF 方案(顺铂 + 表柔比星 + 氟尿嘧啶)、CS 方案(S-1+ 顺铂)、GS 方案(S-1+ 吉西他滨)或 S-1 等。

大多数胆囊癌化疗的结论来源于回顾性研究,缺乏独立的胆囊癌临床 RCT 研究结果,仅有的二项有阳性结果的Ⅲ期临床研究(ABC、BILCAP 试验)也是对胆道恶性肿瘤(包括胆囊癌和胆管癌)进行研究,对胆囊癌针对性相对较差。20 世纪 80 年代到 21 世纪初期,因为胆囊癌缺乏有效的化疗方案,临床工作中对胆囊癌化疗未给予足够重视,大部分患者未接受正规化疗。美国放射医学专家 Mitin 等统计了 2005—2013 年 5 029 例 $T_{1\sim3}N_{0\sim1}$ 期胆囊癌患者的诊治资料,发现胆囊癌术后辅助治疗患者的比例较低,应用辅助化疗的比例从 4.2% 降至 1.7%,应用放疗的比例由 8.3% 上升至 13.8%,而综合应用放疗、化疗的比例则稳定在 15.9%。但与此同时,却发现辅助治疗对除了 T_1N_0 期以外的各期胆囊癌患者的 3 年生存期均有显著的改善作用。其中,对于 T_2N_0 期患者,单纯手术、术后施以辅助化疗和综合放疗、化疗的 3 年生存率分别为 46.8%、63.0% 及 61.2%,前者与后二者具有显著差异。同时,T_2 期综合放疗、化疗的疗效也显著高于 T_3 期患者。2010 年以后,鉴于胆囊癌单纯手术治疗效果较差,随着英国 ABC-01 及 ABC-02 试验结果的发表,胆囊癌放疗、化疗的重要性得到一致认可,除 T_1N_0 期以外的各期胆囊癌均需要化疗,标准化疗方案有待于更多的临床 RCT 试验,目前在 ClinicalTrials.gov 上注册的胆囊癌化疗或生物靶向及免疫治疗的研究一共 141 项,较以前有明显增多,说明胆囊癌辅助治疗的重要性已经得到广泛重视。

也有报道术前新辅助化疗能够提高 T_2 期的胆囊癌患者总体生存率,然而,仅仅少数患者接受新辅助化疗。是否借鉴其他消化道肿瘤新辅助治疗的经验开展胆囊癌新辅助化疗研究,而不是直接手术,是目前探讨的热点。同时,胆囊癌的靶向药物及免疫治疗方法处于初步探索阶段,潜在可能获益的药物包括吉非替尼(gefitinib)、厄洛替尼(erlotinib)、索拉非尼(sorafenib)、司美替尼(selumetinib)、西妥昔单抗(cetuximab)、贝伐珠单抗(bevacizumab)、免疫检查点抑制药(PD-1 抑制药)等,多与化疗药物联合应用。目前多个胆囊癌靶向治疗及免疫治疗的临床试验正在进行,其疗效与安全性有待观察。

四、胆囊癌研究展望

虽然经过多年努力,胆囊癌的治疗效果依然不尽如人意,因此必须转向以肿瘤学观念为基础,结合临床实际问题全面开展。目前,胆囊癌临床和基础研究均较为薄弱,临床研究缺乏大宗 RCT 研究,多为回顾性分析。在 ClinicalTrials.gov 上与胆囊癌相关的注册临床研究一共 168 项,其中,化疗或生物靶向及免疫治疗研究共 141 项,与胆道支架相关的研究共 8 项,手术研究 2 项,光动力相关研究 2 项,放疗研究 4 项,生活质量调查 2 项,营养支持 3 项,诊断方式调查 2 项,病因研究 4 项。对胆囊癌治疗来讲,开展多中心临床 RCT 研究和基于真实世界数据的研究有助于解决临床中存在的问题,切实改善胆囊癌的疗效。继续深入开展对胆囊癌致病高危因素的流行病学研究,对胆囊癌预防有重要意义。近年来,随着分子生物学的迅猛发展,基因和免疫治疗正逐渐发展成为肿瘤治疗的一种新的手段,有望为胆囊癌的治疗带来新的希望。随着胆囊癌生物学特征研究的深入,并与肿瘤相关基因的研究相结合及动物模型的建立,从细胞凋亡、细胞周期调控及肿瘤微环境等方面探索胆囊癌的发生、发展、侵袭和转移机制,为胆囊癌的精准治疗提供了更为广阔的前景。影像学和计算机辅助系统飞速发展,从手术设计到模拟手术、从风险预测到意外预案,为术者提供手术操作的精确范围,也为患者提供更安全的围手术期处理及更好的预后,并有助于不断开辟外科手术的新领域。

目前,胆囊癌肝切除范围、淋巴结清扫范围、术前新辅助治疗及术后辅助治疗方案的选择等方面均存在一些争议,现有文献报道所得的淋巴结转移率、患者预后等数据也不一致。胆囊癌外科治疗需要解决的问题包括①明确胆囊癌的危险因素,哪些病例需要预防性胆囊切除,如何提高早期诊断率;②肝切除范围与预后,如何选择局部切除、肝段切除或大范围肝切除,对胆囊癌预后有无影响;③淋巴结清扫范围与预后,部位、数目及大小;④胆管切除、血管切除重建及联合脏器切除能否改善治疗效果;⑤辅助治疗包括新辅助化疗及术后辅助放疗、化疗的效果及方案;⑥现有胆囊癌分期系统不够完善,不同部位胆囊癌是否适用一样的分期;⑦确定可切除、交界可切除、不可切除的标准,以及有效的转化治疗方案。诸多问题均缺乏有力的临床证据来解释,而盲目扩大手术范围及联合多脏器切除并不能使患者获益,有效的综合治疗方法才可能提高胆囊癌的疗效。

胆囊癌需要按照分期选择治疗方式,但目前胆囊癌的分期都是基于临床与病理检查的分期方法,即通过病理检查的结果来确定分期、判断预后,这种分期方法有两个缺陷:一是术前无病理结果时,很难做到精确分期;二是由于手术范围的不同导致病理结果有差异,可能影响分期的准确性。近年来,肿瘤临床分期有两个发展方向:①依据影像学而不是病理学的分期方法;②依据预后相关的分子生物学因素进行分期。影像学分期有许多优点:①术前就可以获得完整分期;②影像学分期可以指导治疗方法的选择,对判断是否选择术前新辅助治疗及是否进行手术治疗更有价值。现在研究重点应转向影像学分期与分子生物学分期的确立,探讨预后相关的分子生物学因素对临床病理的影响、比较术前影像学分期与病理结果及临床结果的关系、验证影像学表现对胆囊癌分期的价值、根据循证医学的证据提出更加合理的分期方法。联合多中心按照统一标准建立胆囊癌数据库可以帮助验证目前的治疗效果、评估胆囊癌分期方法的准确性。

肿瘤治疗的历史基于对肿瘤认识的三个阶段。初始认为肿瘤是细胞周期问题,据此研发了化疗药,但化疗药有毒副反应等局限性;随着研究的深入认识到肿瘤的发生发展和基因突变有关,根据基因突变研发了靶向药物,仍然存在靶向性不强及耐药问题;再后来研究发现肿瘤是与机体免疫监控失常和肿瘤细胞免疫逃逸相关,又研发了免疫治疗药物。目前还有对肿瘤认识的第四个阶段,即通过调控肿瘤酶学、肿瘤微环境,来改善肿瘤治疗效果的目的。胆囊癌治疗的突破亦必然要通过这些途径,这是胆囊癌以后研究的重点方向。总而言之,要以肿瘤生物学的理论为依据,树立肿瘤综合治疗的外科理念,为胆囊癌的治疗开辟更加广阔的空间。

(全志伟 龚伟)

参考文献

[1] 赫捷,赵平,陈万青. 2012 中国肿瘤登记年报[M].北京:军事医学科学出版社,2012.

[2] 张明迪,龚伟,郑莹,等. 上海市胆囊癌流行状况和趋势分析[J]. 中国实用外科杂志,2013,33(8):691-694.

[3] 雷涛,毛伟敏,杨红健,等. 中国城乡 11 市县常见恶性肿瘤发病趋势分析[J]. 中华流行病学杂志,2009,30(11):1165-1170.

[4] 庹吉好,张敏,郑荣寿,等. 中国 2014 年胆囊癌发病与死亡情况分析[J]. 中华肿瘤杂志,2018,40(12):894-899.

[5] LI M,ZHANG Z,LI X,et al. Whole-exome and targeted gene sequencing of gallbladder carcinoma identifies recurrent mutations in the ErbB pathway [J]. Nat Genet,2014,46(8):872-876.

[6] TELLA S H,KOMMALAPATI A,BORAD M J,et al. Second-line therapies in advanced biliary tract cancers [J]. Lancet Oncol,2020,21(1):e29-e41.

[7] WANG S H,ZHANG W J,WU X C,et al. The lncRNA MALAT1 functions as a competing endogenous RNA to regulate MCL-1 expression by sponging miR-363-3p in gallbladder cancer [J]. J Cell Mol Med,2016,20(12):2299-2308.

[8] MA M Z,LI C X,ZHANG Y,et al. Long non-coding RNA HOTAIR,a c-Myc activated driver of malignancy,negatively regulates miRNA-130a in gallbladder cancer [J]. Mol Cancer,2014,13:156-169.

[9] MA M Z,CHU B F,ZHANG Y,et al. Long non-coding RNA CCAT1 promotes gallbladder cancer development via negative modulation of miRNA-218-5p [J]. Cell Death Dis,2015,6(1):e1583-e1594.

[10] MA M Z,ZHANG Y,WENG M Z,et al. Long noncoding RNA GCASPC,a target of miR-17-3p,negatively regulates pyruvate carboxylase-dependent cell proliferation in gallbladder cancer [J]. Cancer Res,2016,76(18):5361-5371.

[11] IGNACIO I W,ADI F G. Gallbladder cancer:lessons from a rare tumour [J]. Nat Rev Cancer,2004,4(9):695-706.

[12] MIN S Y,JI K R,YOUNG H C,et al. Therapeutic outcomes and prognostic factors in unresectable gallbladder cancer treated with gemcitabine plus cisplatin [J]. BMC Cancer,2019,19(10):2-10.

[13] ARTI S,KIRAN L,ANNAPURNA G,et al. Gallbladder cancer epidemiology,pathogenesis and molecular genetics:Recent update [J]. World J Gastroenterol,2017,23(22):3978-3998.

[14] STERNBY E M,LUNDGREN L,CAHLIN C,et al. Surgical treatment for gallbladder cancer - a systematic literature review[J]. Scand J Gastroenterol,2017,52(5):505-514.

[15] LAURA H,CARLO C. Gallbladder cancer diagnosis,surgical management,and adjuvant therapies [J]. Surg Clin N Am,2019,99(2):337-355.

[16] BOUTROS C,GARY M,BALDWIN K,et al. Gallbladder cancer:past,present and an uncertain future [J]. Surg Oncol,2012,21(4):e183-e191.

[17] ZHOU D,WANG J D,QUAN Z W,et al. Improvement in the diagnosis and treatment of T_2 gallbladder carcinoma is pivotal to improvement in the overall prognosis for this disease [J]. Biosci Trends,2019,13(1):1-9.

[18] CREASY J M,GOLDMAN D A,DUDEJA V,et al. Systemic chemotherapy combined with resection for locally advanced gallbladder carcinoma:surgical and survival outcomes [J]. J Am Coll Surg,2017,224(5):906-916.

[19] JAIN A,JAVLE M. Molecular profiling of biliary tract cancer:a target rich disease [J]. J Gastrointest Oncol,2016,7(5):797-803.

[20] VERMA V,SURKAR S M,BROOKS E D,et al. Chemoradiotherapy versus chemotherapy alone for unresected non-metastatic gallbladder cancer:National practice patterns and outcomes [J]. J Natl Compr Cancer Netw,2018,16(1):59-65.

［21］SICKLICK J K,FANTA P T,SHIMABUKURO K,et al. Genomics of gallbladder cancer:the case for biomarker-driven clinical trial design［J］. Cancer Metastasis Rev,2016,35(2):263-275.

［22］GRUENBERGER B,SCHUELLER J,HEUBRANDTNER U,et al. Cetuximab,gemcitabine,and oxaliplatin in patients with unresectable advanced or metastatic biliary tract cancer:a phase 2 study［J］. Lancet Oncol,2010,11(12):1142-1148.

［23］YOSHIO S,JUN S,TOSHIFUMI W,et al. "Extended" radical cholecystectomy for gallbladder cancer:long-term outcomes, indications and limitations［J］. World J Gastroenterol,2012,14,18(34):4736-4743.

［24］VALLE J,WASAN H,PALMER D H,et al. Cisplatin plus gemcitabine versus gemcitabine for biliary tract cancer［J］. N Engl J Med,2010,362(14):1273-1281.

［25］MA N,CHENG H,QIN B,et al. Adjuvant therapy in the treatment of gallbladder cancer:a meta-analysis［J］. BMC Cancer, 2015,3(15):615-624.

［26］MITIN T,ENESTVEDT C K,JEMAL A,et al. Limited use of adjuvant therapy in patients with resected gallbladder cancer despite a strong association with survival［J/OL］. J Natl Cancer Inst,2017,109(7):djw324［2017-03-09］. https://academic. oup.com/jnci/article/109/7/djw324/3064551. DOI:10.1093/jnci/djw324.

［27］HOEHN R S,WIMA K,ERTEL A E,et al. Adjuvant therapy for gallbladder cancer:an analysis of the national cancer data base［J］. J Gastrointest Surg,2015,19(10):1794-1801.

第二章

胆囊外科解剖学

第一节 胆 囊

一、胆囊的位置与形态

胆囊（gallbladder）位于左（Ⅳ段）、右（Ⅴ段）肝交界处胆囊窝内,多呈梨形,也有呈葫芦状,长 5~8cm,宽 2~3.5cm,容积 40~60ml。胆囊的变异较少,主要变异包括肝内型胆囊和系膜型胆囊;胆囊缺如或多个胆囊较罕见。胆囊位置变异如位于左肝下或右肝后,多由人体器官移位或疾病引起的肝脏形态变化所致。

二、胆囊的分部与结构

（一）胆囊大体解剖分部

胆囊分底部、体部、漏斗部和颈部四部分,也有把胆囊分为底部、体部和颈部三部分。胆囊各部分之间无明显界线。

1. **底部** 胆囊底部呈圆形隆起,为胆囊最远离胆管侧,完全被腹膜覆盖,多突出或平右肝叶前缘胆囊切迹处,是胆囊与腹前壁最近的部位。体表投影在右肋弓和右腹直肌外缘的夹角处,是胆囊胀大时的触诊点,也是炎症波及胆囊壁时早期出现腹膜刺激的压痛点。临床上诊断急性胆囊炎所查的墨菲征（Murphy sign）阳性就是在此处按压的手指触碰到肿大压痛的胆囊底部而产生的反应性呼气暂停。

2. **体部** 胆囊底部向下延续为胆囊体部,是胆囊形态中的中上部,也是胆囊与肝脏连接最紧密的部分,连接部分称为胆囊床,是手术中把胆囊从肝脏上分离开来的重要解剖结构。

3. **漏斗部** 胆囊漏斗部为胆囊体部向下的延续部分,两者之间多无明确界线,但也有体与漏斗之间有一明显的缩窄,把两者截然分开的。漏斗处内前方肝侧多是胆囊动脉进入胆囊壁的入口处,此部侧面向后下偏心膨出,呈囊状扩大,称为哈特曼囊（Hartmann's pouch）,是胆囊结石和炎症的好发部位。

4. **颈部** 胆囊颈部是漏斗部向下延续变细的部分,呈 S 状弯曲,位于胆囊窝的最深部,邻近肝十二指肠韧带的右侧缘,多呈上、前、后下走行连接胆囊管,是重要的手术标志。胆囊颈部（或漏斗部）常有小网膜游离缘的腹膜与其相连,称为胆囊十二指肠韧带,胆囊切除术时多先分离切断此韧带。

（二）胆囊的组织结构

1. **黏膜层** 胆囊黏膜层由高柱状细胞组成,有吸收作用;底部含小管泡状腺体,可分泌黏液;胆囊内有很多黏膜皱襞,可增加浓缩胆汁的能力。皱襞间有黏膜上皮深入至固有层或肌层内,形成许多窦状凹陷,称为罗 - 阿窦（Rokitansky-Aschoff sinus，RAS）,是炎症和结石的好发部位。

2. **肌层** 胆囊肌层由纵行（内侧）、环行（外侧）和斜行肌束混杂有纤维结缔组织所形成。由于肌肉丰富且交错排列,故胆囊痉挛性收缩时力量较强,且疼痛剧烈。

3. 外膜层　胆囊外膜层由结缔组织及肝包膜延伸而来的浆膜组成。胆囊上面的体部、漏斗部和颈部借疏松结缔组织与肝脏相连,内有丰富的血管和淋巴组织,下面和两侧肝面的腹膜相连。而胆囊床有一些起自肝脏胆囊窝内,与肝右管或肝内胆管汇合,少数汇入肝总管甚至肝左管的细长胆囊支,它们不同于副肝管,多不与胆囊相通,仅少数汇入胆囊颈或胆囊管,称为迷走胆管(duct of Luschka)。其直径为0.5~2mm,解剖学发生率为1%~50%,个别则呈网状细胆管结构。迷走胆管一般没有血管伴行,故在手术中即使损伤了该管也不易被发现,术后则可造成胆瘘,甚至发生胆汁性腹膜炎。胆囊切除术中迷走胆管损伤的发生率尚不清楚。术中紧贴胆囊壁剥离胆囊是减少迷走胆管损伤的重要方式。

部分胆囊位置较深,甚至完全埋在肝实质内,称为肝内胆囊;部分完全被腹膜覆盖,形成系膜胆囊,活动度较大。正因为胆囊和肝脏有紧密的关系,故胆囊随肝脏在呼吸时上下移动。

三、胆囊管

胆囊管(cystic duct,CD)由胆囊颈部延伸而成,长2~3cm,直径为2~4mm。CD约1/3为所谓的正常汇合,即从肝总管(common hepatic duct,CHD)右侧与CHD成45°角汇入,形成胆总管(common bile duct,CBD)(图2-1A)。但CD变异甚多,如:CD从CHD前壁或后壁绕行与CHD在左侧壁汇合(图2-1B);CD缺如(图2-1C);CD粗短;CD沿CHD右侧缘下行在不同部位与CHD汇合(图2-1D、E);CD与CHD在前壁或后壁汇合;CD与肝门部胆管、肝左管(left hepatic duct,LHD或LH)或肝右管(right hepatic duct,RHD或RH)汇合(图2-1F)等。正是因为高达2/3的CD异常汇合,才使得一般认为难度较低的胆囊切除术变得更复杂、更凶险、更易搞错解剖关系、更易出现严重的手术并发症,如胆管损伤、肝动脉损伤和门静脉损伤等,严重者甚至危及生命。这些都是在手术中必须注意的。

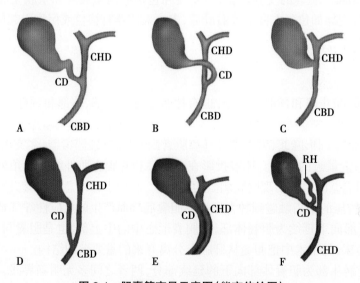

图2-1　胆囊管变异示意图(熊京伟绘图)

CHD. 肝总管;CD. 胆囊管;CBD. 胆总管;RH. 肝右管。
A. CD从CHD侧方汇入;B. CD从CHD后方绕行至CHD左侧汇入;C. CD缺如;D. CD沿CHD右侧缘下行在胰腺段与CHD汇合;E. CD在CHD右侧缘与CHD并行至胰腺段与CHD汇合;F. CD与RH异位汇合后再汇入CHD。

胆囊腔的黏膜面呈蜂窝状,而被衬于胆囊颈部和胆囊管的黏膜呈皱襞样,并以螺旋状突入腔内。一般将胆囊管内的皱襞称为螺旋襞(spiral fold)。胆囊管平滑肌的含量从胆囊端向CHD端逐渐减少,提示胆囊管有主动的运动功能。

四、胆囊三角

肝总管右侧缘、胆囊管和右肝下缘构成的三角称为胆囊三角（cystic triangle，亦称 triangle of Calot）（图 2-2）。胆囊动脉、肝右动脉、右侧副肝管等均在此区穿过。故在胆囊切除术中，明确胆囊三角关系，是避免胆管和血管损伤的重要步骤。

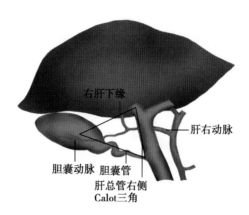

图 2-2　胆囊三角示意图（熊京伟绘图）

第二节　胆管系统

一、胆道的大体解剖

胆道起于肝细胞间的胆小管，经过层级汇合最终向下开口于十二指肠乳头，分为肝内胆管和肝外胆管两部分。

（一）肝内胆管

起于肝细胞间的胆小管，汇集成小叶间胆管、肝段胆管、肝叶胆管和肝内部分的肝左、右管都称为肝内胆管。LH 和 RH 为一级肝管，其中 LH 较细，长 2.5~4cm，与 CHD 之间成 90°夹角；RH 较粗，长 1~3cm。左内、左外、右前和右后支胆管为二级肝管；各肝段肝管为三级肝管；小叶间胆管为四级肝管。从手术的角度出发，三级肝管具有重要的临床意义。

CHD 由 LH 和 RH 汇合比率占 71%~79%；其中 88% 汇合点在肝门平面以下，7% 在十二指肠上部后方，也有位于肝门或邻近肝门的肝实质内的高位汇合；而 LH、RH 和 CHD 的汇合部称为肝门部胆管。而肝叶胆管连接的变异很多，57% 为 RH 和 LH 汇合成 CHD；12% 为右前叶肝管（right anterior hepatic duct，RAHD 或 RA）、右后叶肝管（right posterior hepatic duct，RPHD 或 RP）与 LH 三叉汇合成 CHD；5% 为 RP 异位汇入 LH，再与 RA 汇合成 CHD；16% 为 RA 异位汇入 CHD；2% 缺乏 RH，RP 异位汇入 CD；1%RA 异位汇入 LH；2%RP 汇入左侧一分支肝管，缺乏汇合肝管；1%RA 与 RP 分别与左侧分支肝管分开，缺乏汇合肝管；4%RP 异位汇入 CHD 等（图 2-3）。这些解剖变异使得处理肝内胆管分支较为复杂。术者必须术前了解并掌握患者的肝管汇合类型，这样才能保证术中对肝内胆管不损伤或尽量减少损伤。

（二）肝外胆管

1. **肝总管**　肝左、右管汇合部以下的胆管统称为肝外胆管。它们在肝门部汇合形成 CHD，长约 3cm，直径为 4~6mm。6%~10% 的人有副肝管（accessory hepatic duct，AHD），而 AHD 是指在肝内某叶肝实质向肝外发出的独立的肝管分支，并直接汇入肝外胆管的某一段，长 0.75~1.78cm，直径为 0.7~3.3mm，出现率为 5%~15%。根据 AHD 所在的部位及汇入部位，又分为 AHD、肝管汇入 CD、胆囊肝管和胆囊下肝管。1% 的人可无 CHD。

2. **胆总管**　CHD 和 CD 汇合形成 CBD，长 7~9cm，直径为 4~8mm。CBD 分为四段（图 2-4）。

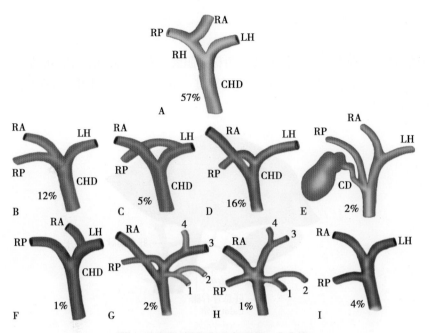

图 2-3　肝管的连接和变异（熊京伟绘图）

RH. 肝右管；LH. 肝左管；RA. 右前叶肝管；RP. 右后叶肝管；CHD. 肝总管；CD. 胆囊管。

A. RH 和 LH 汇合成 CHD，属正常汇合，占 57%；B. RA、RP 及 LH 的三叉状汇合，占 12%；C. RP 异位汇入 LH，占 5%；D. RA 异位汇入 CHD，占 16%；E. 缺乏 RH，RP 异位汇入 CD，占 2%；F. RA 异位汇入 LH，占 1%；G. RP 汇入左侧一分支肝管，缺乏汇合肝管，占 2%；H. RA 与 RP 分别与左侧分支肝管分开，缺乏汇合肝管，占 1%；I. RP 异位汇入 CHD，占 4%。

（1）十二指肠上段：经肝十二指肠右侧缘下行至十二指肠平面。

（2）十二指肠后段：经十二指肠第一段后方至胰腺平面。

（3）胰腺段：经胰腺实质内或胰头部后方的胆管沟内下行。

（4）十二指肠壁内段：行至十二指肠降部中段斜入其内侧壁。

约 10% 的 CBD 和主胰管呈 U 形分别开口于十二指肠大乳头的顶尖部（图 2-5A）；约 20% 的 CBD 与主胰管呈 V 形汇合后开口于十二指肠大乳头，几乎无壶腹部（图 2-5B）；约 70% 的 CBD 与主胰管在十二指肠壁内呈 Y 形汇合，膨大形成肝胰壶腹（又称法特壶腹，ampulla of Vater），末端开口于十二指肠大乳头（图 2-5C）；罕见胰管汇入胆管后，再进入十二指肠壁（图 2-5D）。

壶腹部多位于十二指肠降部的中部后内侧壁；此外还有 10% 位于十二指肠壶腹部或横部的近侧段，故在胆道探查时，如果用金属探条探查胆总管远端，盲目地针对十二指肠降部的中部行进，就会产生胆管远端穿通伤的风险。

（三）奥迪括约肌

在 CBD、胰管末端及肝胰壶腹的管壁内均由数量不等的括约肌纤维围绕，统称为奥迪括约肌（Oddi

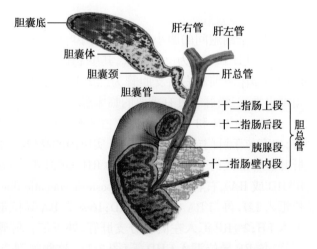

图 2-4　胆囊、胆管解剖示意图（熊京伟绘图）

sphincter)（图 2-6）。包括①胆总管下端括约肌；②胰管末端括约肌；③肝胰壶腹括约肌；④纵肌束。在神经、体液因素的调节下,它们共同控制和调节 CBD 和胰管对胆汁和胰液的排放,并具有防止十二指肠内容物反流入胰管和胆管的作用。

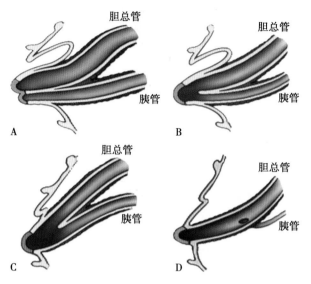

图 2-5　胆总管、胰管进入十二指肠壁的类型（熊京伟绘图）
A. 胆总管、胰管分别开口进入十二指肠乳头；B. 胆总管、胰管 V 形汇合进入十二指肠乳头；C. 胆总管、胰管 Y 形汇合进入十二指肠乳头；D. 胰管先汇入胆总管,再汇入十二指肠壁。

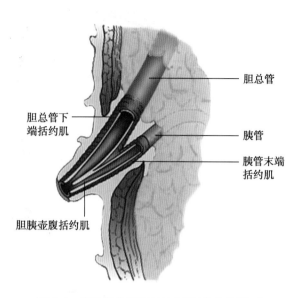

图 2-6　奥迪括约肌解剖示意图（熊京伟绘图）

二、胆道的组织结构

（一）肝内胆管

先由肝细胞间膜组成胆小管,主要是上皮组织；逐渐汇合形成小叶间胆管和段间胆管,纤维组织逐渐增多,并逐渐增加弹力纤维。但肝内胆管无平滑肌,故肝内胆管在下端梗阻的情况下可被动扩张,但无主动收缩的作用。

（二）肝外胆管

肝外胆管分三层。

1. 黏膜层　由单层柱状上皮构成,含杯状细胞。

2. 肌层　含平滑肌和弹力纤维；肌纤维受刺激可痉挛性收缩引起胆绞痛。弹力纤维在胆管压力增高时可使胆管代偿性扩张。肝外胆管壁有大量的胶原纤维及弹力纤维,肝外胆管平滑肌细胞从肝总管至胰腺段逐渐增多,在 CBD 和胰管汇合前形成 Boyden 括约肌,在壶腹部形成奥迪括约肌。

3. 浆膜层　由结缔组织组成。

第三节　胆囊的血供

一、胆囊动脉

胆囊动脉主要来自肝右动脉。肝右动脉在肝十二指肠韧带上侧经胆总管后方到达胆囊三角,发出胆囊动脉后分为深浅动脉分支,并围绕胆囊壁相互吻合成血管网分布整个胆囊壁。然而,胆囊动脉在其数量、起源、走行和分布情况上常常存在不同程度的变异（图 2-7、图 2-8）,因此准确掌握胆囊动脉的相关变异情况有助于术中判断和控制术中出血、避免术中血管误损伤。

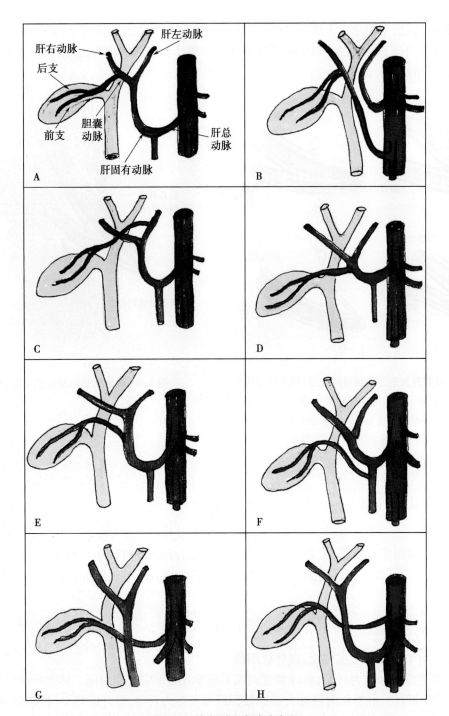

图 2-7   单支型胆囊动脉变异

A. 胆囊动脉起自肝右动脉；B. 胆囊动脉起自迷走肝右动脉；C. 胆囊动脉起自肝左
动脉；D. 胆囊动脉起自肝左、右动脉分叉处；E. 胆囊动脉起自肝固有动脉；F. 胆囊
动脉起自胃十二指肠动脉；G. 胆囊动脉起自肝总动脉；H. 胆囊动脉起自腹腔动脉。

（一）胆囊动脉的数量

大多数中国人的胆囊动脉为单支型，部分中国人胆囊动脉为双支型，少数存在 3 支胆囊动脉。程田志等综述了国内 25 篇关于胆囊动脉解剖变异的文献报道提示，单支胆囊动脉的出现率为(73.7±5.3)%，较为稳定；双支动脉的出现率为(24.8±5.3)%，各个报道的差异较大(2.5%~48%)；3 支动脉的出现率为(0.9±0.6)%。还有部分患者在行腹腔镜手术时由于胆囊动脉缺如或过于细小无法明确找到胆囊动脉。国外的一项纳入 9 836 例的综述研究结果显示，有 0.34% 的人群胆囊动脉缺如。因此在手术过程中，要注

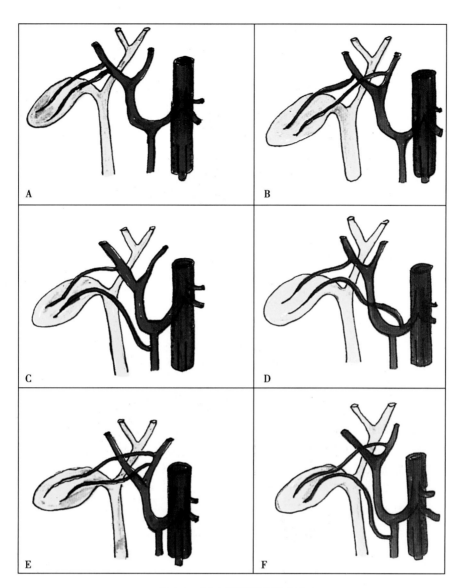

图 2-8　双支型胆囊动脉变异

A. 两支胆囊动脉均起自肝右动脉；B. 两支胆囊动脉分别起自肝左、肝右动脉；C. 两支胆囊动脉分别起自肝右动脉和胃十二指肠动脉；D. 两支胆囊动脉分别起自肝右动脉和肝总动脉；E. 两支胆囊动脉均起自肝左动脉；F. 两支胆囊动脉分别起自肝左动脉和胃十二指肠动脉。

意胆囊动脉数量的变异，避免胆囊动脉损伤后引起不可控制的出血。

（二）胆囊动脉的起源

单支型胆囊动脉大多起自肝右动脉，其比例国外的研究结果为 79.02%，国内的研究为 77.28%，相对一致。胆囊动脉多属终末动脉，一旦因炎症、硬化等引起胆囊动脉狭窄或闭塞，易引起胆囊坏死和穿孔。约 20% 的胆囊动脉起源于迷走肝右动脉、肝中动脉、肝左动脉、胃十二指肠动脉、肠系膜上动脉、腹腔动脉、等，且大多走行于胆囊三角之外，术中探查时易损伤。双支型胆囊动脉可能是同一动脉起源，也可能是不同动脉起源，后者约占 26%。上述动脉形成血管网，在胆管 6 点和 9 点处形成两个纵向微细动脉，对胆管血供极为重要。故胆管纵行切开对胆管血供的影响较横行切开小。

（三）胆囊动脉的走行

绝大多数胆囊动脉（国内 67.5%，国外 81.5%）起行于胆囊三角内，部分起行于胆道左侧的肝动脉后经胆总管或肝总管的前方或后方进入胆囊三角，因此胆囊三角是寻找胆囊动脉的重要解剖标志，只有约 5%

的胆囊动脉起始、走行均不在胆囊三角内,可起行于胆囊三角的上方或下方。当胆囊动脉位于胆囊管或胆总管前方时,须先行离断动脉后方能清晰显露后面的胆道,钳夹动脉或电凝止血过深时易误伤后面的胆道,导致医源性胆道损伤。部分肝右动脉走行于胆囊三角右侧,手术过程中一定要注意辨清,避免误伤肝右动脉。腹腔镜手术过程中,对于胆囊炎症较重或肿瘤侵犯周围组织的情况,胆囊三角往往无法正常解剖分离。了解胆囊动脉的走行有助于在出现胆囊动脉出血时能正确及时止血,避免不必要的中转开腹手术。

(四)胆囊动脉的分布

胆囊动脉进入胆囊壁后分为深浅两支,浅支分布于胆囊游离面,深支则分布于胆囊肝缘侧与肝脏的胆囊窝之间,两者相互吻合形成血管网给胆囊供血,同时也为胆总管上部及肝总管供血。

二、胆囊静脉

胆囊壁静脉在胆囊窝处直接穿入肝内,不形成单一的胆囊静脉;胆囊游离面的胆囊静脉和肝外胆道静脉一起直接汇入门静脉。

第四节　胆囊的淋巴引流

绝大多数人的胆囊管淋巴结相对较为恒定,主要引流胆囊前面的淋巴液,并在胆囊三角处的浆膜下淋巴管网与来自肝脏的淋巴管网广泛沟通。

从胆囊到达肝十二指肠韧带的主要淋巴引流通道可以有以下 3 种途径。

1. 胆囊 - 胰头后方途径　沿肝十二指肠韧带右缘下降至胰头的后面,该途径是首要的引流径路。

2. 胆囊 - 腹腔动脉旁淋巴结途径　至肝十二指肠韧带左缘,达肝动脉淋巴结乃至腹腔动脉淋巴结。

3. 胆囊 - 肠系膜上动脉根部途径　经肝十二指肠韧带内淋巴结下行至胰腺后肠系膜上动脉根部的淋巴结。

第五节　胆囊的神经

胆道系统分布着丰富的神经纤维,包括外源性神经支配和内源性神经支配。①外源性神经支配主要来自腹腔丛发出的迷走神经和交感神经。交感神经自腹腔丛发出后形成肝前丛和肝后丛,支配胆道系统及血管,促使括约肌和血管平滑肌收缩;迷走神经促使胆囊及胆管壁平滑肌收缩,而抑制括约肌收缩;术中过度牵拉胆囊致迷走神经受刺激,可诱发胆心反射,产生胆心综合征,甚至发生心搏骤停。另外,分布至胆囊的感觉纤维有来自右膈神经的分支,因此胆囊疾病常常伴随右侧肩背部放射性痛。②内源性神经支配指的是胆囊的壁内神经丛,主要是由胆碱能神经细胞组成,参与胆囊功能调控,分泌血管活性肠肽、P物质、生长抑素、缩胆囊素等。

(徐　智　李敬东)

参考文献

[1]康骅,薛昊罡.外科学[M].南京:江苏科学技术出版社,2013:449-450.

[2]施维锦,胡志前,王坚,等.施维锦胆道外科学[M].2版.北京:科学出版社,2010:17-28.

[3]邹声泉.胆道病学[M].北京:人民卫生出版社,2010:23-48.

[4]密雷,别平,刘京山.胆囊微创外科学[M].北京:军事医学出版社,2016:9-12.

[5]陈孝平,陈汉.肝胆外科学[M].北京:人民卫生出版社,2005:32-34.

[6]黄志强.黄志强胆道外科[M].济南:山东科技出版社,1998:43.

[7]程田志,刘荣志.国人胆囊动脉解剖综述及其临床意义[J].解剖与临床,2006,11(2):139-141.

[8]胡明凤,林莉,莫庭庭,等.胆囊动脉的解剖及分型的临床意义[J].中国临床解剖学杂志,2014,32(1):16-21.

[9]邰升,符稳,周文佳.腹腔镜胆囊切除术中医源性胆管损伤危险因素和防治策略[J].中国实用外科杂志,2018,38(9):

1073-1076.

[10] ANDALL R G,MATUSZ P,DU PLESSIS M,et al. The clinical anatomy of cystic artery variations:a review of over 9 800 cases [J]. Surg Radiol Anat,2016,38(5):529-539.

[11] POLGUJ M,PODGÒRSKI M,HOGENDORF P,et al. Variations of the hepatobiliary vasculature including coexistence of accessory right hepatic artery with unusually arising double cystic arteries:case report and literature review [J]Anat Sci Int, 2014,89(3):195-198.

[12] COURTNEY M,TOWNSEND J R,BEAUCHAMP R D,et al. SABISTON textbook of surgery [M]. 19th edition. Philadelphia: Saunders,2012. 1476-1480.

第三章

胆囊的生理与病理生理

第一节　胆囊的功能与调节

胆囊是人体的重要消化器官之一，其主要功能是储存、浓缩和排出胆汁。在进食前(即消化间期)，胆囊储存、浓缩胆汁；而开始进食后(即消化期)，胆囊收缩、奥迪括约肌松弛，将胆囊内胆汁排入十二指肠。

一、胆囊的功能

(一) 储存、浓缩胆汁

在消化间期，由于胆囊舒张、奥迪括约肌强直和阶段性收缩，使得80%以上肝脏分泌的胆汁在压力梯度的作用下流入胆囊储存、浓缩。每天流入胆囊的胆汁为800~1 000ml，随着氯化钠的主动转运及胆囊黏膜上水分的被动渗透重吸收入血，胆汁浓度可浓缩4~10倍。此外，胆囊还可吸收胆固醇，在胆汁浓缩过程中，其胆固醇饱和指数逐渐下降，同时通过胆汁酸化使胆汁钙盐的溶解度上升，从而减低结石的发生率。

(二) 排出胆汁

在消化期，胆囊收缩、胆囊腔内压力升高，胆汁流出胆囊，胆道内压增加；同时奥迪括约肌舒张、阻力下降，促使胆汁排入十二指肠，参与消化和脂肪吸收。另外，胆囊内压增加和奥迪括约肌的阶段性收缩可联合调节胆管内压，使部分胆汁可在移行性肌电复合波的晚 Ⅱ 期流入十二指肠，从而维持消化间期胆汁酸的肝肠循环。

(三) 其他功能

胆囊可重吸收胆汁酸再循环至肝脏、可隔离胆汁酸池、限制上皮细胞长时间直接接触单体胆汁酸，并下调肝脏胆汁酸和肠道二级胆汁酸的合成。此外，胆囊上皮细胞具有分泌、合成及免疫等多重功能(图3-1)。其通过合成、分泌囊性纤维化穿膜传导调节蛋白(cystic fibrosis transmembrane conductance regulator, CFTR)、γ 谷氨酰转肽酶、碳酸氢盐、黏蛋白等多种物质发挥作用，如碳酸氢盐及黏蛋白可保护胆汁酸诱导的细胞损伤。

二、胆囊功能的调节及相关疾病

(一) 胆囊功能的调节

胆囊收缩、舒张功能的调节与消化和神经激素信号介导密切相关。胆囊排空的头期阶段由神经途径引发而非激素调控，涉及迷走神经和胆碱能通路调节。而其激素调控机制中，缩胆囊素(cholecystokinin, CCK)是主要介质之一，其与膜受体结合激活钙通道，上调细胞内钙浓度，促使胆囊收缩；同时诱导奥迪括

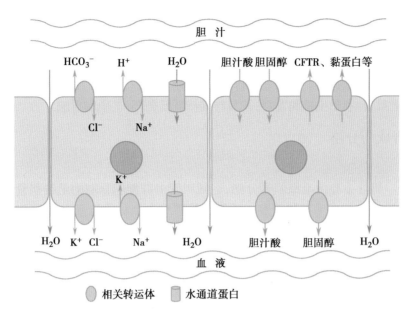

图 3-1 胆囊的功能

约肌舒张而协助胆囊排空。此外,胃肠激素和神经递质可调节胆囊上皮细胞的液体转运速率和方向,如血管活性肠肽(vasoactive intestinal peptide,VIP)可使胆囊分泌含碳酸氢盐的分泌液。

近来研究证实了胆囊运动的部分神经主动调节机制,其主要相关介质包括 VIP、垂体腺苷酸环化酶激活肽(pituitary adenylyl cyclase activating polypeptide,PACAP)和一氧化氮合酶(nitric oxide synthase,NOS)。VIP 和 PACAP 可通过激活环磷酸腺苷(cyclic adenosine monophosphate,cAMP)依赖性蛋白激酶(cAMP-dependent protein kinase,PKA)途径,引起肌细胞的腺苷三磷酸(adenosine triphosphate,ATP)敏感性钾通道开放,而诱导已收缩的胆囊肌细胞松弛。NOS 抑制剂可增加胆囊张力并具有促进 CCK 调节胆囊收缩的作用。此外,研究报道显示胆汁酸、去甲肾上腺素、生长抑素、胰多肽、成纤维细胞生长因子等均参与了调节胆囊舒张的过程。

(二)胆囊功能紊乱与疾病

胆囊的吸收、分泌、收缩及舒张等功能,能对胆汁排入肝外胆管、十二指肠的生理过程产生明显影响,并可借此对胆汁酸的肝肠循环进行有效干预。当处于疾病状态(异常病理生理环境)时,胆囊的结构和功能均可能发生改变,进而导致一系列不良后果的产生。如:胆固醇沉积在胆囊平滑肌及胆囊炎症等因素可能影响 CCK 受体的信号传导,引起胆囊收缩功能减退与奥迪括约肌舒张减弱,导致胆囊排空受阻、胆汁淤积,从而增加胆石症发生风险。当胆囊收缩、舒张功能出现紊乱时,胆汁中胆固醇浓度过饱和,易形成胆固醇结晶,进而增加胆石症发生风险。另外,在胆汁淤积时,黏蛋白可作为胆固醇结晶的成核因子,促进胆石症发生。

第二节 胆汁的排泄

胆汁由肝细胞合成,通过胆管上皮的吸收、分泌转运系统进一步修饰后,在胆囊内进行浓缩或直接排入肠道。人体肝脏每天可产生 600~1 000ml 胆汁,禁食期间每分钟可产生 0.5~1ml 胆汁,进食后则可增加至每分钟 2~3ml。在正常生理状态下,约 95% 的胆汁酸可由肠道重吸收至门静脉血中,经肝细胞吸收后再重新结合并分泌到胆汁中。

一、胆汁的成分与功能

(一)胆汁的成分

胆汁是一种成分高度复杂的液性分泌物,其中水的比例约 97%,其他主要可溶性组分包括胆汁酸盐、胆固醇、胆红素磷脂、氨基酸、类固醇、酶、卟啉、维生素、重金属及外源性药物等。

(二)胆汁的功能

胆汁的主要功能包括①乳化脂肪、脂类及脂溶性维生素,从而促进肠道吸收;②参与胆固醇代谢;③参与内、外源性亲脂性物质、药物、重金属的排泄;④分泌免疫球蛋白 A 和炎性细胞因子,预防肠源性细菌、病毒感染;⑤排泄激素,利于生长和发育;⑥参与维持肝肠循环;⑦中和胃酸。

二、胆汁的合成与分泌

(一)胆汁合成与分泌的途径

1. **肝细胞途径** 胆汁主要由毛细胆管分泌,毛细胆管由肝细胞顶端的毛细胆管膜(排泄结构域)构成,2~3 个毛细胆管膜连接构成毛细胆管腔。毛细胆管膜中含多种转运蛋白,多为 ATP 依赖性转运体。毛细胆管膜面积占肝细胞膜总表面积的 10%~15%,而其余部分主要为朝向血窦的基底膜。基底膜含有丰富的微绒毛,可摄取血液中的大分子物质,同时将肝细胞合成或储存的物质排入血液。胆汁酸盐和其他有机离子等成分,可通过基底膜转运体和钠钾 ATP 酶等主动耗能跨膜运输机制进入肝细胞。胆汁酸盐和其他亲水性阴离子在被摄入肝细胞后,主要与细胞溶质蛋白结合,快速扩散至顶端的排泄结构域排入胆汁。而其他有机溶质通过与细胞内膜结合以及微管相关性囊泡转运等途径,转运至排泄结构域排入胆汁。上述各组分通过毛细胆管膜上的转运体排入毛细胆管腔,形成胆汁后流入肝内胆管树,再流向胆囊或肠道。

2. **胆管细胞途径** 胆管细胞自身具有分泌和吸收功能,其胆汁分泌量可达每日总胆汁分泌量的 30%,为非胆盐依赖性胆流(bile salt-independent bile flow,BSIF)的重要组分。在膳食诱导的激素释放及相关特异性受体调控下,胆管细胞通过胞膜上的特定转运系统液化和碱化小管内胆汁,使胆汁量和成分均发生改变。在此过程中,胆管细胞向胆管内排出 HCO_3^-、水、氧化型谷胱甘肽及谷胱甘肽等组分,同时自胆汁中摄取葡萄糖、谷胱甘肽成分、多肽及胆汁酸等物质(图 3-2)。

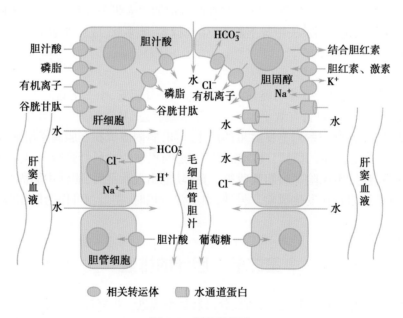

图 3-2 胆汁的排泄

(二)合成与分泌胆汁的转运体

胆汁各组分主要通过毛细胆管膜上的转运体排入毛细胆管腔,因此,转运体效能决定了胆汁的分泌量及成分。主要转运体包括①胆汁酸盐输出泵,可通过转运胆盐形成渗透压梯度,驱使水和小分子量溶质进入胆管,此为形成胆盐依赖性胆流(bile salt-dependent bile flow,BSDF)的主要部分;②多药耐药蛋白 1、也称 P- 糖蛋白,可转运有机阳离子;③多药耐药蛋白 2,可转运胆红素葡糖醛酸酯、谷胱甘肽、氧化型谷胱甘肽、谷胱甘肽结合物、多种药物及有机阴离子等,此为形成 BSIF 的主要部分;④多药耐药蛋白 3,可转运磷脂酰胆碱;⑤乳腺癌耐药蛋白,其转运底物类似于多药耐药蛋白 2,如卟啉、雌激素、叶酸等;⑥甾醇 1、甾醇 2,可转运胆固醇和植物甾醇;⑦多药及毒素外排转运蛋白,可利用质子梯度转运阳离子底物;⑧氯化物 / 碳酸氢盐交换体,可交换 Cl^- 和 HCO_3^-,刺激分泌碱性胆汁;⑨水通道蛋白,可起水通道作用,也可运输甘油和尿素。此外,尚有部分水直接从细胞旁途径进入毛细胆管。

三、胆汁排泄的调节及相关疾病

(一)胆汁排泄的调节

胆汁分泌受神经及体液调节。迷走神经兴奋,胆汁分泌增加;交感神经兴奋,胆汁分泌减少。激素受体介导的腺苷酸环化酶活化和环磷酸腺苷产生的增加可促进胆汁分泌。反之,受体介导的钙离子活化和蛋白激酶 C 的活化会导致胆汁分泌减少。一些可上调肝细胞内钙离子浓度的激素,如血管紧张素、去甲肾上腺素、血管升压素等,可通过水解磷脂酰肌醇 4,5- 双磷酸激活蛋白激酶 C,使胆汁分泌减少。而相反,胰高血糖素在活化钙离子的同时,可激活腺苷酸环化酶而促进胆汁分泌。此外,研究报道显示促胰液素、缩胆囊素、促胃液素、血管活性肠肽等可促进胆汁分泌,而生长抑素及胰多肽则抑制胆汁分泌。

(二)胆汁排泄障碍与疾病

各类胆道疾病(如原发性胆汁性肝硬化、原发性硬化性胆管炎、胆石症等)状态,以及基因突变、病毒、乙醇、药物、激素、毒素等各类病理因素刺激,均可不同程度地影响肝细胞、胆管细胞的胆汁转运系统,而导致胆汁分泌、排泄障碍,造成胆汁淤积、毒性物质潴留肝脏,引起细胞变性、坏死,最终导致肝功能受损、肝纤维化,甚至肝硬化。

四、肝肠循环

在正常生理状态下,胆汁酸盐随着胆汁排入肠道后,约 95% 可由肠道(主要在回肠)重吸收至门静脉血中,经肝细胞吸收后再重新排泄回胆汁,即为肝肠循环(图 3-3)。胆汁中的许多有机成分也参与此循环,如胆红素、磷脂及一些经胆汁排入肠道的药物等。人体中的胆汁酸盐肝肠循环每日进行 5~8 次,尽管重吸收率较高,但仍有约 0.5g 胆汁酸盐通过粪便排出体外,机体每天需合成新的胆汁酸盐来补充。当此循环被破坏,胆汁中胆汁酸盐减少、胆固醇增加,胆石症发生风险就会增高。

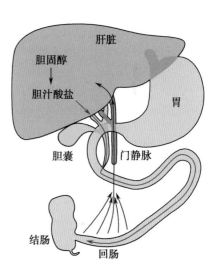

图 3-3　胆汁酸盐的肝肠循环

(曾永毅)

参考文献

[1] 罗开元.胆道疾病——解剖生理概要[M]// 陈孝平,汪建平.外科学.8 版.北京:人民卫生出版社,2013:447-448.

[2] 陈伟,梁力建.胆囊切除术——胆囊功能的再认识[J].中国实用外科杂志,2015,35(9):926-928.

[3] 金红旭,吴硕东.胆囊运动功能的研究进展[J].中华肝胆外科杂志,2003,9(7):445-446.

[4] 陆伦根.胆汁的分泌、排泄和调节及胆汁淤积发生机制[J].临床肝胆病杂志,2011,27(6):570-571,580.

[5] BOYER J L,SOROKA C J. A cholecystohepatic shunt pathway:does the gallbladder protect the liver?[J]. Gastroenterology,2012,142(7):1416-1419.

[6] DEBRAY D,RAINTEAU D,BARBU V,et al. Defects in gallbladder emptying and bile Acid homeostasis in mice with cystic fibrosis transmembrane conductance regulator deficiencies[J]. Gastroenterology,2012,142(7):1581-1591.

[7] HOHENESTER S,WENNIGER L M,PAULUSMA C C,et al. A biliary HCO_3^- umbrella constitutes a protective mechanism against bile acid-induced injury in human cholangiocytes[J]. Hepatology,2012,55(1):173-183.

[8] LAVOIE B,BALEMBA O B,GODFREY C,et al. Hydrophobic bile salts inhibit gallbladder smooth muscle function via

stimulation of GPBAR1 receptors and activation of KATP channels [J]. J Physiol,2010,588 (Pt 17):3295-3305.

[9] BOYER J L. Bile formation and secretion [J]Compr Physiol,2013,3(3):1035-1078.

[10] HOUSSET C,CHRÉTIEN Y,DEBRAY D,et al. Functions of the gallbladder [J]Compr Physiol,2016,6(3):1549-1577.

[11] STIEGER B. The role of the sodium-taurocholate cotransporting polypeptide (NTCP) and of the bile salt export pump (BSEP) in physiology and pathophysiology of bile formation [J]. Handb Exp Pharmacol,2011,(201):205-259.

[12] MARINELLI R A,LEHMANN G L,SORIA L R,et al. Hepatocyte aquaporins in bile formation and cholestasis [J]. Front Biosci(Landmark Ed),2011,16:2642-2652.

第四章

胆囊癌的病因学和预防

胆囊癌是常见的胆道系统恶性肿瘤,位列于消化道肿瘤的第6位。但是,全球胆囊癌的发生有明显的地理、人口统计学,甚至文化的差异,提示胆囊癌是遗传因素和环境因素共同作用的结果(图4-1)。这些危险因素在地理上和种族群体之间有所不同。多数情况下,胆囊上皮细胞从不典型增生、原位癌到浸润癌发生需5~15年。尽管早期诊断和手术治疗是提高胆囊癌疗效的重要手段,但胆囊癌的进展十分迅速,手术切除率仅10%左右,5年总生存率仅为5%。因此,提高对胆囊癌的流行病学特征及危险因素的认识对于胆囊癌的预防和诊治具有深远意义。

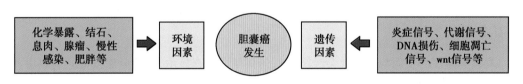

图 4-1　胆囊癌发生示意图

第一节　胆囊癌的流行病学

胆囊癌虽然恶性程度高,但总体发病率低,2018年,全球约有219 000人被诊断出患有胆囊癌,占所有癌症诊断的1.2%。在不同国家、地区之间存在明显差异。目前尚缺乏较全面、系统的胆囊癌流行病学人群调查研究。既往全国肿瘤登记中心(National Central Cancer Registry,NCCR)和世界卫生组织(World Health Organization,WHO)发布的癌症发病率数据,均将胆囊癌及肝外胆管癌合并在一起进行统计。因此,许多文献提及的胆囊癌发病率,实际为胆囊癌及肝外胆管癌的总发病率。中华医学会外科学分会胆道外科学组在不同时期进行了多次全国多中心的胆囊癌发病率调查,在一定程度上反映了我国不同时期胆囊癌的流行病学特征。

一、地理和人群特征

胆囊癌的发病率具有明显的地域差异,可能归因于环境中各种化学物质的暴露程度、饮食种类、生活方式、医疗保健水平和区域遗传易感性、易致癌性的不同。我国胆囊癌发病率也随地理位置变化而不同,西北和东北地区发病率比长江以南地区高,农村比城市发病率高。

根据全球癌症登记系统(占世界人口的11%)的数据显示,胆囊癌往往在原住民中发病率很高。智利瓦尔迪维亚的马普切印第安人胆囊癌的发病率最高,其次是美国新墨西哥州的美洲印第安人。对于这些原住民,胆囊癌死亡率超过乳腺癌(8.7/10 万)、子宫颈癌(8.0/10 万)、胰腺癌(7.4/10 万)和卵巢癌(7.3/10 万)。即使那里的居民移民到国外,其发病率也高于当地的平均水平;我国尚无关于胆囊癌发病率族裔间差异的报道。

二、性别特征

胆囊癌的流行病学也存在性别差异,女性发病率明显高于男性,可能与雌激素水平和妊娠次数有关。此外,女性胆囊癌患者雌激素与孕激素的共表达水平明显增加,进一步证明了胆囊癌发病的性别差异。但是,韩国胆囊癌的发病率男性较高,为 8.1/10 万,高于女性的 5.6/10 万。

三、年龄特征

几乎所有的流行病学资料均显示胆囊癌发病率随年龄增加呈上升趋势,纪念斯隆 - 凯特琳癌症中心(Memorial Sloan-Kettering Cancer Center)的数据表明,胆囊癌发病年龄中位数为 67 岁。美国国家癌症中心2010 年的数据显示,随着年龄增长,胆囊癌的发病率从 0.16/10 万(20~49 岁)上升到 1.47/10 万(50~64 岁),再上升到 4.91/10 万(65~74 岁),而 75 岁以上则为 8.69/10 万。这与胆囊癌的死亡率相对应,从 0.08/10 万(20~49 岁)增加到 0.77/10 万(50~64 岁)再增加到 2.68/10 万(65~74 岁),死亡率最高的是 75 岁以上的人,为 5.05/10 万。从出生到 74 岁,胆囊癌的累积风险为 0.26%(女性)、0.25%(男性)。

四、职业特征

有研究显示,从事炼油、造纸、化工、制鞋及纺织等行业的人群中胆囊癌的发病率较高。各种环境暴露被认为会导致胆囊癌,特别是重金属的暴露,如镍和镉。1989—1998 年,我国胆囊癌流行病学调查数据显示,罹患胆囊癌人群中农民占 51%、工人占 25%、干部占 17%、其他占 7%。但是,上述关于胆囊癌职业特征的研究的样本量较小,且没有相关研究进一步验证。因此,职业种类与胆囊癌的关系尚不明确。

五、社会经济条件

有关原发性胆囊癌的发病与人群社会经济条件的相关性调查显示,大部分原发性胆囊癌患者来自低收入阶层和农村人群。这可能与其生活与医疗条件相对较差、不能及时接受胆囊切除术导致胆囊癌变有关。

第二节　胆囊癌的发病机制

一、胆囊癌发病的遗传因素

胆囊癌发生、进展中常见的基因变异有杂合性丢失、纯合子缺失、微卫星不稳定性、表观遗传学改变等。在胆囊癌患者中普遍存在着 3p、8p、9q 及 22q 等染色体等位基因缺失的现象。Tadokoro 等在胆囊癌的标本中发现,p16 第二外显子纯合子缺失率为 26%,其所在染色体区带 9p21-22 的杂合性丢失率为56.9%。Li 等对 32 对胆囊癌样本进行全基因外显子组测序,共检测出了 1 450 个体细胞单核苷酸变异和34 个体细胞插入或缺失突变。

表观遗传学改变可能是比经典遗传学改变更早期的分子事件,尤其是脱氧核糖核酸(deoxyribonucleic acid,DNA)甲基化。House 通过对胆囊癌切除术后的标本研究发现,六种抑癌基因(*p16*、*APC*、*MGMT*、*hMLH-1*、*RAR-β2*、*p73*)在胆囊癌、慢性胆囊炎、正常胆囊组织中的甲基化水平分别是 72%、28%、6.7%,且40% 的胆囊癌中同时伴有两种以上抑癌基因的甲基化。

二、胆囊癌发生发展的相关基因研究

(一) 基因突变

1. *KRAS* 基因　*KRAS* 基因是一种原癌基因,位于 12 号染色体,长约 35kb,是 *RAS* 基因家族成员之一。

在胆囊上皮不典型增生中，*KRAS* 基因突变率达 73%，且和胆囊癌的突变热点相一致，说明 *KRAS* 基因突变可能是激发胆囊癌发生的关键。进一步研究发现，胆囊癌中 *KRAS* 突变主要影响第 12、13 和 61 密码子，发生在第 12 密码子的突变多为 GGT 被 GAT 或 AGT 替代。*KRAS* 基因的高突变率与患者预后相关，尤其是 II、III 期胆囊癌。

2. *C-MYC* 基因　　*C-MYC* 基因位于 8 号染色体，编码 p62 蛋白，它能特异性结合 DNA，参与 DNA 复制，激活与生长有关的基因转录，抑制细胞凋亡。胆囊癌的形成、发展可能与 *C-MYC* 基因的激活有关，推测 *C-MYC* 可能通过促进 *SURVIVIN* 基因的表达来抑制胆囊癌细胞凋亡。p62 在胆囊癌中过度表达，其阳性表达率为 42.8%，而在胆囊良性疾病中为 10%（$P<0.05$），且 p62 表达与胆囊癌的病理分级呈正相关。

3. *ERBB* 基因　　*ERBB* 基因家族是编码人类表皮生长因子受体（epidermal growth factor receptor）的原癌基因，包括 *EGFR/ERBB1*、*HER2/ERBB2*、*HER3/ERBB3*、*HER4/ERBB4*。它们参与细胞增殖、分化和转移能力的调控。现有研究发现，*ERBB* 信号通路突变在胆囊癌中较为显著（约 36.8%），且与患者不良预后相关，进一步研究还证实了 ERBB 家族蛋白增强了胆囊癌细胞的生长及浸润能力。上述研究提示 *ERBB* 在胆囊癌发生进展中扮演重要角色。

4. *TP53* 基因　　人类 *TP53* 基因位于染色体 17P13.17，长 16~20KB，有 11 个外显子和 10 个内显子，具有转录因子特点，参与细胞代谢、DNA 修复、细胞凋亡等过程，对维持基因组整体稳定起关键作用。未失活的 *TP53* 基因半衰期很短，难以检测到；但是失活后的 *TP53* 易于检测，间接表明该基因已失活。有研究报道，在慢性胆囊炎中 *TP53* 突变是胆囊癌发生的早期事件，胆囊癌中 *TP53* 基因突变率达 50% 以上，且主要发生在第 5 外显子。目前大多数学者认为，*TP53* 和胆囊癌的增殖、恶性程度及预后有关。

（二）杂合性丢失和微卫星不稳定

杂合性丢失（loss of heterozygosity，LOH）是位于一对同源染色体上的相同基因座位的两个等位基因中的一个（或其中部分核苷酸片段）发生缺失，与之配对的染色体上仍然存在，是癌症基因组中常见的遗传改变。两个等位基因的一个发生杂合缺失，或父系或母系染色体或染色体区域的重复，以及另一个等位基因的同时缺失，均会导致 LOH。在胆囊癌全基因组等位型分析中发现 18 号染色体发生了多位点的杂合性丢失。此外，各相关研究也证实了染色体 3p、8p、9p 和 22q 等区域杂合性丢失在胆囊癌中普遍存在，该区域包含了众多抑癌基因。

微卫星不稳定性（MSI）是因错配修复（mismatch repair，MMR）基因缺陷而导致错配碱基不能被纠正，引起基因突变累积，最终导致肿瘤发生。在胆囊癌中，MSI 的发生率比在其他肿瘤中的发生率较低，约有 10% 的病例可发生高度 MSI。

（三）基因甲基化

基因启动子区域中的超甲基化是使肿瘤抑制基因失活的常见表观遗传机制。进展期胆囊癌中抑癌基因 *p73*、*MGMT* 和 *DCL1* 启动子甲基化与患者预后不良相关，且 *MGMT* 基因的表达程度是胆囊癌独立的预后因素。此外，*CDH1*、*CDKN2A-p16*、*REPRIMO* 等抑癌基因的启动子甲基化与胆囊癌的发生密切相关。

总之，胆囊癌的发病机制尚不明确，深入研究胆囊癌发生、进展的分子机制对胆囊癌的诊断和治疗具有重要意义。

第三节　胆囊癌的预防

一、胆囊癌的危险因素

（一）胆囊结石

胆囊结石患者罹患胆囊癌的风险是无胆囊结石人群的 13.7 倍。9.3%~83.7% 的胆囊癌患者合并胆囊结石；而 1.5%~6.3% 的胆囊结石患者合并胆囊癌。在胆囊结石患者中，单个结石直径 >3cm 者患胆囊癌的风险是直径 <1cm 者的 10 倍。此外，研究证实结石数目与胆囊癌存在关联，胆固醇及混合胆固醇类胆囊结石患者发生胆囊癌风险更高。

Mirizzi 综合征指由于胆囊颈部或胆囊管结石嵌顿和 / 或其他良性疾病压迫或炎症波及引起肝总管或胆总管不同程度梗阻,导致胆管炎、梗阻性黄疸为特征的一系列的症候群。其发病率约为 2.8%,且 5.3% 的 Mirizzi 综合征患者合并胆囊癌。由于 Mirizzi 综合征包含了胆囊结石引起胆囊癌变过程中所有病理生理改变,故术前需要谨慎评估,如影像学检查难以鉴别导致胆管炎及黄疸的原因,应高度怀疑胆囊癌。

(二)胆囊息肉样变

胆囊息肉样变(polypoid lesion of gallbladder,PLG),又称胆囊隆起性病变,是对影像学检查结果显示突入胆囊腔内隆起性病变的统称,其中大部分并非真正的肿瘤性病变。PLG 在腹部彩色多普勒超声检查和手术标本的检出率为 7%~12%。随着影像学技术的进步,其检出率呈上升趋势。PLG 病理学类型包括非肿瘤性息肉样病变(如胆固醇息肉、炎性息肉等)和肿瘤性息肉样病变(如腺瘤、血管瘤、平滑肌瘤、脂肪瘤等)。后者以腺瘤较多见,其余类型偶见散在病例报道。

近 5% 的成年人患有胆囊息肉样变,但多数为假性息肉。非肿瘤性息肉一般很小,其常见病理学改变主要是胆固醇沉积、反应性增生、炎症等,临床上容易发现却较难鉴别。胆固醇息肉主要是上皮下胆固醇沉积形成黄色小结节突出黏膜表面,属于胆囊胆固醇沉着症之一,约占 60%;炎性息肉为炎症刺激形成肉芽组织,为单发或多发的广基纤维性结节,主要成分为成纤维细胞及炎性细胞,约占 10%。这两种息肉少见癌变报道。

胆囊腺瘤属于癌前病变,具有明显的癌变潜能,且随着体积增大,风险增加。胆囊腺瘤病理学形态以乳头状腺瘤多见,管状腺瘤或管状乳头状腺瘤少见。组织学可分为幽门腺型、肠型、胃小凹型和胆道上皮型,部分伴有不同程度的上皮内瘤变。正常胆囊 - 腺瘤 - 腺癌途径是胆囊腺瘤发展为胆囊癌的重要途径。各种细胞异型性指标和 DNA 含量在正常胆囊上皮、单纯腺瘤、腺瘤恶变、原发性胆囊腺癌中呈逐渐增加趋势且差异有统计学意义。

综上,胆囊息肉样变具有恶变倾向的特征如下:①息肉直径≥10mm(约 1/4 发生恶变);②合并胆囊结石、胆囊炎;③单发息肉或无蒂息肉,且迅速增大者(增长速度 >3mm/6 个月);④腺瘤样息肉。年龄超过 50 岁的胆囊息肉样变患者,恶变倾向增高,需动态观察。

(三)胆囊慢性炎症

胆囊组织的慢性炎症与胆囊肿瘤关系密切。胆囊慢性炎症伴有黏膜腺体内的不均匀钙化、点状钙化或多个细小钙化被认为是癌前病变。胆囊慢性炎症导致胆囊壁营养不良性钙化,可形成质硬、易碎而呈淡蓝色的瓷性胆囊(图 4-2),于中年、超重女性多见,癌变率为 2%~3%,与完全钙化相比,慢性炎症伴局灶性、点状或多发点状钙化、胆囊壁增厚及有症状的瓷性胆囊更容易发生恶变。

(四)"保胆取石"术后胆囊或残余胆囊

因为"保胆取石"的胆囊,结石成石机制和胆囊慢性炎症并没有消除,仍是胆囊癌发生的危险因素。

(五)胰胆管汇合异常

胰胆管汇合异常是一种先天性畸形(图 4-3),胰管在十二指肠壁外汇合入胆总管,奥迪括约肌丧失控制功能,导致胰液逆流入胆囊,引起黏膜恶变,在组织学上多表现为乳头状癌;约 10% 的胆囊癌患者合并

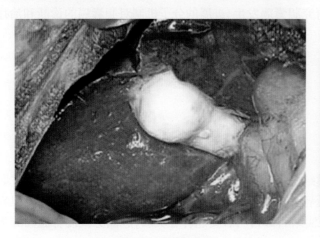

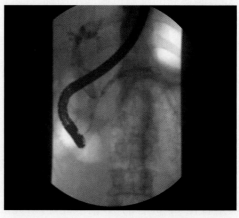

图 4-2   瓷性胆囊   图 4-3   胰胆管汇合异常

胰胆管汇合异常。

（六）胆囊腺肌症

胆囊腺肌症（gallbladder adenomyomatosis）是一种以胆囊腺体、平滑肌慢性增生，伴有黏膜上皮陷入肌层形成罗 - 阿窦为特征的非炎症性、非肿瘤性病变，手术标本检出率为 1%~8.7%，影像学检查易与炎症混淆。其病理学类型分为弥漫型、节段型和基底型。胆囊腺肌症病因不明确，其发病机制可能与各种原因引起的胆囊腔内压力增大，以及胆囊结石、胆囊炎等长期刺激导致的胆囊黏膜萎缩和肌层增生有关。

既往认为胆囊腺肌症无恶变可能，但近年已有恶变报道。近期研究结果显示，有 6.4%~6.6% 的胆囊腺肌症患者合并胆囊癌，高于非胆囊腺肌症患者的胆囊癌发生率 3.1%。且胆囊癌合并胆囊腺肌症者的 TNM 分期较未合并胆囊腺肌症的分期差。虽然，目前尚无确凿的证据证明胆囊腺肌症增加胆囊癌发病率，但当胆囊腺肌症合并胆囊结石时，癌变风险会增加；当术前影像学检查不能确定胆囊腺肌症是否癌变时，特别是胆囊壁增厚 >10mm，建议尽早手术，且术中常规快速冰冻病理检查尤为重要。

（七）胆道系统感染

慢性细菌性胆管炎明显增加了胆管黏膜上皮组织恶变的风险。常见的致病菌是沙门菌（如伤寒沙门菌、副伤寒沙门菌）和幽门螺杆菌，伤寒带菌者中胆囊癌发病率可增加 12 倍；幽门螺杆菌携带者的胆囊癌发病率增加 6 倍，其发病机制可能与细菌诱导胆汁酸降解有关。

（八）肥胖症与糖尿病

肥胖与糖尿病明显增加癌症发病率。超重［体重指数（body mass index，BMI）≥25kg/m^2 和肥胖（BMI ≥30kg/m^2）类人群胆囊癌发病风险分别增加 1.31 和 1.72 倍，其 BMI 每增加 5kg/m^2，胆囊癌的风险增加 1.27 倍。潜在机制可能是由于雌激素或胰岛素等激素的浓度增加，利于结石的形成。肥胖与胆囊癌的联系多见于女性，可能是由于女性血液循环中雌激素水平较高。同时，肥胖症引起的代谢综合征可增加患胆囊癌的风险，如糖尿病是形成结石的危险因素，糖尿病与结石协同促进胆囊癌的发生。

（九）年龄和性别

世界范围内，胆囊癌发病率随年龄增加呈上升趋势。我国的流行病学调查提示 >50 岁人群胆囊癌发病率明显增高；此外，女性的胆囊癌发病率是男性的 2~6 倍，月经初潮早、更年期晚、多胎怀孕和生育的女性患胆囊癌的风险增加，可能与雌激素促进胆汁淤积、结石形成有关。

（十）原发性硬化性胆管炎

原发性硬化性胆管炎（primary sclerosing cholangitis，PSC）是一种罕见的自身免疫性疾病，其特点是肝内和 / 或肝外胆管进行性纤维化破坏，导致胆汁淤积，男性多见；PSC 患者的直系亲属患该病的风险高出 9~39 倍。PSC 患者发生胆囊异常，如胆囊结石、胆囊炎、胆囊息肉样变及胆囊癌的风险增加；值得注意的是，虽然大多数胆囊息肉样变在一般人群中是良性的，但 PSC 患者的畸形或恶性息肉发病率明显升高。PSC 患者的胆囊癌终身发病率为 3%~14%。在 PSC 患者中发现的胆囊肿块里 56% 为胆囊癌。建议该类患者进行胆囊切除。

（十一）遗传学

遗传因素是胆囊癌的常见危险因素，有胆囊癌家族史者，其发病风险增加。基因遗传背景占胆囊结石总发病风险的 5%~25%，有胆囊结石家族史者，胆囊癌发病风险亦增加。

（十二）吸烟

吸烟是胆囊癌的一个独立危险因素，与剂量、吸烟时间呈线性关系。据统计，与不吸烟者相比，每天吸烟 10 支以上的人群胆囊癌风险增加 10 倍。同时，咀嚼烟草也会增加胆囊癌发病风险。

（十三）化学暴露

胆囊癌患者外周血中黄曲霉毒素、重金属（镍、镉、铬等）水平明显高于健康人群，其癌变发生机制可能与细菌释放 β 葡糖醛酸糖苷酶，或化学性游离毒素直接接触胆囊黏膜有关。

二、胆囊癌的预防和随访

胆囊癌具有恶性程度高、对放化疗不敏感、手术切除率低等特征，因此，对胆囊疾病进行以预防为主的早期干预具有重要意义。结合中华医学会外科学分会胆道外科学组在 2020 年发布的《胆囊癌诊断和治疗指南》，为了预防胆囊癌的发生，出现下列危险因素时宜行胆囊切除术，且胆囊标本应广泛取材送病理检查：①胆囊单发较大结石（≥2cm）或多发胆囊结石；②合并有胆囊壁不均匀钙化、点状钙化或多个细小钙化的胆囊炎，以及瓷性胆囊；③息肉直径 >10mm；息肉合并胆囊结石、胆囊炎；单发或无蒂的息肉且迅速增大者（>3mm/6 个月）；④腺瘤样息肉；⑤合并胆囊结石、胆囊炎的胆囊腺肌症；⑥胆囊萎缩；⑦胆囊壁增厚；⑧胰胆管汇合异常；⑨胆囊结石合并糖尿病等。

出现下列情况时，建议间隔 3~6 个月做彩色多普勒超声动态检查胆囊：①任何胆囊息肉样变或胆囊结石患者；②年龄超过 50 岁（尤其女性）；③肥胖者；④有胆石症或胆囊癌家族史者。

（王剑明）

参考文献

[1] HUNDAL R, SHAFFER E A. Gallbladder cancer: epidemiology and outcome [J]. Clin Epidemiol, 2014, 6: 99-109.

[2] MEHROTRA R, TULSYAN S, HUSSAIN S et al. Genetic landscape of gallbladder cancer: global overview [J]. Mutat Res, 2018, 778: 61-71.

[3] 邹声泉, 张林. 全国胆囊癌临床流行病学调查报告 [J]. 中国实用外科杂志, 2000, 20 (1): 43-46.

[4] BRAY F, FERLAY J, SOERJOMATARAM I, et al. Global cancer statistics 2018: GLOBOCAN estimates of incidence and mortality worldwide for 36 cancers in 185 countries [J]. CA Cancer J Clin, 2018, 68 (6): 394-424.

[5] SHARMA A, SHARMA K L, GUPTA A, et al. Gallbladder cancer epidemiology, pathogenesis and molecular genetics: Recent update [J]. World J Gastroenterol, 2017, 23 (22): 3978-3998.

[6] FERLAY J, ERVIK M, LAM F, et al. Global cancer observatory: cancer today [Z/OL]. International Agency for Research on Cancer [2019-05-20]. https://gco.iarc.fr/today.

[7] GUPTA P, AGARWAL A, GUPTA V, et al. Expression and clinicopathological significance of estrogen and progesterone receptors in gallbladder cancer [J]. Gastrointest Cancer Res, 2012, 5 (2): 41-47.

[8] Surveillance Epidemiology and End Results Program (SEER). The Four Most Common Cancers for Different Ethnic Populations 2013 [Z/OL]. Bethesda MD: National Cancer Institute: 2013 [2019-05-20]. https://seer.cancer.gov.

[9] 王敬晗, 姜小清. 原发性胆囊癌流行病学研究进展 [J]. 中华普通外科学文献 (电子版), 2010, 4 (3): 62-63.

[10] LI M, ZHANG Z, LI X, et al. Whole-exome and targeted gene sequencing of gallbladder carcinoma identifies recurrent mutations in the ErbB pathway [J]. Nat Genet, 2014, 46 (8): 872-876.

[11] YELLEN P, FOSTER D A. Inhibition of fatty acid synthase induces pro-survival Akt and ERK signaling in K-Ras-driven cancer cells [J]. Cancer Lett, 2014, 353 (2): 258-263.

[12] 陈澍周, 陈玉泉, 施沈平, 等. 胆道肿瘤组织中 p62 和 p21 表达的临床意义 [J]. 中华肝胆外科杂志, 2001, 7 (2): 30-33.

[13] MOY A P, SHAHID M, FERRONE C R, et al. Microsatellite instability in gallbladder carcinoma [J]. Virchows Arch, 2015, 466 (4): 393-402.

[14] GARCÍA P, MANTEROLA C, ARAYA J C, et al. Promoter methylation profile in preneoplastic and neoplastic gallbladder lesions [J]. Mol Carcinog, 2009, 48 (1): 79-89.

[15] LETELIER P, BREBI P, TAPIA O, et al. DNA promoter methylation as a diagnostic and therapeutic biomarker in gallbladder cancer [J]. Clin Epigenetics, 2012, 4 (1): 1-11.

[16] MELLNICK V M, MENIAS C O, SANDMSEGARAN K, et al. Polypoid lesions of the gallbladder: disease spectrum with pathologic correlation [J]. Radiographics, 2015, 35 (2): 387-399.

[17] GALLALLAN W C, CONWAY J D. Diagnosis and management of gallbladder polyps [J]. Gastroenterol Clin North Am, 2010, 39 (2): 359-367.

[18] 中华医学会外科学分会胆道外科学组, 中国医师协会外科医师分会胆道外科专业委员会. 胆囊癌诊断和治疗指南 (2019 版) [J]. 中华外科杂志, 2020, 58 (4): 243-251.

[19] KHAN Z S, LIVINGSTON E H, HUERTA S. Reassessing the need for prophylactic surgery in patients with porcelain gallbladder: case series and systematic review of the literature [J]. Arch Surg, 2011, 146 (10): 1143-1147.

[20] HAMMAD A Y, MIURA J T, TURAGA K K, et al. A literature review of radiological findings to guide the diagnosis of gallbladder adenomyomatosis [J]. HPB (Oxford), 2016, 18 (2): 129-135.

[21] APPUKUTTAN M, MAHANSARIA S, BEHARI C, et al. Education and Imaging, Hepatobiliary and pancreatic:

adenomyomatosis of the gallbladder［J］. J Gastroenterol Hepatol,2013,28(10):1587.

［22］KAI K,IDE T,MASUDA M,et al. Clinicopathologic features of advanced gallbladder cancer associated with adenomyomatosis ［J］. Virchows Arch,2011,459(6):573-580.

［23］KIM J H,JEONG I H,HAN J H,et al. Clinical pathological analysis of gallbladder adenomyomatosis:type and Pathogenesis［J］. Hepatogastroenterology,2010,57(99-100):420-425.

［24］GONZALEZ E G,MARSHALL J M,GUNN J S. Chronic and acute infection of the gall bladder by Salmonella Typhi: understanding the carrier state［J］. Nat Rev Microbiol,2011,9(1):9-14.

［25］JACKSON S S,VAN D,ALISON L,et al. Anthropometric risk factors for cancers of the biliary tract in the biliary tract cancers pooling project［J］. Cancer Res,2019,79(15):3973-3982.

［26］GU J,YAN S Y,WANG B C,et al. Type 2 diabetes mellitus and risk of gallbladder cancer:a systematic review and meta-analysis of observational studies［J］. Diabetes Metab Res Rev,2016,32(1):63-72.

［27］EATON J,TALWALKAR J A,LAZARIDIS K N,et al. Pathogenesis of primary sclerosing cholangitis and advances in diagnosis and management［J］. Gastroenterology,2013,145(3):521-536.

［28］RAZUMILAVA N,GORES G J,LINDOR K D. Cancer surveillance in patients with primary sclerosing cholangitis［J］. Hepatology,2011,54(5):1842-1852.

［29］LUGO A,PEVERI G,GALLUS S. Should we consider gallbladder cancer a new smoking-related cancer? A comprehensive meta-analysis focused on dose-response relationships［J］. Int J Cancer,2020,146(12):3304-3311.

［30］TAMRAKAR D,PAUDEL I S,ADHIKARY S,et al. Risk factors for gallbladder cancer in nepal a case control study［J］. Asian Pac J Cancer Prev,2016,17(7):3447-3453.

［31］JAIN K,SREENIVAS V,VELPANDIAN T,et al. Risk factors for gallbladder cancer:a case-control study［J］. Int J Cancer, 2013,132(7):1660-1666.

［32］KHAN I,PANDA N,BANERJEE M,et al. Epidemiological factors in gall bladder cancer in eastern India-a single centre study ［J］. Indian J Surg Oncol,2013,4(1):67-72.

［33］NOGUEIRA L,FOERSTER C,GROOPMAN J,et al. Association of aflatoxin with gallbladder cancer in Chile［J］. JAMA, 2015,313(20):2075-2077.

第五章

胆囊癌基础研究进展

第一节　分子生物学研究方法与技术

胆囊癌是胆系肿瘤中最常见的一种,早期诊断率和手术切除率均较低,预后差。为了提高胆囊癌的诊疗水平,胆囊癌的分子生物学研究日益受到人们的重视,人们希望能够从分子水平上阐明胆囊癌的发生、发展、转移和预后。近年来,由于分子生物学方法和技术的迅速发展,国内外学者对多种与胆囊癌相关的分子生物学标志物,如胆囊癌原癌基因与抑癌基因,以及分子转移机制等方面进行了研究。以下简要介绍几种目前应用十分广泛且与胆囊癌密切相关的分子生物学方法和技术。

一、基因测序技术

随着生物学技术的不断发展,众多科学家对各种临床疾病特别是肿瘤领域不再仅仅局限于单个基因或位点的研究,全基因组的研究日益受到重视。因此,第二代测序技术(second generation sequencing techniques)于 20 世纪 80 年代应运而生。其具有精确度高、通量大和信息量丰富等优点,基本原理就是聚合酶链反应(polymerase chain reaction,PCR)扩增 DNA 时,利用标记在碱基上的化学标记物发出的光信号或质子流信号间接读取序列信息,同时它可对目标基因进行染色体定位,为肿瘤的研究及治疗提供了崭新的思路。2005 年,第二代测序仪出现,并且很快应用到了医学领域。目前第二代测序技术在肿瘤的预防、发生、转移、治疗,以及肿瘤预后研究中发挥了巨大的作用。在胆囊癌研究中,众多科学家利用第二代测序技术分析胆囊癌基因突变谱,筛选出有意义的突变位点,如肿瘤抑癌基因 TP53、KRAS、ERBB 家族基因、染色质重塑基因家族等。

Javle 等通过对 554 例胆道恶性肿瘤患者(包括 85 例胆囊癌)的石蜡标本测序发现,TP53 突变基因最多,约占 59%,同时其与肿瘤分级、预后密切相关。深层次研究 TP53 对于评估患者预后及靶向治疗意义重大。同时,Javle 等通过对胆囊癌组织标本进行基因组测序,发现 KRAS 基因突变与预后不良关系密切,其研究还发现两种特殊突变类型——FGF10 基因扩增和 FGF3-TACC 基因融合,这两种突变基因可为个体化治疗提供重要信息。

近几年来,ERBB 基因家族在胆囊癌中的突变研究越来越受到重视。国内一项研究利用外显子测序和癌症相关基因的超深度测序组合鉴定 57 个胆囊癌体细胞突变,发现 ERBB 信号转导(包括 EGFR、ERBB3、ERBB4 及其下游基因)是最广泛的突变途径。进一步统计学分析发现 ERBB 信号转导途径突变的病例预后较差,而这些突出了 ERBB 信号转导在胆囊癌发病机制中的关键作用。

尽管胆囊癌突变谱尚未完善,突变基因对胆囊癌发生发展的影响尚未完全阐明,甚至存在众多争议,但相信随着第二代测序技术的不断发展,胆囊癌患者终将会因为该项技术而受益。

二、基因芯片技术

基因芯片技术又称 DNA 芯片,其测序原理就是通过杂交技术与一组已知序列的核酸探针杂交,然后进行核酸序列测定。该技术具有高效率、高通量、低污染等优点。目前基因芯片技术可用于寻找肿瘤相关基因、研究肿瘤基因表达谱、寻找肿瘤治疗的靶向位点。在肿瘤的预防、诊断、治疗、预后等方面被广泛关注和应用。

基因芯片技术的出现使肿瘤的研究内容更加丰富、研究方法更加快速高效,获得结果更加直接准确。目前,众多研究者利用这一技术研究胆囊癌突变位点,通过与健康人群基因比对筛选肿瘤相关基因,以及提取胆囊癌组织产生的小分子核酸物质,而这也为胆囊癌的早期诊断、评估转移风险、治疗及评价预后提供了新的思路。

水孔蛋白(aquaporin,AQP)被认为在控制胆汁形成过程中十分重要,但确切作用尚未阐明。Sekine 等用抗 AQP-5 小干扰 RNA 转染表达 AQP-5 胆囊癌细胞系,然后再利用芯片技术及组织微阵列测定微 RNA(microRNA,miRNA),发现 miR-21 在胆囊癌细胞系中高表达。进一步研究发现磷酸酶和张力蛋白同源物是 miR-21 的靶标,最后通过统计学分析表明 AQP-5 和 *PTEN* 基因级联是评价胆囊癌侵袭性及预后的有利生物标志物。

尽管这项技术仍旧面临着众多的挑战,但随着该项技术的不断运用及完善,其在胆囊癌后续研究中,必将发挥越来越大的作用(图 5-1)。

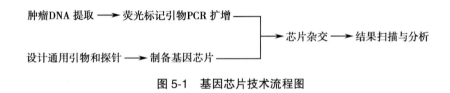

图 5-1　基因芯片技术流程图

三、聚合酶链反应

聚合酶链反应(PCR)是最常用的分子生物学技术之一,通过变性、退火和延伸的循环来完成核酸分子的大量扩增。由于肿瘤是一种多基因、多阶段、多因素参与的疾病,且它的发生一般表现为原癌基因激活、抑癌基因抑制、DNA 修复基因失活等。利用 PCR 联合其他一些技术,如聚合酶链反应 - 单链构象多态性(PCR single strand conformation polymorphism,PCR-SSCP)、聚合酶链反应 - 限制性片段长度多态性(PCR restricition fragment length polymorphism,PCR-RFLP)可检测有无基因突变,以及寻找基因突变位点,为肿瘤靶向治疗提供理论依据。近年来,数字 PCR 技术正在兴起,它可用于极微量核酸样本及稀有突变位点的检测,尤其适用于肿瘤治疗过程中的动态监测。它具有灵敏度高、可定量分析的优势,可用于肿瘤的诊断、治疗干预、药物疗效评价、肿瘤复发转移预测等。PCR 技术往往不会单独应用,一般会联合其他生物学技术如基因芯片、印记杂交等,将筛选出的目标基因进行 PCR 扩增,进行进一步研究。

四、蛋白质分析技术

当一个正常细胞转变成为一个肿瘤细胞时,蛋白质的表达会发生一些明显变化。蛋白质分析技术能够从细胞水平上显示出肿瘤变化过程中蛋白质的变化,对肿瘤的早期诊断、发生发展、治疗及预后的评估具有重要的意义。目前常用的蛋白质分析技术包括双向凝胶电泳技术及蛋白质芯片技术等。

1. 双向凝胶电泳技术　双向凝胶电泳技术是目前蛋白组学的三大支撑技术之一。其原理是先根据蛋白质等电点不同,使蛋白质得到第一次分离,然后再根据蛋白质分子量大小不同,在特殊介质下再一次分离。随着双向凝胶电泳的不断发展,在此基础上又发展出一种新型的分析手段:荧光差异显示双向凝胶电泳。此技术是在双向电泳基础上加入荧光标记技术,从而得到不同样品结果,分析得到存在表达差异的蛋白质。

2. **蛋白质芯片技术**　蛋白质芯片(protein chip)是一种高通量的蛋白功能分析技术,该技术不仅是蛋白质组学研究中强有力的工具,也是疾病早期诊断、治疗效果评测的新手段。其原理是用未标记或标记的生物分子与芯片上的探针进行特异性结合,再通过特定的扫描装置进行检测、分析处理。具有特异性强、样本前处理简单、效率极高、使用方便等优点。但是蛋白质芯片的制备及反应过程比基因芯片更复杂,在众多环节中存在着技术问题,随着蛋白质芯片技术的日益完善,它必将为肿瘤疾病的生物学表达信息、药物筛选及药物靶点的选择提供更有利的技术支持。

尽管蛋白质分析技术多种多样,但是应用于胆囊癌的研究中却较少。目前,多种肿瘤如乳腺癌、肺癌、大肠癌等恶性肿瘤因蛋白质分析技术的发展而受益,如发现新的蛋白标志物,建立肿瘤蛋白差异图谱等。希望不久的将来,蛋白质分析技术会更多地应用于胆囊癌的研究(图5-2)。

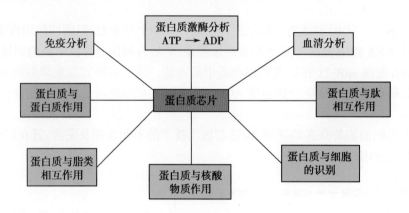

图5-2　蛋白质芯片研究内容

五、分子印迹技术

分子印迹技术发端于20世纪70年代初,是制备模拟抗体和酶的专一识别性能的重要仿生识别技术。分子印迹材料是近20年来研究非常活跃的功能材料之一,已经在肿瘤领域研究中展现出独特的优势和潜力,并广泛用于肿瘤DNA、RNA、蛋白质的检测。人们熟知的分子印迹技术包括DNA印迹法(Southern印迹法)、RNA印迹法(Northern印迹法)、蛋白质印迹法(Western印迹法)、斑点印迹法。

国内一项研究利用蛋白质印迹法探讨黏着斑蛋白Kindlin-2对胆囊癌细胞生物学行为的影响及相关分子机制,通过测定30例胆囊癌组织及癌旁组织Kindlin-2表达水平,发现Kindlin-2在胆囊癌组织中高表达,且与胆囊癌侵袭迁移等恶性行为密切相关。

目前分子印迹技术使多种肿瘤的研究取得重大突破,但是关于胆囊癌研究应用分子印迹技术的仍然很少。

六、单克隆抗体技术

单克隆抗体(monoclonal antibody,McAb)是只识别单一抗原表位的抗体,它来源于一个杂交瘤细胞的克隆,也可来源于单个B淋巴细胞。与目前用于临床诊断的肿瘤标记物相比,它具有性状单一、生物活性单一、特异性更强等优点。筛选和制备特异性肿瘤标记物的单克隆抗体一直是研究的热点。目前,众多学者利用单克隆抗体技术特异识别胆囊癌组织表达的抗原,通过分析其表达水平来揭示其在胆囊癌诊断、侵袭、预后的意义。

日本学者利用单克隆抗体MY.1E12识别胆囊癌组织中MUC1表达,通过分析其表达水平发现MUC1可能是与胆囊癌侵袭性相关的一种独特的生物学标志物;同样是日本学者利用单克隆抗体FU-MK-1特异识别胆囊癌组织表达中的MK-1,发现它是一个更好的评估预后的抗原预测标志物。随着单克隆技术的不断发展,越来越多的更有意义的单克隆抗体将会应用于胆囊癌研究,并在胆囊癌的早期诊断、治疗干预及评估预后等方面发挥巨大作用。

七、液体活检技术

液体活检技术这一概念最早在 1974 年由 Sorrells 等提出,但是由于各种原因并没有受到人们的重视。近几年来,液体活检技术再次回到人们的视线,特别是在肿瘤领域研究十分火热,多方面的研究已经证实其在肿瘤的早期诊断、发生转归、转移、治疗及疗效判断等方面具有重要的意义。本技术将在本章第三节重点讲述。

以上简要介绍了几种近年常用及新兴的分子生物学技术,当然,分子生物学的研究方法及技术不仅仅局限于这些。这些技术中有的已经用于胆囊癌的分子生物学研究,有的还尚在探索当中,而且研究胆囊癌的分子生物学特性有时需要几种技术的联合应用。相信在不久的将来,随着分子生物学的发展及人们对这些方法和技术的熟练应用,胆囊癌的诊治水平会得到进一步的提高。

第二节　胆囊癌的分子生物学研究进展

胆囊癌是指发生于胆囊(包括胆囊底部、体部、颈部及胆囊管)的恶性肿瘤,是胆管系统最常见的恶性肿瘤。胆囊癌具有隐匿性、发展速度快、预后差等特点。美国癌症数据库 10 705 例胆囊癌患者的随访数据提示,II_a、II_b、III、IV 期的 5 年生存率分别为 7%、9%、3%、2%。世界范围内,胆囊癌发病的地理、种族、民族分布存在显著差异,提示遗传、环境因素在疾病发生发展中发挥重要作用。目前,临床上胆囊癌的确诊仍然依赖于病理诊断,如何能够早期发现和诊断胆囊癌成为亟待研究的课题。各种血清肿瘤标志物的临床检测能够部分反映和评价肿瘤的病理生理过程及对治疗的反应,也被尝试用于肿瘤的早期诊断和复发的早期评估。随着近年高通量技术的快速发展,肿瘤的分子生物学研究日趋精进,有关胆囊癌的研究亦进展迅速。本节就胆囊癌的分子生物学研究进展概述如下。

一、胆囊癌相关的血清肿瘤标志物

(一)糖类抗原 19-9(carbohydrate antigen 19-9,CA19-9)

CA19-9 是一种单唾液酸 Lewis-a 血型抗原,相对分子量约为 210kD,主要分布在正常胎儿肝、肠、胆囊、胰腺等消化道组织中,在成人体内主要分布在胆管上皮、胰腺等组织。血清中含量低,以糖蛋白形式存在,正常范围为 $(0\sim40)\times10^3$U/L,主要为胰腺癌、结直肠癌、胆管癌、胆囊癌等消化系统恶性肿瘤的血清学标志物。Sasaki R 对 35 例胆囊癌及 21 例胆管癌行 CA19-9 免疫组织化学检测,发现 70%~90% 的胆囊癌及胆管癌组织中均有 CA19-9 和癌胚抗原(carcinoembryonic antigen,CEA)。Shukla VK 等发现在胆囊癌患者、胆石症患者、健康患者的 CA19-9 水平间有显著差异,胆囊癌患者平均为 211.27U/ml,胆石症患者平均为 86.06U/ml。刘飞等回顾性分析了 90 名接受了手术治疗的胆囊癌患者的资料,结果显示高 CA19-9 组(CA19-9>250.9U/ml)与低 CA19-9 组(CA19-9<250.9U/ml)在肿瘤分化程度及切缘状态方面,有显著差异($P<0.05$),且低 CA19-9 的中位生存期(25 个月)优于高 CA19-9 组(10 个月)。Wang YF 等对照分析了 78 例胆囊癌患者、78 例良性胆囊疾病患者和 78 例健康对照者血清 CA19-9、糖类抗原 242(carbohydrate antigen 242,CA242)、CEA 水平,发现 CA19-9 对胆囊癌的诊断敏感性可达 71.7%,在完成随访的 30 例患者中,多因素生存分析表明 CA19-9 表达水平是影响预后的独立因素。虽然 CA19-9 敏感性较高,但其在一些良性疾病所致黄疸、其他消化道恶性肿瘤中亦可出现阳性,单独用于检测特异性较低。且据 Takasaki 报道,CA19-9 在 Lewis a^-b^-(即 Lewis 血型 ab 均为阴性)血型中无法表达,因此肿瘤患者可出现血清 CA19-9 的假阴性。

(二)糖类抗原 125(carbohydrate antigen 125,CA125)

CA125 来源于胚胎发育初期,最初于 1981 年从卵巢癌细胞检出,其相对分子质量为 200k~1 000kD。血清 CA125 的正常范围为 $(0\sim35)\times10^3$U/L,血清含量升高最常见于卵巢癌患者。Chaube A 等对比了 64 例胆囊癌患者、47 例胆石症患者和 23 例健康受试者的血清 CA125 水平,结果提示将阳性上限设为 11U/ml 时,

CA125 的诊断敏感性和特异性分别为 64% 和 90%,但在不同分级与分期的胆囊癌患者中 CA125 水平无明显统计学差异。Shukla VK 等的研究表明,胆囊癌患者 CA125 平均浓度与胆石症患者相比显著增高,其 CA125 和 CA242 两种肿瘤标志物联合检测可将诊断的敏感性和特异性分别提高至 87.5% 及 85.7%。亦有研究显示,CA125 可在多种恶性肿瘤组织中表达,如乳腺癌、胰腺癌、胃癌、肺癌、结直肠癌等,因此其特异性较差,在对胆囊癌的诊断中常需与其他肿瘤标志物联合检测。

(三) 癌胚抗原(carcinoembryonic antigen,CEA)

CEA 是一种相对分子质量小的糖蛋白,来源于内胚层。内胚层来源的肿瘤及内胚层来源以外的肿瘤也普遍存在 CEA 的表达。CEA 在正常人血液中很难检出,在胃肠道恶性肿瘤患者里一般阳性率较高,肝胆系统恶性肿瘤患者阳性率次之。Stefanovic D 等检测了 124 例胆囊良恶性病变患者术前及术后 CEA 水平,发现其随着肿瘤的浸润及转移表达升高。国内学者研究也表明了 CEA 在胆囊癌患者中的高阳性率。但也有许多研究认为其在良性病变或部分健康人中也可呈一过性较低水平表达升高,在梗阻性黄疸中胆汁的 CEA 水平亦可升高,因此仅靠 CEA 水平无法鉴别疾病性质。美国临床肿瘤学会(American Society of Clinical Oncology,ASCO)及欧洲肿瘤标志物小组(European Group on Tumor Markers,EGTM)认为血清 CEA 在诊断胆囊癌方面灵敏度及特异度均较低,不适合单独用于胆囊癌筛查。

(四) 糖类抗原 242(carbohydrate antigen,CA242)

CA242 是一种唾液酸化的糖脂抗原,是从人结直肠癌细胞的单克隆抗体发现的,在健康人群及良性胆道疾病患者血清中含量很低,在消化系统肿瘤中其表达升高,如胰腺癌及结直肠癌。Shukla VK 等的研究提示胆囊癌患者 CA242 水平显著高于胆石症患者。Haglund C 等的研究认为 CA242 是一种潜在肿瘤标志物。何丽琳等同期对比胆囊癌患者、胆囊良性疾病患者及健康受试者各 78 例血清样本,发现 CA242 诊断的灵敏度及特异度可达 64.14% 及 98.73%。一些国内学者研究发现胆汁中 CA242 的表达较 CA19-9 特异性强,较少受到其他非肿瘤肝胆系统疾病的影响,提示其诊断价值优于 CA19-9。

由于 CA19-9、CEA、CA125、CA242 在不同疾病中的阳性率存在差异,且均属于肿瘤患者的常见抗原,表现出非特异性特点,在胆囊癌患者中,常出现几种标志物均异常升高,因此临床诊断时应多联合几种标志物检测以提升诊断的阳性率。近年来,国内外学者也研究分析了其他常见肿瘤标志物与胆囊癌的关系,如糖类抗原 153、糖类抗原 50、上皮细胞钙黏蛋白等标志物等,在胆囊癌的分期、评估及预后评价中亦具有一定指导价值。

二、胆囊癌相关的主要致病基因

(一) p53 基因

p53 是一种重要的抑癌基因,于 1979 年被首次报道。人类 p53 基因定位于 17 号染色体,长约 20kb,编码一个分子量为 543kD 的氨基酸蛋白,蛋白氨基端有一个与转录因子相似的结构,与 DNA 结合时,可起到监测调节细胞 G1 期及 G2 期、调控细胞凋亡、参与 DNA 错配修复进而维持基因组稳定,以及抑制血管生成基因表达进而抑制肿瘤血管生成等作用。包括胆囊癌在内的 50% 以上恶性肿瘤会出现 p53 基因的突变,导致 P53 蛋白失活而过表达,失去负性调控功能。Sicklick JK 等研究发现在胆囊癌中 p53 基因突变率可达 41%。Vidaurre T 等提取了 30 例秘鲁胆囊癌患者组织切片中 DNA 进行测序检测,p53 基因突变率为 33.3%,与玻利维亚(50%)、匈牙利(33.3%)、智利(55.0%)、日本(50%)的研究结果相似,且与 Rashid A 等对中国胆囊癌患者胆囊组织检测结果(31.9%)相一致。据报道,早期胆囊癌患者 P53 蛋白过表达可达 70%,因此提示可能有助于早期胆囊癌诊断。

(二) KRAS 基因

ras 基因家族与人类肿瘤相关的基因包括 H-ras、N-ras、KRAS,分别定位在 11 号、1 号、12 号染色体上。在 ras 基因中,KRAS 基因对肿瘤影响最大。正常情况下,KRAS 基因被短暂激活后,可激活下游信号蛋白进而短暂促进细胞生长及分化(图 5-3);当 KRAS 基因突变时被永久活化,使细胞内信号转导紊乱,细胞增殖失控。Hanada K 等研究发现约 59% 的癌症中可检测到 KRAS 基因突变。Dobrzycka B 等报道在肿瘤组织中,KRAS 基因阳性表达增加。卢晖等的研究对比了胆囊癌患者、胆囊炎患者及健康受试者胆囊的组织

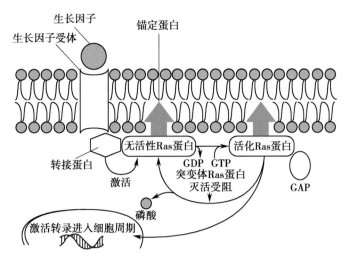

图 5-3 *ras* 基因突变导致 Ras 蛋白持续活化,细胞周期失去调控,细胞增殖失控

标本,发现在胆囊癌中,*KRAS* 基因突变阳性率达 71.4%,但同时发现 *KRAS* 基因在正常胆囊和胆囊炎中均有表达;国外学者 Itoi T 等研究则认为,*KRAS* 基因突变或与 *p53* 基因过表达有关,其在胆囊癌发病的主要分子机制尚不明确。

(三) *ERBB2*(*HER2*)

ERBB2 是原癌基因人类表皮生长因子受体基因,其基因定位于 17 号染色体,编码的跨膜受体样蛋白具有酪氨酸激酶活性(图 5-4)。Yao JG 等对 123 例胆囊癌 *ERBB2* 基因扩增,发现过表达检出率为 22%。Li M 等报道 ERBB 信号转导途径(包括 *ERBB2*)是胆囊癌基因突变中最广泛途径,影响约占 36.8%,多因素分析进一步表明可能与患者预后相关。刘会春通过对 40 例胆囊癌组织进行免疫组织化学染色,发现 *ERBB2* 阳性反应达 32.5%,但与病理分期无关,表明 *ERBB2* 突变在促进胆囊癌恶变中有重要作用,但与肿瘤发展的关系不密切。国内外研究认为 *ERBB2* 突变对于胆囊癌的作用,与 *TP53*、*p16* 等基因的失活、激活突变具有相互诱导、调节和协同作用。

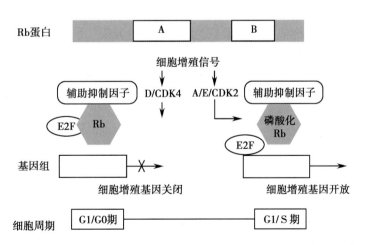

图 5-4 磷酸化的 Rb 蛋白无法结合 E2F 转录因子,导致细胞增殖基因持续开放

D. 周期蛋白;A/E. 周期蛋白 A/E。

(四) *p16*(*MTS1*)基因

p16 基因是位于人类 9 号染色体短臂的一种抑癌基因,最初于 1994 年被报道。*p16* 基因是一种细胞周期中起负性调节细胞增殖及分裂作用的基本基因,已在肺癌、乳腺癌、脑肿瘤、皮肤癌等多种恶性肿瘤

中发现缺失、无义、错义等突变。P16 蛋白作用于细胞分裂周期关键酶 CDK4 及细胞周期素 cyclin 复合体使得细胞进入 S 期。突变的 *p16* 基因过表达，则不能完成上述过程，最终导致细胞进入恶性增殖，加速肿瘤进展。Ueki T 等对 68 例胆囊癌基因测序，发现 61.8% 的 *p16* 基因发生了突变，且突变患者的平均生存期与无突变患者有显著差异。Choi HJ 等对比正常胆囊、慢性胆囊炎、胆囊腺瘤、异型增生及胆囊癌的免疫组织化学检测结果，发现在高级别异型增生组织中 *p16* 表达率为 45%，而在胆囊癌中表达率为 27.6%，表明 P16 蛋白过表达是胆囊癌发生早期事件，可能是胆囊癌及其癌前病变的辅助诊断指标。

三、杂合性丢失与微卫星不稳定性

杂合性丢失（loss of heterozygosity，LOH）指一对杂合的等位基因变为纯合等位基因，通常是由父源或母源染色的局部重复引起。杂合性丢失是人类癌症中最常见的丢失等位基因的途径，这是肿瘤免疫编辑的关键。突变的基因产生新抗原易被免疫系统清除，而杂合性丢失的基因则可以降低突变抗原的表达使肿瘤细胞逃避免疫攻击。随着对突变癌细胞的免疫压力增加，一些具有广泛基因组突变、可以删除变异新抗原的 LOH 肿瘤细胞可能更具生存优势，从而扩大并占据整个肿瘤区域。Joseph CG 等认为杂合性丢失的肿瘤细胞可能是一种比其他方法更快或更有效逃避免疫监视的方法，如第 6 号染色体上的杂合性丢失降低人类白细胞抗原（human leukocyte antigen，HLA）-I 的表达，从而将抗原隐藏在细胞表面。胆囊癌中存在很多杂合等位基因丢失，分布于多个不同的染色体区域，如 3p、9p、22p 等，特别是在 3 号染色体短臂上有许多等位基因丢失的位点。

微卫星由 2~6 个核苷酸序列组成，是具有高度多态性的核苷酸序列。微卫星不稳定性（MSI）是指由于复制错误，使微卫星增多或减少，导致 DNA 等位基因发生改变，是肿瘤危险性可检测指标之一。Goldin 等研究发现约 10% 的胆囊癌病例存在高度的微卫星不稳定性现象。智利及日本学者报道当地胆囊癌病例微卫星不稳定性现象达 20%~33%。目前有关这些方向的研究缺乏高质量的研究成果，尚处于描述性分析阶段。

四、胆囊癌的相关候选基因

对于低识别或中度外显原癌基因的研究方法一般为参考基因法，即通过病例对照研究比较癌症患者和健康对照者的等位基因，并对结果进行统计分析，这些基因也被称为易感性候选基因。大多数研究都是基于编码蛋白质的基因，如参与细胞凋亡、细胞周期调控、DNA 修复或其他危险因素的基因。已知的基因对胆囊癌遗传易感性很小，但很多有潜在影响的基因尚未被发现。目前发现的多数的候选基因与胆汁酸合成、胆囊收缩、脂质代谢、细胞周期、DNA 修复等相关，如 *MTHFR*、载脂蛋白 B、*GSTM1*、*CCKAR*、*XPC*、*APEX1*、*CYP1A1* 等。但由于目前尚无系统研究胆囊癌靶基因谱的参考基因选择，大多数试验选用不同的参考基因，且由于数量有限，无法得出明确结论。

五、高通量测序技术的应用

高通量测序技术又称第二代测序技术，以微板作为实验工具载体，同一时间检测数以千万的样品，对几十万到几百万 DNA 分子进行测序。近年高通量的研究使大规模重复试验成为可能，理论上可以研究所有 21 000 个基因对细胞功能或疾病的潜在影响。但对于胆囊癌，高通量的研究很有限。中国学者 Li 等利用高通量技术对胆囊癌靶基因测序发现了 ERBB 通路的反复突变。胆囊癌相关的单基因研究数量较多，但分子靶点、诊断缺乏系统性，成果转化为临床应用的比例仍较低。

胆囊癌的发生发展生物分子机制复杂，目前对于胆囊癌的分子生物学研究多基于胃肠道、胰腺恶性肿瘤的研究，且深度尚不充分，尽管有许多关于胆囊癌遗传易感性的文章，但目前尚无明确的遗传标记。技术进步有助于更好地了解胆囊癌的发病机制，通过高通量测序技术的研究可以发现其他特征性突变。诊断胆囊癌的肿瘤标志物特异性较低，使疾病直到晚期才被发现，增加了治疗的困难。目前研究领域的技术虽有进步，但胆囊癌患者的预后都没有显著改善，因此，未来对胆囊癌分子生物学研究的侧重点应为早期诊断、新药开发及基因治疗，这些又必须依赖于对胆囊癌基础的研究。新兴技术如单克隆抗体、基因芯片技术的改进,使我们可以进行基因表达、药物实验、靶点检测等分析,以期实现胆囊癌的个体化治疗。本节对胆囊癌分子生物学研究进展进行了综述总结,望有助于研究人员了解目前研究情况及成果,为今后的研究工作提供适当方向。

第三节　胆囊癌的液体活检技术

尽管胆囊癌的相关分子生物学研究已经取得了突破性进展,但临床确诊胆囊癌仍采用组织活检的方法。虽然这是诊断肿瘤的金标准,但这种方式存在一定的弊端,如对患者造成的创伤较大、易导致肿瘤的转移等。近年来,肿瘤液体活检技术正在兴起,有望迅速进入临床并指导肿瘤的诊断与治疗。它的优势在于能够通过非侵入性取样降低活检危害,从而对肿瘤进行早期诊断、评估转移风险、判断疗效、指导预后,具有高性价比。在肿瘤领域,液体活检技术主要包括对循环肿瘤细胞(circulating tumor cell,CTC)、循环肿瘤 DNA(circulating tumor DNA,ctDNA)、循环非编码 RNA(circulating non-coding RNA)及肿瘤外泌体(exosome)检测,这些检测技术在临床上可抽检患者血、尿、脑脊液、胸腔积液及腹水等体液,通过定量测定与肿瘤相关的蛋白质、DNA、RNA 等物质的表达变化,从而帮助或辅助诊断疾病,以及评价临床疗效。

一、循环肿瘤细胞

1869 年,澳大利亚籍医师 Ashworth 首次提出 CTC 的概念。由于条件的限制,此后的 100 余年里,这项研究并没有引起研究者足够的重视。直到 2004 年,Cristofanilli 等提出外周血循环肿瘤细胞可能是提示恶性肿瘤转移早期事件的重要生物学标志物,CTC 才再次引起广大学者的关注。

CTC 指来自原发病灶或转移病灶的肿瘤细胞,自发地或在手术、肿瘤穿刺活检等操作过程中,离开原生存环境,进入血液循环。目前,众多研究表明,在疾病早期,CTC 对于鉴别良恶性肿瘤具有一定的提示价值,也有助于预测和判断转移风险,在疾病进展及治疗过程中,CTC 还能为动态监测病情、疾病耐药性等临床诊疗关键因素提供重要信息。同时,CTC 也可以作为靶向治疗的靶标。

近年来,人们逐渐认识到恶性肿瘤的播散和转移不仅仅发生在疾病的中晚期,也可能发生在疾病的较早阶段。在某些病理生理因素作用下,一部分位于肿瘤原发灶的肿瘤细胞在肿瘤微环境作用下,通过上皮 - 间充质转化(epithelial-mesenchymal transition,EMT)等一系列复杂的生物学过程使肿瘤获得高度的侵袭能力,侵袭周围组织,最终使肿瘤细胞进入外周血,形成循环肿瘤细胞。在循环过程中,极少数 CTC 细胞存活下来,相互聚集成团,形成肿瘤微栓,通过循环定植于某一组织或器官中,从而形成了肿瘤的转移。

印度学者定量检测了 25 名胆囊癌患者及 12 例对照组人群(包括 6 例健康人群和 6 例胆囊炎患者)血液中 CTC 数量,通过统计学比较发现 CTC 的定量检测对于区别胆囊癌组及对照组具有较高的敏感性、特异性及诊断准确率。通过胆囊癌组组间比较发现,设定不同的比较阈值对于区分肿瘤分期、评估转移风险具有重要意义。尽管这项技术尚不成熟,很多有争议的地方尚需解决,但不可否认这项技术将在胆囊癌早期诊断、动态检测、临床决策、提示预后、鉴别良恶性等方面发挥巨大作用。

二、血浆和血清中循环肿瘤 DNA

循环肿瘤 DNA(ctDNA)是人体血液循环系统中携带的具有一定特征(包括基因突变、缺少、插入、重排、拷贝数异常等)、来自肿瘤基因的 DNA 片段,它可以存在于肿瘤细胞或者由外显子携带,也可以以无细胞状态游离于外周血中,也称为循环游离 DNA(circulating free DNA,cfDNA)(尽管 cfDNA 可以包括非肿瘤相关的 DNA)。早在 1974 年,Mandel 和 Metais 就发现血浆游离核酸分子的存在。1977 年,Leon 等发现肿瘤患者的血浆游离 DNA 水平明显高于健康人群。之后的研究者在血浆和血清中发现了肿瘤原癌基因突变,并且证实与原发肿瘤一致。后来研究证实,cfDNA 携带的那一小部分 DNA,就是由肿瘤细胞释放出来的。近年来国内外许多研究表明 ctDNA 在多种肿瘤,如肺癌、乳腺癌、前列腺癌等恶性肿瘤中存在高表达,且在早期诊断、侵袭转移、预后复发等方面具有重要研究意义。

2016 年,印度学者定量测定胆囊癌患者循环中 cfDNA,表明 cfDNA 是诊断胆囊癌患者的一种高敏感性和高特异性的标志物。该项研究定量测定了 34 例胆囊癌患者与 39 名年龄和性别相匹配的对照组人群的血清(包括 22 例胆囊炎患者和 17 例健康人)cfDNA,通过统计学比较发现鉴别胆囊癌组和对照组,cfDNA 的灵敏度和特异度均达到 100%,鉴别胆囊癌组与胆囊炎对照组,敏感性和特异性分别为 88.24%、100%。同时,该研究表明胆囊炎患者的 cfDNA 水平较健康人群明显升高,但明显低于胆囊癌患者 cfDNA 水平,这对于早期诊断胆囊癌具有重要意义。

近年来,众多研究者发现胆汁中也存在 ctDNA。Kinugasa 等分析 30 例胆囊癌患者胆汁和肿瘤组织的 49 个原癌基因的突变情况,发现肿瘤组织突变阳性率为 57.1%,在这些患者中又有 87.5% 的患者的胆汁样本具有相同的突变。胆汁 ctDNA 与肿瘤组织样本一致率为 85.7%。该研究最终结果表明胆汁中检测 ctDNA 可能有助于胆囊癌早期诊断,其与内镜逆行胰胆管造影(endoscopic retrograde cholangiopancreatography,ERCP)细胞学检查相比,敏感性和阳性预测值更高。

循环血液中 ctDNA 在胆囊癌中的精确定量并无相关报道,但是对于胆囊癌早期诊断、侵袭转移、评价疾病预后方面 ctDNA 定量测定具有重大意义。因此,ctDNA 的出现将会为胆道外科医师提供一个新的思路。

三、循环非编码 RNA

非编码 RNA 是一类不编码蛋白质的无功能 RNA。近几年发现,一部分非编码 RNA 可以在循环血液中被检测到,它既可以存在于有核细胞内,也可以存在于无核细胞内即非细胞 RNA,这些非细胞 RNA 通过膜泡结构(凋亡小体、微泡、外体),以及非细胞核糖核蛋白在血液中循环。非编码 RNA 主要分为两大类:短链非编码 RNA(small noncoding RNA,sncRNA,<200bp,包括 miRNA)和长链非编码 RNA(long noncoding RNA,lncRNA,>200bp)。组织及循环体液(如血、尿、母乳等)中检测 miRNA 的研究报道相对较多,且多项研究表明其可反映对肿瘤生物学及治疗干预的影响,有助于诊断及治疗。而循环中 lncRNA 的研究相对有限。近几年越来越多的研究证实,lncRNA 在肿瘤的发生发展及抑制中发挥了巨大作用。由于 lncRNA 更容易获取,且 Arita、Tong 和 Ren 等研究证实血浆中的 lncRNA 无论在反复冻融还是核糖核酸酶存在情况下,均可以稳定存在,因此,循环中 lncRNA 与肿瘤发生发展关系的研究越来越受到关注。

目前为止,在众多肿瘤(如肝癌、胰腺癌等)中已经发现相关的循环 lncRNA,且与肿瘤发生发展、预后关系密切。由于预分析及分析因素、供体因素原因,循环 lncRNA 的精确定量仍受到质疑。尽管如此,循环 lncRNA 的发现使人们对肿瘤发生的基本机制有了新的认识,并为诊断和预后开辟了令人兴奋的前景。

虽然目前尚未有关于循环非编码 RNA 与胆囊癌关系的报道,但这无疑给众多的胆道外科医师提供了新的思路,随着对循环非编码 RNA 分子机制的不断研究,相信在不久的将来,其可以作为一种高度特异、高度敏感的用于早期诊断、评价预后的胆囊癌新生标志物。

四、外体

外体是一类细胞释放的直径为 30~150nm 的天然微囊泡,它与来源细胞具有功能相关的生物活性分子,可以在细胞及组织间相互传递,是相互间通信的重要介质。由于具有这一特性,人们相信由肿瘤细胞释放的外体必然携带肿瘤发生转移的相关分子,作用于受体细胞从而改变周围及组织细胞的正常生理状态。因此,外体与肿瘤的相关研究成为目前研究热点。

外体包括核酸分子,如微 RNA、mRNA、lncRNA 及 DNA 等。目前研究证实,因外体脂质膜结构可以防止内部 miRNA 降解因素,其在肿瘤诊断中更具有优势。瑞士日内瓦大学的一项关于良恶性胆道狭窄外体浓度测定的研究发现,恶性胆道狭窄患者的胆汁中外体浓度明显高于良性,其建立的检测阈值对区分良恶性胆道狭窄准确度达到了 100%,血清中外体浓度区分恶性与非恶性胆道狭窄准确度达到了 63.3%。同时外体还包括外体蛋白、脂质及一些小分子代谢物。

液体活检技术近几年无疑成为当前无创性临床诊断的研究热点,而外体检测作为其中一项重要技术,在胆囊癌诊断与治疗方面无疑具有巨大的开发价值。

目前,液体活检技术在肿瘤领域快速发展,有望进入并指导临床(图5-5)。但是液体活检技术仍面临着众多的挑战,如肿瘤异质性、肿瘤的 CTC 和 ctDNA 的数量不足、检测设备的不完善等。随着分子生物学研究的不断进步,相信这项技术将会成为胆囊癌及其他肿瘤诊断和治疗干预的重要技术手段。

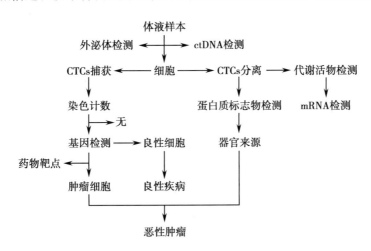

图 5-5　液体活检技术流程图

（程　石　郭　伟）

参考文献

［1］张瑞,王林,耿智敏.下一代基因测序技术在胆囊癌基因组研究中的应用进展［J］.中华肝脏外科手术学电子杂志,2018,7(4):341-344.

［2］JAVLE M,BEKAII-SAAB T,JAIN A,et al. Biliary cancer:Utility of next-generation sequencing for clinical management［J］. Cancer.2016,122(24):3838-3847.

［3］JAVLE M,RASHID A,CHURI C,et al. Molecular characterization of gallbladder cancer using somatic mutation profiling［J］. Hum pathol,2014,45(4):701-708.

［4］LI M,ZHANG Z,LI X,et al. Whole-exsome and targeted gene sequencing of gallbladder carcinoma identifies recurrent mutations in the ErbB pathway［J］. Nat Genet,2014,46(8):872-876.

［5］卜范峰,王燕.基因芯片技术在肿瘤相关基因筛选及肿瘤治疗中的应用［J］.医学分子生物学杂志,2015(1):59-62.

［6］SEKINE S,SHIMADA Y,NAGATA T,et al. Role of aquaporin-5 in gallbladder carcinoma［J］. Eur Surg Res,2013,51(3-4):108-117.

［7］PERKINS G,LU H,GARLAN F,et al. Droplet-Based Digital PCR:Application in Cancer Research［J］. Adv Clin Chem,2017,79:43-91.

［8］LU X,ZHOU C,LI R F,et al. Kindlin-2 promotes gallbladder cancer metastasis and invasion by inducing epithelial-mesenchymal transition［J］. Zhonghua Wai Ke Za Zhi,2018,56(8):617-622.

［9］KAWAMOTO T,SHODA J,MIYAHARA N,et al. Expression of MUC1 recognized by a monoclonal antibody MY.1E12 is a useful biomarker for tumor aggressiveness of carcinoma of the gallbladder［J］. Clin Exp Metastasis,2004,21(4):353-362.

［10］IKEDA T,NAKAYAMA Y,HAMADA Y,et al. FU-MK-1 expression in human gallbladder carcinoma:an antigenic prediction marker for a better postsurgical prognosis［J］. Am J clin Pathol,2009,132(1):111-117.

［11］邹声泉,张林.全国胆囊癌临床流行病学调查报告［J］.中国实用外科杂志,2000(1):43-46.

［12］AGARWAL A,PAREEK P,MISRA S. Carcinoma Gallbladder——an Indian Problem［J］. Indian J Surg,2016,7(1):2-3.

［13］康慧媛,汪洋,金淑媛,等.骨髓形态联合血清肿瘤标志物检测对淋巴瘤的诊断及预后意义［J］.中国实验血液学杂志,2015,23(2):416-419.

［14］崔大鹏,张迎春.CA19-9、CEA、CA242 联合检测对胆管癌诊断的评估价值［J］.解放军医药杂志,2017,29(2):103-106.

［15］WANG Y F,FENG F L,ZHAO X H,et al. Combined detection tumor markers for diagnosis and prognosis of gallbladder cancer［J］. World J Gastroenterol,2014,20(14):4085-4092.

［16］张鹏,魏瑛,黄鹿,等.CA19-9、CA125 和碱性磷酸酶对胆囊癌临床分期的意义［J］.胃肠病学,2012,17(1):33-35.

［17］DUFFY M J,HARBECK N,NAP M,et al. Clinical use of biomarkers in breast cancer:Updated guidelines from the European Group on Tumor Markers［J］. Eur J Cancer,2017,75:284-298.

［18］何丽琳,沈永祥. 四项肿瘤标志物联合测定对胆囊癌患者预后的影响［J］. 检验医学与临床,2018,15(7):1014-1017.

［19］SICKLICK J K,FANTA P T,SHIMABUKURO K,et al. Genomics of gallbladder cancer:the case for biomarker-driven clinical trial design［J］. Cancer Metastasis Rev,2016,35(2):263-275.

［20］VIDAURRE T,CASAVILCA S,MONTENEGRO P,et al. Tumor Protein *p53* and *K-ras* Gene Mutations in Peruvian Patients with Gallbladder Cancer［J］. Asian Pac J Cancer Prev,2019,20(1):289-294.

［21］DOBRZYCKA B,TERLIKOWSKI S J,MAZUREK A,et al. Circulating free DNA,*p53* antibody and mutations of *KRAS* gene in endometrial cancer［J］. Int J Cancer,2010,127(3):612-621.

［22］卢晖,夏建兵,翁黎明,等. *c-Myc*、*k-Ras*、*p16* 在胆囊癌细胞中的表达及临床意义［J］. 上海医药,2014,35(18):27-29.

［23］姚建国,王春华,刘颖. 胆囊腺癌 Her2 阳性表达的临床意义［J］. 中华病理学杂志,2017,46(4):245-248.

［24］LI M,ZHANG Z,LI X,et al. Whole-exosome and targeted gene sequencing of gallbladder carcinoma identifies recurrent mutations in the ErbB pathway［J］. Nat Genet,2014,46(8):872-876.

［25］刘会春,鲁贻民,谈燚. 雌激素受体、孕激素受体、c-erbB2、p53 和细胞增殖核抗原在胆囊癌中的表达及意义［J］. 中华实验外科杂志,2005(12):1532.

［26］CHOI H J,YUN S S,KIM H J,et al. Expression of p16 protein in gallbladder carcinoma and its precancerous conditions［J］. Hepatogastroenterology,2010,57(97):18-21.

［27］JOSEPH C G,DARRAH E,SHAH A A,et al. Association of the autoimmune disease scleroderma with an immunologic response to cancer［J］. Science,2014,343(6167):152-157.

［28］GOLDIN R D,ROA J C. Gallbladder cancer:a morphological and molecular update［J］. Histopathology,2009,55(2):218-229.

［29］CRISTOFANILLI M,BUDD G T,ELLIS M J,et al. Circulating tumor cells,disease progression,and survival in metastatic breast cancer［J］. N Engl J Med,2004,351(8):781-791.

［30］BATTH I S,MITRA A,MANIER S,et al. Circulating tumor markers:harmonizing the yin and yang of CTCs and ctDNA for precision medicine［J］. Ann Oncol,2017,28(3):468-477.

［31］AWASTHI N P,KUMARI S,NEYAZ A,et al. EpCAM-based flow cytometric detection of circulating tumor cells in gallbladder carcinoma cases［J］. Asian Pac J Cancer Prev,2017,18(12):3429-3437.

［32］BUTLER T M,SPELLMAN P T,GRAY J. Circulating-tumor DNA as an early detection and diagnostic tool［J］. Curr Opin Genet Dev,2017,42:14-21.

［33］KUMARI S,TEWARI S,HUSAIN N,et al. Quantification of Circulating Free DNA as a Diagnostic Marker in Gall Bladder Cancer［J］. Pathol Oncol Res,2017,23(1):91-97.

［34］KINUGASA H,NOUSO K,AKO S,et al. Liquid biopsy of bile for the molecular diagnosis of gallbladder cancer［J］. Cancer Biol Ther,2018,19(10):934-938.

［35］CHEN F,WANG N,TAN H Y,et al. The functional roles of exosomes-derived long non-coding RNA in human cancer［J］. Cancer Biol Ther,2019,20(5):583-592.

［36］SEVERINO V,DUMONCEAU J M,DELHAYE M,et al. Extracellular vesicles in bile as markers of malignant biliary stenoses［J］. Gastroenterology,2017,153(2):495-504,e8.

第六章

胆囊癌的诊断

一、临床表现

胆囊癌早期多无明显临床症状,当出现黄疸、右上腹包块和体重减轻等临床表现时,往往已属进展期或晚期。一些常见的胆囊良性疾病如胆囊结石、胆囊息肉样变和胆囊腺肌症等与胆囊癌的发病具有相关性,应当重视这些良性疾病的临床表现,以早期发现胆囊癌或癌前病变。

临床上 80% 的胆囊癌患者合并有胆囊结石。大部分胆囊结石没有症状或仅有轻微的胃肠功能紊乱表现,被称为"无症状结石"或"静止性结石"。一些充满型胆囊结石、萎缩性胆囊炎或瓷化胆囊的患者也可以没有任何临床症状,但癌变风险增加,应当及时处理。慢性结石性胆囊炎主要表现为右上腹或剑突下不适隐痛,进食后上腹饱胀感、恶心呕吐、呃逆嗳气和右肩胛区疼痛等,进食油脂食物较多时可出现急性胆囊炎发作,甚至胆绞痛。长期反复发作的胆囊慢性炎症可能增加胆囊癌的发病概率。因此,对于胆囊结石、胆囊息肉样变、胆囊腺肌症等胆囊良性疾病不论有无症状,都必须到医院肝胆胰外科或普外科就诊检查。医师判断有胆囊切除术指征的胆囊良性疾病必须及时切除胆囊,不仅可以预防胆囊癌的发生,而且可以提高早期胆囊癌的诊断率,从而改善胆囊癌的治疗效果。

二、实验室检查

目前尚未发现胆囊癌的特异性肿瘤标记物。与胆囊癌相关的肿瘤标记物主要包括糖类抗原 19-9(CA19-9)、癌胚抗原(CEA)和糖类抗原 125(CA125)。

CA19-9 是一种 Lewis A 血型低聚糖抗原,主要由胰腺、胆道和胃肠道等部位的消化系统上皮细胞合成,正常成人血清浓度很低。胆囊癌上皮 CA19-9 表达明显增强,血清 CA19-9 超过正常水平,阳性率达65% 左右,并随着肿瘤的进展和扩散不断升高,动态观察血清 CA19-9 水平变化对于胆囊癌的诊断、临床分期、病情监测、疗效评价及预后判断具有重要的临床意义。血清 CA19-9 的敏感性很高,但其特异性相对较差,在急性胆囊炎、急性胆管炎、急性胰腺炎和黄色肉芽肿性胆囊炎等良性疾病中血清 CA19-9 也可出现明显升高,特别是胆管结石合并胆管炎出现胆道梗阻时,由于胆管或胆囊黏膜上皮的损伤,黏膜上皮上的 CA19-9 大量释放经肝窦入血,血清 CA19-9 常常超过 1 000U/ml,一旦炎症缓解,梗阻消退后血清CA19-9 往往会迅速下降或恢复正常。但对于恶性梗阻性黄疸的患者,即使通过胆管引流减黄后,血清CA19-9 也无法恢复到正常水平。因此在梗阻性黄疸时,血清 CA19-9 水平并不能作为良恶性鉴别或肿瘤早晚期判断的指标。血清 CA19-9 水平增高还可见于胰腺癌、胃癌、肺癌、大肠癌及卵巢癌等恶性肿瘤,应当注意鉴别。血清 CA19-9 对胆囊癌早期诊断价值有限。胆囊癌根治术后第二天血清 CA19-9 即可出现大幅下降,并逐渐降至正常水平。当术后再次出现血清 CA19-9 升高时,往往提示肿瘤复发,且早于影像学检查出现阳性表现。

胆囊癌早期往往不出现肝功能的血清学改变,但当胆囊癌进展期累及肝脏、胆管时可出现转氨酶和胆道酶的升高。胆管部分梗阻或毛细胆管梗阻时,往往首先出现胆道酶如碱性磷酸酶(alkaline phosphatase,AKP)和 γ 谷氨酰转肽酶(γ-glutamyl transpeptidase,γ-GT)的升高,随着梗阻加重同时出现胆红素的升高。而谷丙转氨酶(alanine transaminase,ALT)、谷草转氨酶(aspartate transaminase,AST)升高通常提示肝细胞损伤并反映其损伤程度。

行胆囊癌根治术需要合并大块肝切除时,除了常规肝功能检查外,还要进行血清白蛋白(serum albumin,ALB)、凝血酶原时间(prothrombin time,PT)和吲哚菁绿(indocyanine green,ICG)试验等反映肝脏合成功能及储备功能的检查。

三、影像学检查

超声、计算机体层成像(computed tomography,CT)及磁共振成像(magnetic resonance imaging,MRI)是诊断胆囊癌最常用的三种方法。间接胆囊、胆道造影 X 线检查方法(如静脉胆道造影、口服胆囊造影等)对胆囊癌诊断价值非常有限,现已基本淘汰。CT 被认为在中晚期胆囊癌的诊断中具有优势,特别在胆囊癌的间接征象显示上优势明显。MRI 对于胆囊癌的检出准确率与 CT 相近,但检查时间长,影像学特征类似于 CT。MRI 比 CT 具有更好的软组织分辨力,可更清晰地显示胆囊癌与周围软组织的关系。在胆囊癌临床分期方面,增强 MRI 的敏感性要优于增强 CT,尤其是区分 T_1 期(侵及固有层或肌层)和 T_2 期(肿瘤累及肌层未突破浆膜层或累及肝脏)时显得更有优势。正电子发射计算机体层显像仪(positron emission tomography and computed tomography,PET/CT)是解剖和功能成像的结合,在肿瘤早期诊断、良恶性鉴别、肿瘤分期分级、疗效评估、预后判断和肿瘤随访方面有重要价值。综合合理选用超声、CT 及 MRI 等检查方法,扬长避短,可有效提高胆囊癌诊断准确率。

(一) 超声检查

1. 检查方法   患者禁食 8 小时以上,取仰卧或左侧卧位,行右季肋纵切和右肋间斜切扫查,观察胆囊大小、形态、囊壁及囊腔内有无异常回声,发现异常病灶则常规使用彩色多普勒观察记录其内部血流及参数。

2. 常规超声   常规 B 超检查是胆道疾病的首选影像学检查方法,对胆囊癌的诊断准确率达 70%~80%。常规超声对早期胆囊癌、良恶性肿瘤的鉴别诊断方面尚存不足。胆囊癌的声像表现主要为胆囊壁的局限性或弥漫性增厚,形态不规则,自胆囊壁突向胆囊腔内的息肉样或不规则肿块状光团,位置固定,不随体位变化而移动,后方不伴声影,多为较强且较均匀回声隆起灶或肿块,肿块较大时内部回声可不均匀。常规超声对于肿块状胆囊癌的诊断是比较可靠的,但对于厚壁型胆囊癌及胆囊癌的淋巴结和腹膜转移的诊断价值有限。

根据超声影像特点,胆囊癌通常可分为厚壁型、肿块型、腔内隆起型三种。厚壁型胆囊癌一般起源于黏膜上皮层,黏膜上皮受到慢性炎症等各种因素的刺激发生不典型增生,进一步发展成为原位癌、浸润性癌,并向深层肌肉、浆膜层和周围组织侵犯。正常的胆囊壁在超声下可分为三层:内层为高回声的黏膜及黏膜下层,中间为低回声的肌层,外层为高回声的浆膜下层及浆膜层。胆囊黏膜层的完整性与连续性破坏代之以形态不规则、不均匀增厚的黏膜层是厚壁型胆囊癌的主要超声表现。肿块型一般为进展期胆囊癌的征象,表现为胆囊区偏强回声且不均质软组织肿块,胆囊腔缩小或消失,胆囊轮廓模糊与肝脏分界不清。腔内隆起型的典型超声表现为向胆囊腔内突起的乳头状或结节状中等回声肿块,通常基底较宽,表面不规整。

超声引导下经皮经肝穿刺活检,可以提供细胞学或组织学病理依据,是确诊胆囊癌尤其是肿块型胆囊癌最直接可靠的方法,多用于无法手术根治但需要为全身系统治疗提供病理依据的患者。

3. 彩色多普勒超声显像   彩色多普勒血流显像技术的临床应用可以明显提高胆囊癌的检出率,尤其对于早期胆囊癌的诊断较传统灰阶超声具有更高的价值。胆囊动脉及其分支的增粗,以及肿瘤内新生肿瘤血管的出现被认为是彩色多普勒显像技术诊断胆囊癌的病理基础,其在一定程度上弥补了其他影像检查方法的不足,对胆囊良恶性病变的鉴别诊断很有帮助,病变内高速动脉血流的出现被认为是恶性肿瘤的重要征象。然而,对早期胆囊癌特别是当肿瘤位置表浅或合并胆囊结石时,彩色多普勒超声诊断价值具有一定的局限性。

4. 超声造影　超声造影通过即时静脉注射六氟化硫(sulphur hexafluoride)等微泡超声对比剂,以增强组织血流信号,可实时动态观察组织中微血管的分布及组织血流灌注情况,有助于胆囊癌的诊断与鉴别诊断,可以将诊断准确率提高到 90% 左右。肿瘤内富含新生毛细血管,注入对比剂后散射回声明显增强,显示胆囊癌病灶内血管呈点线状、树枝状或不规则状,造影显示多伴胆囊壁的不均匀强化,黏膜线不连续,对比剂达峰时间稍晚于正常胆囊壁,达峰强度明显高于后者,且廓清时间早于周边正常肝实质和胆囊壁,呈"快进快出"征象。超声造影检查出现以下表现往往提示恶性病变:①病灶直径≥2cm;②病灶呈早期高增强或等增强,注射对比剂后在 35 秒内迅速转为低增强;③胆囊壁的完整性破坏。

厚壁型胆囊癌超声造影表现为黏膜层形态不规则,连续性中断,在造影早期就呈快速高增强并高于周围正常肝组织,但迅速消退呈"快进快出"征象。而对于胆囊腺瘤性息肉和黄色肉芽肿性胆囊炎等良性疾病,超声造影检查主要表现为早期高强化和等强化,延迟期病灶强化仍高于周围肝组织,黏膜下出现低增强区(陷入肌层的罗-阿窦)则通常是胆囊腺肌症的表现,黏膜层连续性的中断与否是鉴别黄色肉芽肿性胆囊炎与厚壁型胆囊癌的关键所在。有研究表明,黏膜层形态不规则、胆囊壁高增强和黏膜下无低增强区诊断厚壁型胆囊癌的敏感度均为 100%,准确性分别为 93.7%、90.5%、76.2%,同时出现黏膜形态不规则与胆囊壁高增强诊断准确性可提高至 98.4%。

当胆囊癌出现肝内转移时,转移灶多表现为动脉期边缘环形高增强,内部稀疏增强,门脉期快速消退,至实质期完全消退的"黑洞征",这与 CT 显示的延迟强化有所区别。

5. 内镜超声检查(endoscopic ultrasonography,EUS)　EUS 是将内镜和超声相结合的消化道检查技术,图像更清晰,分辨力更高,对细微病灶检查更准确,利用内镜顶端的高频超声探头行实时扫描,可以获得胃肠道周围邻近脏器的超声图像,对小病灶的诊断优于常规超声,进而提升了胆囊癌的诊断准确率。另外,在 EUS 引导下穿刺活检可进一步明确胆囊癌诊断。

(二) CT

1. 检查方法　检查前禁食 4~6 小时,扫描前口服 2% 复方泛影葡胺溶液 800~1 000ml,充盈胃及十二指肠。行平扫及增强扫描。扫描范围包括膈顶至双肾下极平面。增强扫描采用高压注射器经肘静脉推注,流速 3~4ml/min,用量 1.5~2ml/kg。动脉期延时 25~30 秒,门脉期延时 55~60 秒,延迟扫描 90~120 秒。

2. 影像表现　CT 平扫结合增强扫描对胆囊癌的诊断具有一定的特异性,可以精确显示胆囊癌的位置、形态、血供情况、胆道改变、周围侵犯情况及淋巴结转移等诸多征象。在胆囊癌的定性诊断、临床分期和预后评价等方面均具有重要价值。胆囊癌 CT 大体表现常分为厚壁型、腔内结节型、肿块型及弥漫浸润型 4 型。①厚壁型:表现为胆囊壁局灶性增厚,增厚的胆囊内壁常见凹凸不平结节状改变,动态增强扫描明显均匀强化(图 6-1A)。②腔内结节型:肿瘤呈结节状、菜花状或乳头状软组织影,多单发,偶见多发,中度至明显强化,胆囊腔尚可分辨(图 6-1B)。③肿块型:胆囊腔体积常缩小或难以辨认,代之以胆囊窝区等密度或稍低密度软组织肿块,密度常欠均匀,部分可见分叶征,有强化,但往往为不均匀强化,有时尚可分辨残留胆囊壁影,肿块易侵犯周围结构,与邻近肝脏大多分界不清(图 6-1C)。④弥漫浸润型:少见,易误诊为胆囊炎。有学者认为,在胆囊弥漫性病变表现中,以下征象可作为胆囊癌诊断参考:胆囊壁增厚不均,且强化明显,出现胆道梗阻征象,累及胆囊邻近肝实质且乏血供强化、肝门区淋巴结肿大且强化不均等(图 6-1D)。

胆囊腺瘤性息肉的典型 CT 表现为平扫呈低密度软组织影,增强时呈中度或明显的均匀强化,一般不伴出血、钙化及囊变等表现,有时与腔内型胆囊癌难以鉴别,通常需要术中病理检查证实。黄色肉芽肿性胆囊炎临床较少见,是一种特殊类型的慢性胆囊炎,由于反复慢性炎症导致罗-阿窦或胆囊黏膜损伤和破裂,胆汁渗入胆囊壁造成组织细胞聚集和吞噬脂质,形成以泡沫细胞为特征的黄色肉芽肿。黄色肉芽肿性胆囊炎往往出现明显的胆囊壁增厚,形成肿块,甚至浸入肝实质,须与厚壁型胆囊癌相鉴别,增强扫描时增厚胆囊壁内多发低密度结节,以及相对完整的胆囊壁黏膜线是黄色肉芽肿性胆囊炎区别于厚壁型胆

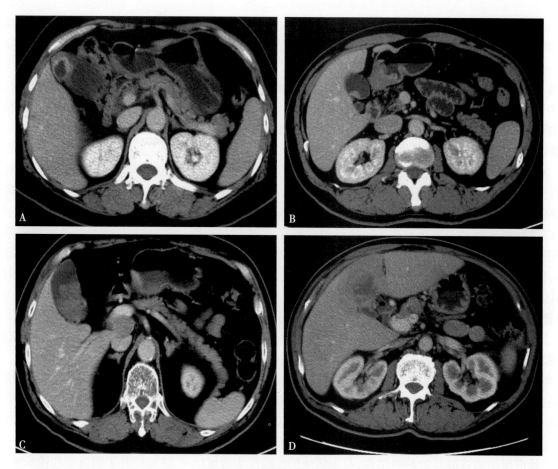

图 6-1　胆囊癌 CT 分型

A. 厚壁型,胆囊壁局限性不均匀增厚,增强后显示轻度强化;B. 腔内结节型,肿瘤呈结节状,增强后轻度强
化;C. 肿块型,胆囊内块状软组织密度影,有分叶,不均匀强化;D. 弥漫浸润型,囊壁弥漫型增厚,与急性胆
囊炎难鉴别。

囊癌的主要特征。

（三）MRI

1. 检查方法　采用体部线圈。扫描序列为 TSE 序列屏气横断面 T_2WI,HASTE 序列矢状面 T_2WI,
FLASH 序列屏气 T_1WI。动态增强扫描加脂肪抑制技术,经肘静脉运用双筒高压注射器注射对比剂,注
射完间隔 10 秒后采用 T_1WI 序列完成动脉期第 1 次扫描,首过回合后让患者呼吸 60 秒,开始进行门脉期
扫描,然后延迟 300 秒进行延迟扫描。磁共振胰胆管成像(magnetic resonance cholangiopancreatography,
MRCP)采用单层一次成像和三维呼吸门控成像。

2. 影像表现　在 MR 常规序列图像中,胆囊癌的直接征象可以归结为 4 种表现:厚壁型、腔内结节型、
肿块型及弥漫浸润型。肿块型在 T_1WI 像表现为胆囊窝区低或稍低信号肿块,其 T_2WI 像为高或稍高信号,
正常胆囊结构不能分辨,肿块与邻近肝脏多无明确分界,增强扫描肿块不均匀强化。厚壁型为胆囊壁弥
漫性或较大范围不规则增厚,明显强化。结节型为胆囊壁可见结节样软组织信号突向胆囊腔,常伴有邻
近胆囊壁的侵犯,结节中度至明显强化。对于 MRI 胆囊壁结节的鉴别,有学者认为,结节 >1cm 且动脉早
期及延迟扫描均有强化,恶性的概率明显增大,增强早期对比剂消退较快的结节,良性可能性较大。

肝内外胆管受侵时可出现胆囊癌的间接征象,MRI 表现为胆管不规则狭窄、变形,胆管壁环形增厚及
胆道的不规则扩张,有时可见串珠样改变。MRI 对软组织的分辨率更高,可以让肿块型、腔内型的充盈情
况直观地显现出来,更有效地诊断腔内型小结节胆囊癌。

MRCP 常常作为上腹部 MRI 的补充序列,用于观察肝内外胆管和胰管等,无须使用对比剂即可显

示胆囊、胆管和胰管。胆囊癌侵犯肝内或肝外胆管造成胆管梗阻时，MRCP 对了解胆道系统具有独特的诊断价值，在胆道成像上可以基本替代有创的经皮经肝胆管造影（percutaneous transhepatic cholangiography，PTC）和内镜逆行胰胆管造影（endoscopic retrograde cholangiopancreatography，ERCP）检查，对判断肿瘤侵犯胆管的部位和范围具有重要意义，有利于术前精准设计手术方案。胆囊癌 MRCP 表现为胆囊形态不规则、胆囊内充盈缺损或胆囊不显影，当胆囊癌侵犯胆管时表现为受累节段胆管异常狭窄伴其上端胆管扩张，胆管内壁不规则或胆管显影突然截断（图 6-2）。刘金有等研究表明，MRCP 结合 MRI 常规序列，能显著提高胆囊癌的诊断率。

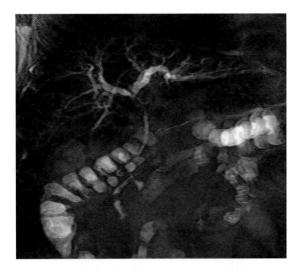

图 6-2　胆囊癌侵及肝总管 MRCP 图像

MRI 弥散加权成像（diffusion weighted imaging，DWI）技术通过监测活体组织中水分子的微观扩散运动（布朗运动），根据组织中水分子的扩散自由度可间接反映细胞密度和组织结构，用于功能判断及定性诊断，并可利用表观弥散系数（apparent diffusion coefficient，ADC）对病灶进行定量分析。肿瘤性病变组织内细胞数量多，水分子自由扩散受限，DWI 表现为弥散受限高信号，ADC 下降。DWI 对胆囊癌的定性定位具有重要的诊断价值，除了能明确胆囊癌局部病灶的范围外，还可以对肝门部和肝十二指肠韧带淋巴结转移情况进行评估，对胆囊癌的术前临床分期具有指导意义。Irie 等的研究表明，胆囊恶性息肉样病变的 ADC 为 $(1.34 \pm 0.50) \times 10^{-3} \, mm^2/s$，良性息肉 ADC 为 $(2.26 \pm 0.44) \times 10^{-3} \, mm^2/s$；Lee 等测得胆囊腺瘤 ADC 为 $2.04 \times 10^{-3} \, mm^2/s$，高于胆囊腺癌 ADC $(1.04 \times 10^{-3} \, mm^2/s)$，而高分化腺癌 ADC 高于中、低分化腺癌，说明肿瘤恶性程度越高，ADC 越小。DWI 的另一优势是无须使用对比剂，适合肾功能不全及需重复检查的患者。许多研究已经证实了高弥散敏感系数（b）值下的视觉评估加 ADC 测量对于胆囊癌的诊断具有较高价值。

（四）PET/CT

1. 检查方法　患者检查前至少禁食 6 小时，同时避免静脉注射含糖液体，糖尿病患者控制血糖于正常范围内。患者安静 15 分钟后，静脉注射 ^{18}F-氟代脱氧葡萄糖（^{18}F-fluorodeoxyglucose，^{18}F-FDG），安静休息约 60 分钟后行全身 PET/CT 检查。先行螺旋 CT 扫描，然后进行正电子发射断层显像（positron emission tomography，PET），采集模式为三维模式，每床位采集 2 分钟，完成后利用 CT 数据对 PET 图像进行衰减校正，图像重建一般采用滤波反投影（filtered back projection，FBP）。采集重建图像并获得病灶的标准摄取值（standard uptake value，SUV）和最大标准摄取值（maximum standard uptake value，SUV_{max}）。

2. 影像表现　PET/CT 是解剖和功能成像的结合，能显示病灶的大小、部位及代谢情况，对恶性肿瘤的诊断、分析及疗效评估具有重要价值。最常用药物为 ^{18}F-FDG，是含发射正电子的葡萄糖类似物，其在癌细胞内代谢快。PET/CT 诊断标准为病灶 ^{18}F-FDG 浓聚程度高于周围正常组织，再根据 SUV、病灶位置、大小、形态和放射性分布等判定是否为转移灶。^{18}F-FDG 的局部富集提示恶性，但无法区分是原发性胆囊癌还是其他恶性疾病的转移（如肝细胞癌）。另外，良性病变的病理过程也可影响 ^{18}F-FDG 的富集造成假阳性（如急性胆囊炎、黄色肉芽肿性胆囊炎），应结合临床和其他影像检查综合考虑。但 PET/CT 对肿瘤定性和发现转移灶的诊断价值是毋庸置疑的。

四、影像学分期

目前胆囊癌的临床分期主要参照 AJCC 癌症分期第 8 版，是确定胆囊癌临床分期、选择治疗方案、判断预后和评介疗效的"金标准"。因此影像学分期也主要参照 AJCC 分期第 8 版的 T 分期来进行判断：T_{1a} 期，侵及固有层；T_{1b} 期，侵及肌层；T_{2a} 期，腹腔侧肿瘤侵及肌周结缔组织，未超出浆膜；T_{2b} 期，肝脏侧肿瘤侵及肌周结缔组织，未侵入肝脏；T_3 期，穿透浆膜，和/或直接侵入肝脏，和/或一个邻近器官或结构；T_4 期，侵及门静脉或肝动脉主干,或直接侵入两个或更多肝外器官或结构(图6-3)。

（一）早期胆囊癌

Kim等研究表明,如局部增厚的胆囊壁呈结节状或平坦型,在增强CT上表现为内壁增强、外壁低密

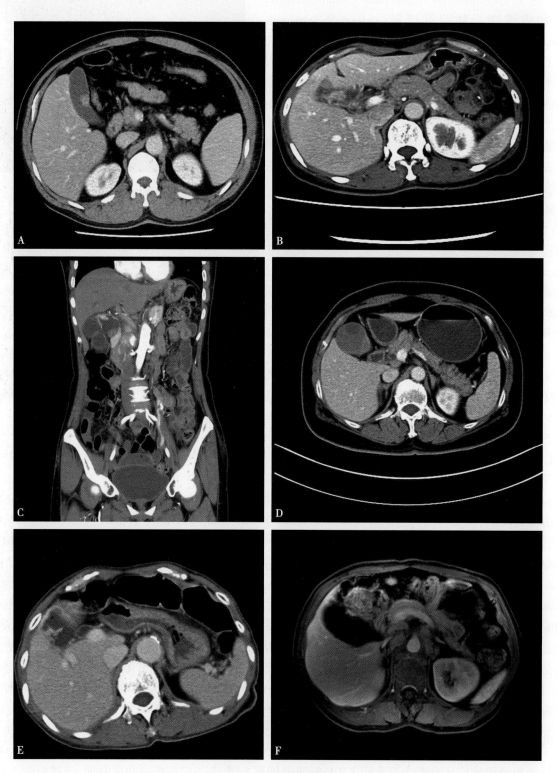

图6-3　胆囊癌T分期

A. T_{1a}期,管状腺瘤局灶癌变,局限于黏膜层;B. T_{1b}期,中分化腺癌,浸润浅肌层;C. T_{1b}期,中分化腺癌,浸润浅肌层;D. T_{2a}期,肿瘤位于腹膜覆盖面,侵及浆膜层;E. T_{2b}期,中分化腺癌,肿瘤位于肝脏侧,未侵犯肝脏;F. T_3期,肿瘤穿破浆膜(脏腹膜)。

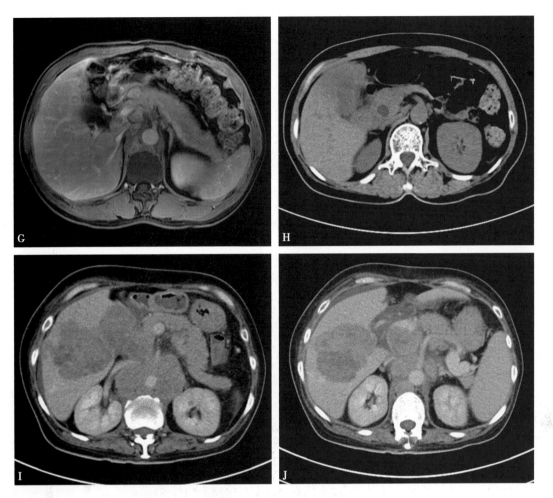

图 6-3（续）　胆囊癌 T 分期

G. T_3 期，肿瘤穿破浆膜（脏腹膜）；H. T_3 期，直接侵及肝脏；I. T_4 期，肿瘤侵及门静脉主干；J. T_4 期，肿瘤侵及门静脉主干（图 6-3A~J 余日胜提供）。

度，即肿瘤局限于黏膜层，则考虑为 T_1 期胆囊癌。Kim 等的另一项研究表明，MRI 在区分胆囊癌 T_1 期（侵及固有层或肌层）和 T_2 期（肿瘤累及肌层未突破浆膜层或累及肝脏）的敏感性要优于 CT 和内镜超声，为临床选择手术切除方式提供了有意义的指导。Yoshimitsu 等报道了不同分期胆囊癌患者的增强 MRI 表现，发现 T_1 期肿瘤在增强 MRI 上表现为延迟相浆膜下层增强的仅占 9%，而 T_2 期胆囊癌可占 85.7%。该表现为区分 T_1 期和 T_2 期胆囊癌的有力依据。

（二）胆囊癌肝脏侵犯及肝内转移

胆囊癌侵犯肝实质的 CT 及 MRI 表现为胆囊与肝脏间脂肪间隙消失或不清，肝缘毛糙，平扫 CT 可见邻近肝脏组织密度减低、形态不规则，MRI 表现为稍长 T_1 稍长 T_2 信号，增强扫描受侵肝脏呈现明显异常强化改变，与正常肝实质的密度差明显增大，二者分界清楚。转移瘤的超声、CT 及 MRI 影像表现均较有特异性。超声可见边界清楚类圆形回声，瘤体周边常伴声晕，可见"靶环"征，在混合型回声中，以所谓"牛眼征"为主要声像特点。CT 及 MRI 表现为多发或单发类圆形低密度灶，边界较清，密度欠均匀。增强扫描病灶边缘更加清楚，亦可见"牛眼征"（图 6-4）。

（三）胆囊癌胆道受侵

胆囊癌胆道受侵的影像表现为胆管壁明显增厚、形态僵硬、外壁毛糙，管腔狭窄或突然截断，阻塞以上部位的胆管扩张。CT 及 MRI 增强后增厚胆管壁明显强化，冠状位、矢状位重建图像及 MRCP 可见"轨道征"或"蚓状"胆管。

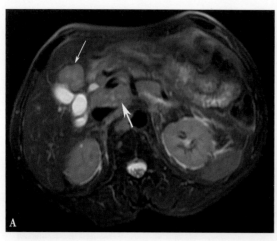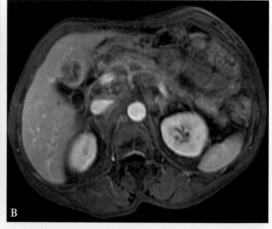

图 6-4　胆囊癌侵犯肝脏

A. T₂WI 胆囊内实性组织浸润左内叶肝实质(细箭头所示),肝门区淋巴结转移(粗箭头所示);B. 增强后可见肿块不均匀轻微环形强化,淋巴结强化方式同肿块。

(四)胆囊癌胃肠道及网膜、腹膜受侵

胃、十二指肠及结肠受侵的影像表现类似,CT 及 MRI 可见肿块与胃肠壁分界不清、其间的脂肪间隔线模糊或消失、胃肠壁浆膜面毛糙、不规则壁增厚,病变范围较广泛时可见肠腔或胃窦形态失常、肠腔变窄。CT增强扫描受侵胃肠壁可见强化,正常胃肠壁呈相对高密度,有利于诊断。胆囊癌晚期网膜、腹膜受侵并不少见,表现为胆囊肿块邻近腹膜的增厚,病变多较局限,有时可见结节状改变。网膜受侵较腹膜受侵更常见,腹膜受侵者大多已波及网膜。网膜受侵在影像上表现为网膜增厚、密度增高,可见网条状、片絮状或肿块状高密度影或相应异常信号影(图 6-5)。

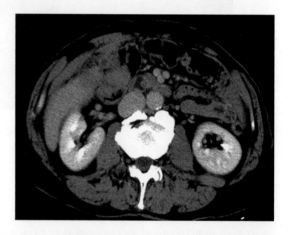

图 6-5　胆囊癌累及网膜及前腹壁,网膜及前腹壁增厚,增强后轻微强化

(五)胆囊癌淋巴结转移

局部淋巴结是否受侵对分期十分重要,术前明确有无区域淋巴结转移对于外科手术彻底清除区域淋巴结转移灶、提高长期存活率具有重要意义。目前,从影像学角度判定淋巴结是否转移主要根据其大小,即淋巴结的最短径 >1cm 视为淋巴结转移,这就意味着直径 <1cm 的淋巴结转移灶易被漏诊。此外,判断是否转移还有一些其他特性,比如淋巴结内见低密度坏死,淋巴结相互融合等征象。PET/CT 除了能提供解剖学上的改变外,还能提供病灶的代谢信息,淋巴结转移灶放射性浓聚程度往往与原发病灶相似,容易被检出。Kim等报道,PET/CT 诊断区域淋巴结转移的准确性明显高于CT。PET/CT 可以发现直径<1cm 的淋巴结转移灶,有助于更加全面地判断淋巴结是否转移,为制订合适的治疗方案提供更可靠的依据。

(六)胆囊癌远处转移

常规影像学检查可以显示胆囊癌原发病灶的大小、胆管扩张程度及区域淋巴结肿大情况,但在显示远处转移病灶及鉴别病灶良恶性方面仍有局限性。因为常规影像学检查受扫描范围的限制,不能发现扫描范围以外的转移病灶,且有些骨转移及肌肉软组织转移灶的密度改变不明显,易造成假阴性。而全身显像不受扫描范围的限制,除了能提供解剖信息还能了解病灶的代谢情况,可更加准确地发现远处转移灶。除部分肺内多发小结节转移灶无法检出代谢增高外,绝大多数远处转移灶均表现为放射性明显浓聚,容易被检出。

综上所述,胆囊癌的诊断主要依靠影像学检查,超声、CT、MRI 和 PET/CT 各有优势:①超声价格低廉、

操作简便,超声造影、内镜超声或两者联合使用可提高早期胆囊癌诊断的准确率;②增强 CT 对于胆囊周围结构显示优于超声检查,各种后期处理技术对于显示胆囊癌局部浸润深度、周围脏器侵犯和转移有很大帮助,有利于胆囊癌的术前诊断;③MRI 对软组织分辨力高,各种成像序列有助于胆囊癌的鉴别诊断和临床分期;④PET/CT 对于发现胆囊癌转移灶、术后评价肿瘤是否残留和复发等具有很高的诊断价值。合理地联合应用各种影像学检查方法,可提高胆囊癌诊断的准确率,且有助于评估胆囊癌的进展情况,为临床选择治疗方式及预后评价提供参考。

（楼健颖　贾宁阳）

参考文献

［1］UEUO N,TOMIYAMA T,TANO S,et al. Diagnosis gallbladder carcinoma with color Doppler Ultrasonography［J］. Am J Gastroenterol,1996,91(8):1647-1649.

［2］WEEDON D. Pathology of the gallbladder［M］. New York:Masson Pub,1984:225.

［3］梁廷波,楼健颖.胆囊切除术前影像学评估方法合理选择及评价[J].中国实用外科杂志,2015,35(9):932-935.

［4］张明博,罗渝昆,费翔,等.厚壁型胆囊癌超声造影征象及诊断价值的研究[J].中华医学超声杂志(电子版),2018,15(1):14-18.

［5］顾晓兰,王乃庆,桑雅荣,等.胆囊癌的 CT 诊断及鉴别诊断[J].放射学实践,2007,22(5):574-576.

［6］GORE R M,YAGHMAI V,NEWMARK G M,et al. Imaging benign and malignant disease of the gallbladder［J］. Radiol Clin North AM,2002,40(6):1307-1323.

［7］刘金有,唐广山,周光礼,等.常规 MRI 结合 MR 胰胆管成像诊断原发性胆囊癌[J].中国介入影像与治疗学,2012,9(6):463-465.

［8］IRIE H,KAMOCHI N,NOJIRI J,et al. High b-value diffusion-weighted MRI in differentiation between benign and malignant polypoid gallbladder lesions［J］. Acta Radiol,2011,52(3):236-240.

［9］LEE N K,KIM S,MOON J I,et al. Diffusion-weighted magnetic resonance imaging of gallbladder adenocarcinoma:analysis with emphasis on histologic grade［J］. Clin Imaging,2016,40(3):345-351.

［10］孙涛,韩善清,汪家旺.PET/CT 成像原理、优势及临床应用[J].中国医学物理学杂志,2010,5(1):1581-1582.

［11］KIM J H,LEE J Y,BAEK J H,et al. High resolution sonography for distinguishing neoplastic gallbladder polyps and staging gallbladder cancer［J］. AJR Am J Roentgenol,2015,204(2):150-159.

［12］KIM S J,LEE J M,LEE E S,et al. Preoperative staging of gallbladder carcinoma using biliary MR imaging［J］. J Magn Reson Imaging,2015,41(2):314-321.

［13］YOSHIMITSU K,NISHIHARA Y,OKAMOTO D,et al. Magnetic resonance differentiation between T_2 and T_1 gallbladder carcinoma:significance of subserosal enhancement on the delayed phase dynamic study［J］. J Magn Reson Imaging,2012,30(6):854-859.

［14］KIM J Y,KIM M H,LEE T Y,et al. Clinical role of ^{18}F-FDG PET-CT in suspected and potentially operable cholangiocarcinoma:a prospective study compared with conventional imaging［J］. Am J Gastroenteral,2008,103(5):1145-1151.

［15］MOON C M,BANG S,CHUNG J B. The role of ^{18}F-FDG positron emission tomography in the diagnosis,staging,and follow-up of changiocarcinoma［J］. Surg Oncol,2011,20:e10-e17.

［16］王全师,王欣璐,李华,等.肝癌患者肝移植术前后正电子发射计算机体层摄影 -CT 检查的临床应用价值[J].中国医学物理学杂志,2010,5(1):1581-1582.

数字三维重建技术评估胆囊癌可切除性的价值

一、胆囊癌的三维可视化评估与临床分期

明确胆囊癌分期是完成胆囊癌规范性根治性切除术的重要前提。胆囊癌手术方式的选择依据是 AJCC 颁布胆囊癌 TNM 分期,其中胆囊癌 T 分期决定胆囊癌的肝切除范围,以及采取标准根治术还是扩大根治术。AJCC 第 8 版癌症分期系统根据原发肿瘤浸润胆囊壁和肝组织的深度、区域淋巴结转移的数量和是否存在远处转移进行 T 分期、N 分期和 M 分期评估。传统影像学的评估仅能提供二维平面图像,无法直观立体地显示肿瘤的侵犯范围、深度及与周围重要脉管的解剖关系,尤其是在涉及肝实质或胆管高位侵犯需要联合肝切除时,难以准确测算标准肝体积及剩余肝体积,致使术前规划提供信息无法指导术中精确的肝切除术。

三维可视化因其具有直观、立体呈现肝脏轮廓、目标病灶和肝脏脉管系统的优势而应用于临床,可多角度和全方位地显示肝门部脉管解剖结构和目标病灶空间定位,并进行模拟肝切除和测量剩余肝体积,可实时提供术中导航,有助于胆囊癌术前准确评估可切除性与合理制订手术规划。当然,三维可视化技术在胆囊癌淋巴结转移(N 分期)和远处转移(M 分期)的评估中并无优势,同时术前影像学无法区分 Tis、T_{1a}、T_{1b} 和 T_{2a},难以执行三维重建。因此三维可视化技术在胆囊癌应用重点是针对 T_3 和 T_4 胆囊癌评估。

二、胆囊癌术前三维可视化评估的内容与意义

胆囊癌术前三维可视化评估包括以下两个方面:①肝门脉管解剖结构的三维可视化评估,显示肝动脉、门静脉和胆管的解剖变异和空间构象特点,这是进行手术决策解剖学依据;②肿瘤侵犯胆管与肝实质范围及血管受肿瘤累及程度的评估,是手术决策肿瘤学依据。

(一)肝门部解剖结构的三维可视化评估

1. 三维可视化技术评估肝动脉类型　术前应建立个体化肝动脉三维可视化模型。肝动脉变异种类繁多,并不局限于 Michel 肝动脉分型 10 种类型:Ⅰ 型,肝总动脉由腹腔干发出;Ⅱ 型,肝左动脉由胃左动脉发出;Ⅲ 型,肝右动脉来自肠系膜上动脉;Ⅳ 型,肝左动脉由胃左动脉发出,肝右动脉来自肠系膜上动脉;Ⅴ 型,副肝左动脉起自胃左动脉;Ⅵ 型,副肝右动脉起自肠系膜上动脉;Ⅶ 型,副肝左动脉起自胃左动脉,副肝右动脉起自肠系膜上动脉;Ⅷ 型,副肝左动脉起自胃左动脉,肝右动脉来自肠系膜上动脉,或肝左动脉由胃左动脉发出,副肝右动脉起自肠系膜上动脉;Ⅸ 型,肝总动脉起自肠系膜上动脉;Ⅹ 型,肝总动脉起自胃左动脉。肝动脉走行各异,结构复杂。三维可视化技术能够直观显示肝动脉的构型,避免手术误伤。

2. 三维可视化评估门静脉类型　术前应建立个体化的门静脉三维可视化模型。门静脉变异存在于约 20% 的人群中。利用三维可视化技术可以将门静脉归纳为 5 型:①正常型,门静脉主干在肝门处分

为左支和右支(图 7-1A)；②Ⅰ型变异，门静脉主干在肝门处呈三叉状直接分为左支、右前支和右后支(图 7-1B)；③Ⅱ型变异，门静脉主干先发出右后支，向上行分为右前支和左支(图 7-1C)；④Ⅲ型变异，门静脉右支水平分出前支和后支(图 7-1D)；⑤Ⅳ型变异，门静脉左支水平段缺如(图 7-1E)。通过参照三维可视化门静脉模型，术中结扎预切除肝段门静脉分支或使用 ICG 分子荧光影像技术使目标肝脏区段产生缺血线或荧光信号，可有效指导解剖性肝切除术施行。

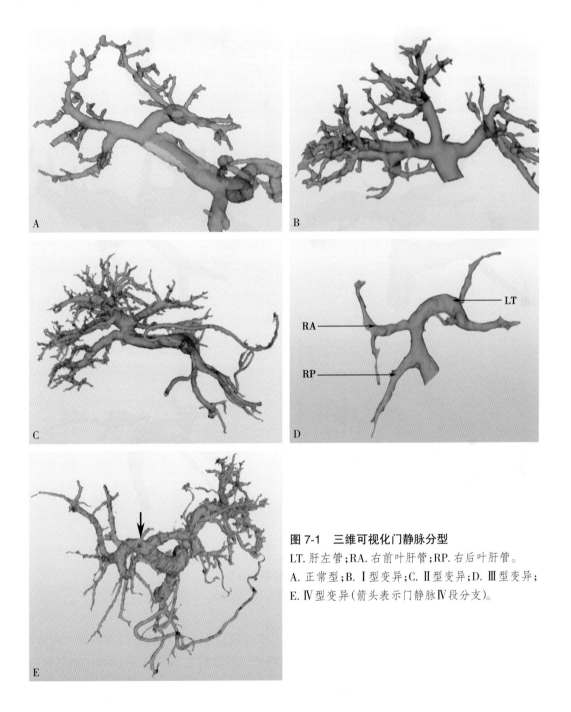

图 7-1　三维可视化门静脉分型
LT. 肝左管；RA. 右前叶肝管；RP. 右后叶肝管。
A. 正常型；B. Ⅰ型变异；C. Ⅱ型变异；D. Ⅲ型变异；
E. Ⅳ型变异(箭头表示门静脉Ⅳ段分支)。

3. 三维可视化技术评估胆管类型　术前应建立个体化的三维可视化胆管模型。胆管变异存在于 34%~44% 人群中。利用三维可视化技术可以将胆管归纳为 6 大类(图 7-2)：Ⅰ型，即正常型，右前肝管和右后肝管汇合成肝右管，再与肝左管汇合成肝总管；Ⅱ型，即右前肝管、右后肝管和肝左管呈三叉形汇合成肝总管；Ⅲ型，即右前肝管汇入肝左管；Ⅳ型，即右后肝管汇入肝左管；Ⅴ型，即右前肝管直接汇入肝总管；Ⅵ型，即右后肝管直接汇入肝总管。

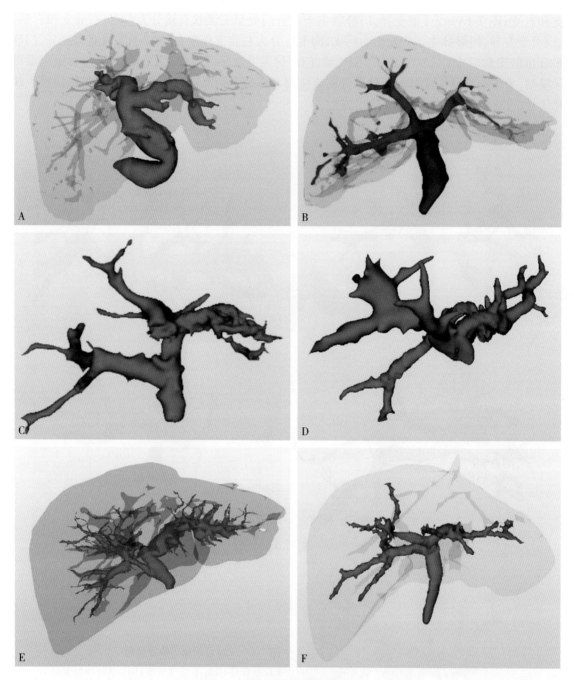

图 7-2   三维可视化胆管分型
A. Ⅰ型；B. Ⅱ型；C. Ⅲ型；D. Ⅳ型；E. Ⅴ型；F. Ⅵ型。

4. **三维可视化技术评估肝门部脉管的空间构型**   术前应建立个体化的肝门部脉管三维可视化空间模型。正常情况时，在肝十二指肠韧带中，肝固有动脉行于门静脉前方，分出肝右动脉于胆总管后方穿过。少部分人可存在变异，肝右动脉可横跨胆总管或肝总管前方；同时，当肝总动脉或肝右动脉发生变异时，也可行于门静脉后方，如来自肠系膜上动脉肝右动脉可走行于门静脉后方。利用三维可视化技术能够直观显示肝外肝动脉与胆总管和门静脉空间关系，防止术中误伤。

5. **利用三维可视化技术评估 P 点和 U 点的解剖位置**   当围肝门区胆道肿瘤同时超过 P 点和 U 点时，被认为该肿瘤无法切除。三维可视化技术能够立体地显示肿瘤边界与 P 点及 U 点的位置关系（图 7-3），也可以在行模拟手术切除后测量剩余胆管安全长度，对于胆囊癌术前评估和手术策略选择具有重要意义。

（二）胆囊癌与周围脏器空间分布三维可视化评估

基于三维可视化技术胆囊癌术前评估，可从胆囊癌侵犯肝实质深度和范围、侵犯肝门部胆管范围、侵犯肝门部血管情况、肝分段与残肝体积测量，以及胆囊癌侵犯邻近脏器评估等五个方面进行。

1. 胆囊癌侵犯肝实质深度和范围的三维评估与分型　利用三维可视化技术可以直观地显示肿瘤空间定位和范围，通过肝分段显示肿瘤侵犯的肝段。基于三维可视化技术，将胆囊癌侵犯肝实质深度和范围分为四型：L_0，胆囊癌局限于胆囊内，未侵犯肝实质；L_1，胆囊癌穿透胆囊床侵犯肝实质，肝床受累深度 <2cm；L_2，胆囊癌穿透胆囊床侵犯肝实质或局限性肝转移，肝床

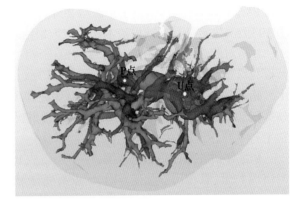

图 7-3　肿瘤与 P 点及 U 点之间的关系

受累深度 >2cm 且局限于右半肝，或转移灶弥漫性分布于右半肝；L_3，胆囊癌穿透胆囊床侵犯左、右半肝，或转移灶弥漫性分布于左、右半肝。

2. 胆囊癌侵犯肝门部胆管范围的三维评估与分型　侵犯肝门的胆囊癌与肝门部胆管癌的术前评估与手术策略的选择较为类似，因而参照肝门部胆管癌的Bismuth分型，以及肿瘤与P点及U点之间的关系，进行胆囊癌侵犯肝门部胆管的三维可视化分型。B_0：肿瘤未侵犯肝外胆管；B_1：肿瘤侵犯肝总管或胆总管；B_2：肿瘤侵犯肝左、右管汇合部；$B_3R(B_3R_+)$：肿瘤侵犯肝右管（且肿瘤右界超过P点）；$B_3L(B_3L_+)$：肿瘤侵犯肝左管（且肿瘤左界超过U点）；B_4：肿瘤同时侵犯肝左、右管二级分支；B_4R_+：肿瘤同时侵犯肝左、右管，且肿瘤右界超过P点；B_4L_+：肿瘤同时侵犯肝左、右管，且肿瘤左界超过U点；$B_4R_+L_+$：肿瘤同时侵犯肝左、右管，肿瘤右界超过P点且左界超过U点。

3. 胆囊癌侵犯肝门部血管情况的三维评估与分型　胆囊癌侵犯肝门时，常同时侵犯与肝门部胆管伴行的肝动脉和门静脉。利用三维可视化技术可以判断肝门部血管是否受肿瘤侵犯。判断血管受累的标准为：血管因肿瘤的包绕而轮廓变形、狭窄甚至阻塞；肿瘤与血管接触的角度超过180°。利用三维可视化技术建立肝动脉受肿瘤侵犯三维可视化分型，HA_0：肝固有动脉、肝右动脉和肝左动脉均未受侵犯；HA_1：肝固有动脉受侵犯；HA_2：肝右动脉和肝左动脉分叉处受侵犯；HA_3R：肝右动脉受侵犯；HA_3L：肝左动脉受侵犯；HA_4：肝右动脉和肝左动脉均受侵犯。利用三维可视化技术建立门静脉受肿瘤侵犯三维可视化分型，PV_0：门静脉主干、门静脉右支和左支均未受侵犯；PV_1：门静脉主干受侵犯；PV_2：门静脉右支和左支分叉处受侵犯；PV_3R：门静脉右支受侵犯；PV_3L：门静脉左支受侵犯；PV_4：门静脉右支和左支均受侵犯。

4. 肝分段与残肝体积测量　利用三维可视化技术，以肝静脉和门静脉的走行为标志确定分割平面，可进行肝脏分段、模拟肝切除和残肝体积测量。利用三维可视化技术进行残肝体积测量时，X% 表示残肝体积百分比，V_0 表示残肝体积达到肝切除安全限量标准，V_1 表示残肝体积未达到肝切除的安全限量标准。目前认为当肝实质正常时，保证残留肝体积≥30% 被认为是安全的。然而当肝出现纤维化、脂肪变及胆汁淤积状况时，保证残肝体积≥40% 才能被认为是在安全范围内。当然，三维测量的肝体积仍需结合肝实质病变情况、Child 评分和 ICGR15（ICG 注射 15 分钟后血清滞留率）综合评估肝切除术是否达到肝切除的安全限量标准。

5. 胆囊癌侵犯邻近脏器的三维评估与分型　当胆囊癌突破腹腔侧浆膜层时，易侵犯与之相邻器官，如胃、十二指肠和结肠等。利用三维可视化技术建立胆囊癌侵犯邻近器官分型，将其分为两类：O_0：肿瘤未侵犯邻近器官；O_1：肿瘤侵犯邻近器官，O_1G 表示肿瘤侵犯胃，O_1D 表示肿瘤侵犯十二指肠，O_1T 表示肿瘤侵犯横结肠，O_1P 表示肿瘤侵犯胰腺等。

三、胆囊癌的三维可视化分型与手术方案的选择

依据以上 5 个方面来进行胆囊癌的三维可视化分型，表达形式为 L、B、HA、PV、V、O。术前 L、B、HA、PV、V 和 O 这 6 个维度的精准评估是肿瘤可切除性评估和手术策略选择的重要依据，可根据不同 L、B、

HA、PV、V 和 O 组合,依据中华医学会外科学分会胆道外科学组 2020 年发表的《胆囊癌诊断和治疗指南(2019 版)》,决定是行标准根治术还是扩大根治术(如联合肝切除的胰十二指肠切除术等)。

L 是对胆囊癌侵犯肝实质深度与范围评估,决定肝切除范围:①对于肝床受累深度 <2cm 的胆囊癌,其侵犯肝脏范围仅直接浸润至邻近胆囊床附近的肝实质、经胆囊静脉途径进入肝脏侵犯 S_{4b} 和 S_5 而无肝十二指肠韧带淋巴结转移,行肝 S_{4b}+S_5 切除即可达到 R_0 切除;②对于肝床受累深度 >2cm,肿瘤位于胆囊颈部侵犯胆囊三角或合并肝十二指肠韧带淋巴结转移者,提示癌细胞沿淋巴管道或 Glisson 系统转移至整个右半肝,需行右半肝或右三肝切除术。

B 是评估肿瘤侵犯胆管范围,存在 B_4L_+ 或 $B_4R_+L_+$,即肿瘤左界超过 U 点,则该胆囊癌无法切除。另外,当出现Ⅰ、Ⅱ、Ⅲ型门静脉变异时,U 点不变,P 点向第一肝门前移(图 7-4)。在这种情况下,胆囊癌侵袭右侧胆管需行右半肝切除时,须分离出门静脉主干、右前支和左支,将门静脉主干、左支均置带保护后,才可以切断门静脉右前支;行左半肝切除时,亦须分离出门静脉左支和右前支,将右前支置带保护后,才能离断门静脉左支。同时,可结合肝脏 3D 打印、术中病理检查,实时修正肝门部胆管癌临床分型,选择相应手术方式。

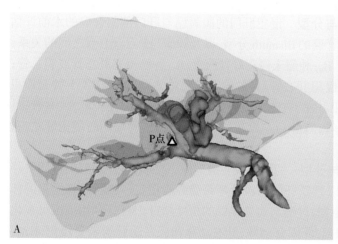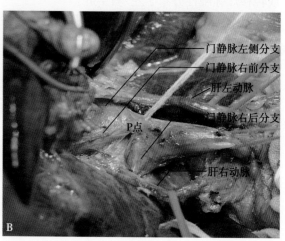

图 7-4　P 点变异
A. Ⅱ型门静脉变异,P 点前移;B. P 点前移术中处理。

对于如下动脉受侵犯:HA_1、HA_2、HA_3L 和 HA_4,除非有替代性肝左动脉存在或行肝左动脉切除重建,一般情况下无法实现 R_0 切除。

对于门静脉如下受侵犯:PV_1、PV_2、PV_3L 和 PV_4,除非行门静脉切除重建,否则一般无法实现 R_0 切除。

V 是对模拟行肝切除术后残留肝体积的测量,认为只有达到肝脏切除安全限量标准,肝切除术才是安全的。合并邻近脏器侵犯者(即"O"),胆囊癌扩大根治手术方式取决于肿瘤局部浸润范围,包括联合切除肝外胆管、扩大右半肝或右三肝切除、门静脉切除重建、右半结肠切除、肝胰十二指肠切除等。应在能够实现 R_0 切除和患者能够耐受手术的前提下,评估手术创伤、手术风险与手术获益的关系后,个体化地选择是否行联合脏器切除的扩大胆囊癌根治术。

三维可视化技术为原始 CT 或 MRI 图像二次加工,都存在一定程度的原始数据信息丢失,进而导致重建结果存在一定程度失真。而原始数据采集参数、对比剂质量和剂量及各种软件模块功能的不一致,也是影响后期重建图像质量的因素,或许会使三维可视化技术对疾病判断存在偏差。这需要未来在分子影像研究中实现对疾病细胞甚至分子层面的成像,从而获取均一、准确、高质量的影像学图像用以进一步重建,实现对于疾病的解剖性、功能性成像。就目前而言,人体器官组织三维重建和可视化成像可省略人脑三维重建过程,克服了人脑重建结果不确定性,客观再现器官和组织的三维立体结构,使所有医务人员对同一疾病定位诊断达到同质化效果,为外科医师在诊断与治疗时提供切实有效的价值。

(方驰华)

参考文献

［1］王坚,闫加艳,方驰华.胆囊癌三维可视化诊治专家共识(2018版)［J］.中国实用外科杂志,2018,38(12):1339-1346.

［2］HIRAMATSU H,SUZUKI R,YAMADA S,et al. Analysis of ganciclovir-resistant human herpesvirus 6B clinical isolates using quenching probe PCR methodology［J］. Antimicrob Agents Chemother,2015,59(5):2618-2624.

［3］SAKAMOTO E,NIMURA Y,HAYAKAWA N,et al. The pattern of infiltration at the proximal border of hilar bile duct carcinoma:a histologic analysis of 62 resected cases［J］. Ann Surg,1998,227(3):405-411.

［4］LU D S,REBER H A,KRASNY R M,et al. Local staging of pancreatic cancer:criteria for unresectability of major vessels as revealed by pancreatic-phase,thin-section helical CT［J］. AJR Am J Roentgenol,1997,168(6):1439-1443.

［5］PARK H S,LEE J M,CHOI J Y,et al. Preoperative evaluation of bile duct cancer:MRI combined with MR cholangiopancreatography versus MDCT with direct cholangiography［J］. AJR Am J Roentgenol,2008,190(2):396-405.

［6］中华医学会外科学分会胰腺外科学组,中国研究型医院学会胰腺疾病专业委员会,中华医学会数字医学分会,等.胰头癌三维可视化精准诊治专家共识［J］.中华外科杂志,2017,55(12):881-886.

［7］中华医学会数字医学分会,中国研究型医院学会数字医学临床外科专业委员会.肝门部胆管癌三维可视化精准诊治专家共识［J］.中国实用外科杂志,2017,37(1):48-52.

［8］中华医学会数字医学分会,中国研究型医院学会数字医学临床外科专业委员会.肝胆管结石三维可视化精准诊治专家共识［J］.中国实用外科杂志,2017,37(1):60-66.

［9］中华医学会外科学分会胆道外科学组,中国医师协会外科医师分会胆道外科专业委员会.胆囊癌诊断和治疗指南(2019版)［J］.中华外科杂志,2020,58(4):243-251.

第八章

胆囊癌的鉴别诊断

第一节 概　述

胆囊癌的临床表现缺乏特异性,临床上对胆囊癌的诊断存在一定困难,是上腹部手术前最难诊断的恶性肿瘤之一。早期胆囊癌无明显特征性表现,多数情况下临床症状与胆石症或急腹症类似。胆囊癌能否早期诊断直接影响患者的疗效及预后。随着影像诊断技术的不断进步,胆囊癌的术前确诊率已明显提高,但早期胆囊癌仍缺乏特异性诊断指标,术前肝功能检查、CA19-9 及 CEA 有助于胆囊癌的诊断。

胆囊癌的鉴别诊断与肿瘤的病程和临床表现有关。临床上,胆囊癌需与慢性胆囊炎、急性胆囊炎、胆囊息肉样变、黄色肉芽肿性胆囊炎、胆囊腺肌症、Mirizzi 综合征、肝门部胆管癌、肝癌等疾病进行鉴别。早期胆囊癌主要与胆囊息肉样变、胆囊腺肌症相鉴别。胆囊癌合并胆囊结石患者常有较长时间的消化道症状,容易将胆囊癌所引起的症状误以为是胆囊结石的临床表现。对于长期患有胆囊结石的老年女性,当胆囊结石性状发生变化或腹痛症状有加重或持续时,须警惕胆囊癌可能。胆囊颈部癌可直接侵犯或通过淋巴结转移发生高位胆道梗阻,临床表现类似于肝门部胆管癌。晚期胆囊癌侵犯肝脏须与原发性肝癌侵犯胆囊鉴别。

第二节　慢性胆囊炎

慢性胆囊炎可由以下原因引起:急性胆囊炎的后遗症、胆固醇代谢紊乱、胆汁排出不通畅、胆囊结石。伴有胆囊结石时,患者主要表现为上腹部不适,有时可急性发作。慢性胆囊炎多为不定期的反复发作;对于长期反复发作,上腹部不适症状加重或持续时,需考虑癌变可能。由于长期的慢性炎症刺激,部分慢性胆囊炎患者可出现胆囊壁明显增厚,影像学表现与胆囊癌有部分相似性。

早期胆囊癌与慢性胆囊炎临床表现十分相似,术前定性诊断存在困难。与常规 B 超检查相比较,CT增强扫描可以清晰鉴别胆囊壁的厚度、胆囊体积大小、胆囊黏膜情况、胆囊壁轮廓及胆道梗阻的位置等,有助于慢性胆囊炎与胆囊癌的鉴别诊断。肝脏的弥散增强 MR 对鉴别慢性胆囊炎与胆囊癌亦有较高的价值。慢性胆囊炎主要表现为胆囊壁早期明显强化、延时期明显衰减的一过性强化。胆囊癌则表现为早期强化不明显,延时期强化明显,DWI 呈高信号(图 8-1)。

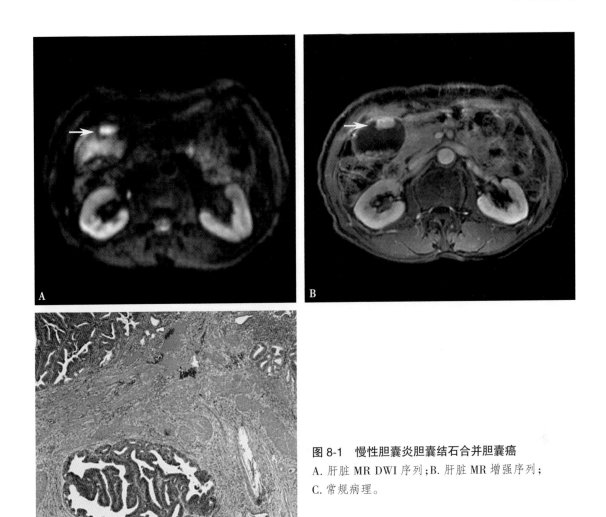

图 8-1　慢性胆囊炎胆囊结石合并胆囊癌
A. 肝脏 MR DWI 序列；B. 肝脏 MR 增强序列；
C. 常规病理。

第三节　急性胆囊炎

急性胆囊炎是由于各种原因导致胆囊管阻塞伴有细菌侵袭感染而引起的胆囊急性炎症。急性胆囊炎与厚壁型胆囊癌在影像学特征上存在部分相似性。对于部分急性胆囊炎患者，胆囊壁出现化脓性改变时可表现为结构紊乱、层次不清晰，术前影像学检查容易漏诊胆囊癌，尤其是合并有胆囊结石更易漏诊。

增强 CT 和肝脏弥散增强 MR 在急性胆囊炎与厚壁型胆囊癌鉴别诊断上有一定优势，胆囊癌患者常表现为胆囊壁增厚明显、胆囊体积较小、胆囊黏膜线中断、胆囊轮廓模糊，急性胆囊炎表现为胆囊体积增大，胆囊壁内液体积聚和胆囊周围广泛渗出，胆囊壁均匀强化。与急性胆囊炎伴胆囊结石相比较，胆囊癌出现胆道高位梗阻情况更为多见。对于表现为急性胆囊炎的老年患者，术前肝功能、胆红素、CA19-9、CEA 有异常的，需警惕胆囊癌可能。以急性胆囊炎为首发症状的胆囊癌，目前术前定性诊断仍较为困难，术中快速病理诊断为主要定性手段。此外，目前临床上急性胆囊炎常采用经皮胆囊穿刺造瘘以缓解病情，如穿刺后仍有 CA19-9 增高情况，需警惕合并胆囊癌可能（图 8-2）。

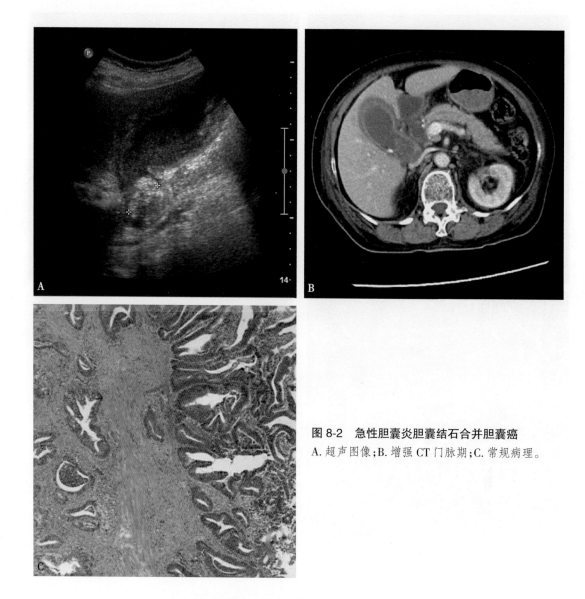

图 8-2   急性胆囊炎胆囊结石合并胆囊癌
A. 超声图像;B. 增强 CT 门脉期;C. 常规病理。

第四节   胆囊息肉样变

胆囊息肉样变是指胆囊壁向腔内突起的一类病变,也称为胆囊隆起性病变,可分为非肿瘤性息肉和肿瘤性息肉,其中非肿瘤性息肉占绝大多数。肿瘤性息肉包括腺瘤性息肉和胆囊癌等。B 超是诊断胆囊息肉样变的最常用手段,但对于息肉的性质目前很难通过组织回声特征进行鉴别。息肉在超声下血流明显者需注意鉴别胆囊癌。

临床上对于肿瘤性息肉的诊断除了注意息肉的大小外,尚需考虑息肉生长的时间和速度、是否单发、是否合并胆囊结石、患者年龄等因素,并结合肝功能、胆红素、CA19-9 及 CEA 等血液学检查结果综合考虑。对于单发、>1cm、广基、息肉生长时间较长或生长速度较快的、合并胆囊结石、老年女性,需考虑息肉癌变可能,术中需行快速冰冻切片病理检查。肝脏弥散增强 MR 有助于术前鉴别诊断胆囊癌及良性胆囊息肉样变(图 8-3)。

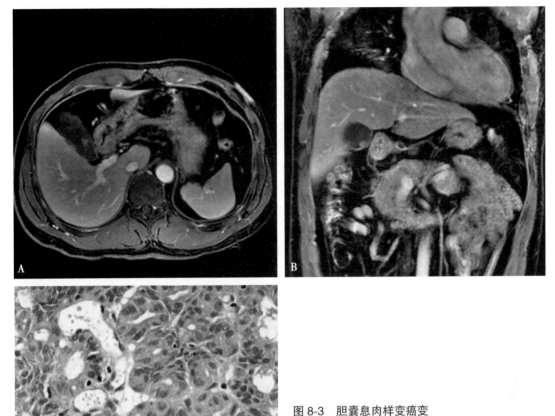

图 8-3　胆囊息肉样变癌变

A. MRI 横断位；B. MRI 冠状位；C. 常规病理。

第五节　黄色肉芽肿性胆囊炎

　　黄色肉芽肿性胆囊炎（xanthogranulomatous cholecystitis，XGC）是较为少见的胆囊炎性疾病，表现为胆囊壁局灶或弥漫性增厚，伴黄色肉芽肿形成。

　　XGC 发病率较低，多见于中老年人。在胆囊疾病患者中，XGC 占 1.3%~8.8%。美国及欧洲地区 XGC 发病率较低，印度及日本等地区发病率较高。因 XGC 没有特征性的症状及体征，影像学检查同胆囊癌有较大相似性，故明确诊断有较大困难。

　　XGC 的发病机制被认为与胆汁渗入胆囊壁有重要关系。胆汁从罗 - 阿窦破裂处或黏膜溃疡处渗入胆囊壁，从而刺激间质组织产生炎症反应，成纤维细胞和巨噬细胞被趋化至炎症部位吞噬胆汁中的胆固醇和磷脂，黄瘤细胞形成，进而形成黄色肉芽肿。因为 XGC 多伴有胆囊结石，较多学者认为胆囊结石对 XGC 的发生发展具有促进作用。

　　XGC 患者多表现为胆囊炎的症状，以突发或慢性右上腹痛为著，可伴有发热、恶心、呕吐等症状，急性发作患者墨菲征可阳性。因 XGC 可不断向胆囊壁深处及邻近结构浸润，随着病情进展，炎症可由胆囊壁扩展至邻近组织结构，进而引起多种并发症，如胆囊十二指肠瘘、胆囊外瘘及 Mirrizi 综合征等。此时患者可表现出急性胰腺炎、梗阻性黄疸等疾病的症状。

XGC 在影像学检查中与胆囊癌极为相似,长期炎症及周围组织的浸润导致增厚的胆囊壁与周围组织分界不清,鉴别较为困难,将 XGC 误诊为胆囊癌并进行扩大切除的病例时常发生,需引起临床重视。

尽管胆囊癌也可呈现 XGC 的影像学检查特征,但术前 B 超及增强 CT 检查仍然有助于鉴别 XGC 和胆囊癌。XGC 患者超声检查表现为胆囊壁局限性或弥漫性增厚,增厚的胆囊壁中出现低回声结节或低回声带、胆囊结石则高度提示 XGC 可能。XGC 的增强 CT 表现为弥漫性胆囊壁增厚、连续的黏膜线、胆囊壁内低密度结节、无明显肝浸润、无肝内胆管扩张等。多种特征性影像学表现共存预示 XGC 可能性更大。

XGC 的确诊需通过病理检查。XGC 肉眼表现为胆囊壁增厚,浆膜面有致密的纤维粘连,黏膜表面可能会出现溃疡或出血灶。胆囊壁切面可见黄色肉芽肿性病灶,为散在黄色结节或边界不清的斑块,可浸润至邻近结构。镜下可见黄色肉芽肿性病灶由大量成纤维细胞、炎性细胞和富含脂质的巨噬细胞构成,也可发现脂滴、含铁血黄素和胆汁的存在。超声引导下细针抽吸细胞学检查有助于鉴别 XGC 与胆囊癌,但有大样本统计发现,XGC 与胆囊癌的共存率在 5.2% 左右,细针抽吸细胞学检查阴性不能完全排除胆囊癌的可能性。

高度怀疑 XGC 的患者应行胆囊切除术并进行病理检查,明确诊断并排除胆囊癌的可能。因 XGC 常造成胆囊周围纤维粘连严重,可首选腹腔镜探查,一旦分离困难就要及时转为开腹胆囊切除术,完全切除胆囊及周围浸润的黄色肉芽组织。术前或术中怀疑胆囊癌可能,应行术中冰冻病理检查以明确诊断。

第六节   胆囊腺肌症

胆囊腺肌症(gallbladder adenomyomatosis,GBA)是一种以胆囊黏膜腺体和肌层增生肥厚为主要改变的良性增生性疾病。此病以慢性增生为主,兼有退行性改变。迄今为止其病因不清,学说颇多。

1960 年,Jutras 认为胆囊腺肌症是胆囊壁上一种组织成分发生过度增生的结果,既不同于炎症引起的瘢痕组织增生,也不具有肿瘤的破坏性。正常胆囊黏膜由于上皮组织下陷可形成罗 - 阿窦(Rokitansky-Aschoff sinus,RAS),一般不到达肌层。胆囊腺肌症可见黏膜肥厚增生,罗 - 阿窦数目增多,扩大成囊状、"疝"入肌层,甚至可深达浆膜下,形成黏膜外"憩室"。罗 - 阿窦内胆汁淤积继发感染,继而产生微小结石,又称壁内或壁间结石。罗 - 阿窦的形态不一,可呈圆形、卵圆形或不规则形,直径针尖大小至 10mm 左右。

胆囊腺肌症的病理表现主要是胆囊黏膜及肌层过度增生,胆囊壁增厚,增生的黏膜上皮"疝"入肌层,形成多数小囊状突出,称为罗 - 阿窦,类似壁间"小憩室",与胆囊腔相通。Jutros 将之分为弥漫型、节段型与局限型。弥漫型为整个胆囊壁均有肥厚增生;节段型表现为胆囊壁的某一节段发生增生,常造成胆囊环形狭窄,狭窄部壁厚超过 2mm,边缘不规则,发病初期多表现为缩窄环,多见于胆囊体部,也可见于胆囊颈部、底部,甚至极个别患者有 2~3 个肥厚增生的缩窄环,随着病情进展可在缩窄环以远的底体腔形成节段性囊壁肥厚增生;局限型为胆囊壁局部发生明显增厚,常为单发,绝大多数位于胆囊底部,极个别位于胆囊颈部,胆囊底部、颈部多发者极为罕见,此类局限型胆囊腺肌症也称为胆囊腺肌瘤,混杂于胆囊息肉样变中,B 超与 MRI 检查有助于鉴别。

胆囊腺肌症的 B 超检查特点为胆囊壁增厚;增厚的胆囊壁内,可见无回声暗区或回声增强区;合并壁间结石和胆囊结石,可出现相应的改变。其中,底部局限型胆囊腺肌症较常见,其超声特点为帽样结构(脐样凹陷),小囊腔(罗 - 阿窦)内可见点状弱回声;彩色多普勒血流成像(color Doppler flow imaging,CDFI)会出现闪烁伪像。超声造影可实时显示胆囊壁内的血流信号,清晰地显示组织的微循环灌注情况。其他类型的胆囊腺肌症超声造影常表现为增厚的胆囊壁部分出现强化,多发未增区则呈蜂窝样回声(罗 - 阿窦)。

胆囊腺肌症的 CT 主要表现为胆囊壁增厚及"疝"入其内的多个"小憩室",它们与胆囊腔相通。胆囊造影 CT 检查可见增厚的胆囊壁内多发小点状对比剂充盈,与胆囊腔相通,而罗 - 阿窦内对比剂充盈更为显著,脂肪餐后胆囊收缩功能良好,类似"花环"样。弥漫型表现为整个胆囊壁增厚,壁内多发"小憩室"样突出;节段型表现为胆囊有一节段性囊壁肥厚,壁内多发"小憩室"样突出,胆囊腔呈节段性狭窄,如发生在胆囊颈部,则胆囊呈葫芦状或哑铃状变形;局限型表现为胆囊底部囊壁肥厚,壁内有"小憩室"样突出,底部中心常可见脐样凹陷。CT 增强扫描特点为动脉期病变区域的黏膜层及黏膜下层明显强化,门脉期和延迟期强化逐渐向肌层、浆膜层延展,各型增厚的壁内可见小囊状低密度无强化区(罗 - 阿窦);多期增强扫描 + 薄层重建结合可更加直观地显示其特征,提高诊断率。

MRI 在胆囊腺肌症的诊断中越来越受到重视。在 T₂WI、STIR 序列(short TI inversion recovery sequence)中,尤其是 STIR 序列,罗 - 阿窦表现为增厚的胆囊壁及壁内点状或小囊状高信号,此为典型的 MRI 表现。当罗 - 阿窦因胆汁成分的不同在 T₂WI 中显示为等信号时,STIR 序列显得尤为重要,因周围结构信号被抑制,可显示为高信号。MRI 可见增厚胆囊壁内出现多个小圆形高信号的"珍珠项链征",这是其特征性表现(图 8-4)。

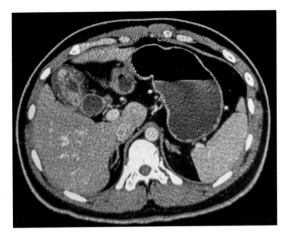

图 8-4 MRI 显示胆囊壁的"珍珠项链征"

第七节 Mirizzi 综合征

Mirizzi 综合征是由胆囊颈部或胆囊管结石嵌顿及其周围炎症引起肝总管或胆总管受压梗阻,并以胆绞痛、梗阻性黄疸或胆管炎等为特征的一系列临床综合征。1948 年,阿根廷外科医师 Pablo Luis Mirizzi 发表了第一篇描述该综合征的文献,因此得名。Mirizzi 综合征是一种较为罕见的胆石症并发症,仅占胆囊结石患者的 0.1%,占已接受胆囊切除术患者的 0.3%~3%。但是,因其临床症状和影像学表现均与胆囊癌类似,鉴别诊断困难,需引起临床重视。

目前,Mirizzi 综合征的具体发病机制还不明确。现有的研究提示 Mirizzi 综合征可能与胆囊管解剖变异有关,包括①胆囊管过长且与肝总管并行、交叉或绕行;②胆囊管开口过低或平行于肝总管,相邻的两管壁缺如或仅隔以薄层纤维;③胆囊管与肝总管被覆于周围纤维组织鞘内。当结石长期嵌顿于胆囊管或胆囊颈部,可导致胆囊炎症,进而与肝总管粘连并继发肝总管狭窄甚至梗阻。若结石巨大可直接压迫胆囊管和肝总管,造成局部组织压力性坏死,形成胆囊管肝总管瘘。随着病情进展,骑跨于瘘口的结石可进入胆总管并造成肝总管梗阻。

根据病情的进展,Mirizzi 综合征共分 4 型(图 8-5)。

Ⅰ型:胆囊管或胆囊颈部结石嵌顿并压迫肝总管,但无瘘管形成。

Ⅱ型:瘘管形成且瘘管直径小于胆总管直径的 1/3。

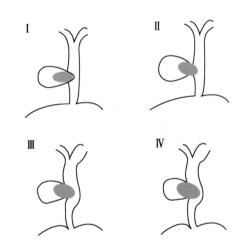

图 8-5 Mirizzi 综合征四种分型

Ⅲ型:瘘管形成且瘘管直径占胆总管直径的 1/3~2/3。

Ⅳ型:瘘管形成且瘘管直径大于胆总管直径的 2/3。

Mirizzi 综合征患者缺乏特异性的症状和体征,通常与常见的胆道炎症疾病表现相似,包括反复发作的右上腹痛、恶心、呕吐,可伴有寒战、高热、皮肤巩膜黄染等。而胆囊癌也同样缺乏特异性的临床症状,合并胆囊结石者早期多以胆囊结石和胆囊炎症状为主要表现,晚期可出现体重下降、贫血、黄疸及腹部包块等症状。因此,仅从临床表现上很难鉴别二者。

在影像学检查方面,B 超是诊断 Mirizzi 综合征的首选。如果 B 超可见扩张的胆囊管、肝总管及门静脉,即"三管征",应考虑本病可能。但大多数情况下,因 B 超很难发现典型的 Mirizzi 综合征表现,仅具有筛选价值,不能作为确诊方法。B 超对胆囊癌诊断的特异性同样较差,但超声造影下胆囊癌病灶内血管显影呈分枝状或线状,且 84.8% 的胆囊癌患者的胆囊壁完整性遭破坏,而 Mirizzi 综合征极少同时出现上述表现,这有助于二者的鉴别。

ERCP 对 Mirizzi 综合征具有较高的诊断价值。肝总管可见边缘光滑的圆形充盈缺损,充盈缺损以上的胆总管显著扩张,缺损以下的胆总管正常或轻度扩张。MRCP 影像学表现与 ERCP 相似,能够显示胆囊管嵌顿结石、肝总管狭窄、肝内胆管扩张等典型 Mirizzi 综合征表现。因其为无创检查,更适合应用于术前诊断。ERCP 和 MRCP 对胆囊显影的胆囊癌有诊断价值,可见胆囊形态不规则、有充盈缺损或部分囊腔消失,但胆囊显影的概率较低,因此 ERCP 和 MRCP 对胆囊癌的诊断有很大局限性。

由于 CT 检查常不能显示结石嵌顿及压迫胆管的直接征象,以及对胆固醇结石显影不佳,若单独诊断 Mirizzi 综合征,没有特异性的诊断意义,但 CT 在鉴别胆囊癌方面有重要价值。胆囊癌的 CT 表现为胆囊壁不规则增厚、黏膜不连续,增强扫描可见黏膜线中断,呈不连续非闭合环形。此外,CT 还可显示毗邻器官及淋巴结转移情况。因此,CT 对于鉴别 Mirizzi 综合征和胆囊癌具有重要价值。

研究发现,Mirizzi 综合征会增加患者罹患胆囊癌的风险,可能与病变区域持续和反复的胆汁淤积有关。在胆囊切除术后的患者中,5%~28% 的 Mirizzi 综合征患者被发现患有胆囊癌,并且几乎所有诊断均通过术后病理检查才被发现。因此,术前或术中怀疑胆囊癌可能,应行术中冰冻病理检查以明确诊断。

第八节　肝门部胆管癌

肝门部胆管癌(hilar cholangiocarcinoma,HCC)由 Klatskin 首次提出,是一种起源于胆管上皮、预后很差的恶性肿瘤,60 岁以上患者多见,约占胆管癌的 60% 以上。肝门部胆管癌患者通常表现为胆管梗阻所引起的黄疸、全身皮肤瘙痒、陶土样大便、小便深黄,可与胆囊癌相鉴别。病情进展期表现为右上腹隐痛不适、寒战、高热,同时可出现食欲差、恶心、消瘦,与预后不良密切相关,类似临床表现与胆囊癌不易鉴别。

临床上通过结合 CA19-9 及 CEA 两者的检测指标,可以提高肝门部胆管癌早期诊断的灵敏度及特异度,同时对其鉴别及治疗也有重大意义,部分胆囊癌患者的 CA19-9 及 CEA 也会升高,两者的鉴别需结合其他相关检查。胆管恶性肿瘤使胆管阻塞和纤维性狭窄,可引起胆汁淤积和胆管炎。实验室检查可见胆红素、胆汁酸、碱性磷酸酶和 γ 谷氨酰转肽酶进行性升高,凝血酶原时间延长,胆囊癌未累及或压迫肝门部时则较少出现此类特点。

肝门部胆管癌的主要影像学表现是肝内胆管扩张、胆管壁增厚、管腔狭窄、肝门处肿块、胆囊空虚,并可显示肝门部血管与癌灶之间的明确关系(图 8-6A),胆囊癌患者胆管受侵犯时,MRCP 可显示胆道梗阻水平,但与肝门部胆管癌的胆囊空虚表现不同,胆囊癌侵犯肝外胆管时胆囊多充盈(图 8-6B)。但胆囊癌侵及肝门胆管或肝门部胆管癌侵及胆囊的情况鉴别起来相对困难,需结合多方面的检查及临床经验,可手术切除者行病理检查可明确鉴别癌灶来源,不能手术者可视情况穿刺取病理活检。

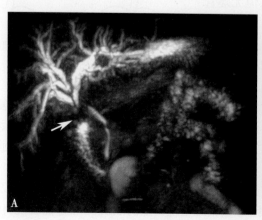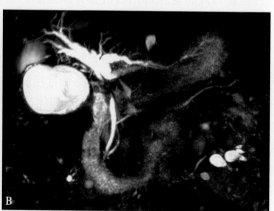

图 8-6　胆管癌与胆囊癌侵犯胆管 MRCP 影像改变

A. 肝门部胆管癌 MRCP 影像;B. 胆囊癌侵犯肝门部胆管 MRCP 影像。

第九节　肝　　癌

胆囊癌及原发性肝癌均是我国常见的恶性肿瘤,但两者的发生机制、组织来源及临床表现均有不同。肝癌可发生在任何年龄,男性比女性多见,为(5~11):1。胆囊癌在消化道恶性肿瘤中占第6位,好发于55岁以上的中老年妇女。原发性胆囊癌的发生可能与年龄、性别、人种、饮食、结石及感染等多种因素相关,其中尤以与结石造成局部反复的机械刺激、胆囊慢性炎症所致胆囊壁上皮化生及不典型增生、胆囊腺肌症及胆囊腺瘤样息肉、炎性肠病、工业致癌因素、胰胆管合流异常、遗传易感性等相关性较多。肝细胞肝癌患者多有肝炎或肝硬化病史,后期还可以伴有门静脉癌栓形成。胆囊癌的病理分型主要以腺癌为主,根据其生长方式可分为浸润型、黏液型及乳头状型。原发性肝癌可分为肝细胞肝癌、胆管细胞癌及混合性肝癌三种类型,其中混合性肝癌是原发性肝癌中的少见类型。

胆囊癌与肝癌通过临床表现进行鉴别相对困难。胆囊癌患者早期多无明显临床症状,合并胆囊结石、胆囊息肉样变者可反复出现右上腹饱胀不适等慢性胆囊炎表现,中晚期出现右上腹痛逐渐加剧;肿瘤转移至骨骼等远隔部位或器官,可相应出现转移部位疼痛不适症状。肝癌早期一般无明显临床症状,中晚期可表现为肝区疼痛、全身及消化道症状、发热等。肝癌常伴肿瘤标记物甲胎蛋白(α-fetoprotein,AFP)升高,胆囊癌常伴肿瘤标记物CA19-9及CEA升高。

超声、CT及MRI等可根据肿瘤的位置及大小鉴别明确胆囊癌及肝癌,但对于一些复杂的情况需要注意。如胆囊原发肿瘤侵及肝脏者,CT平扫多表现为胆囊体积增大、形态异常、囊腔缩小、肿块密度不均,其内多见斑块样高密度影。增强CT呈轻、中度持续强化表现,肝脏形态多正常,偶有肝内胆管扩张(图8-7)。肝脏原发肿瘤侵及胆囊者,CT平扫多表现为胆囊体积正常、形态无明显异常改变、胆囊腔一般无缩小、肿块内少见斑块样高密度影。增强检查病变多呈快进快出型强化表现,常有肝硬化表现及门静脉癌栓形成。肝脏及胆囊同时受侵病变中,原发于胆囊的情况更多见。多排螺旋CT常规及增强检查,结合冠状位、矢状位多平面重建(multi-planar reconstruction,MPR),可以较准确地判定肝脏及胆囊同时受侵病变

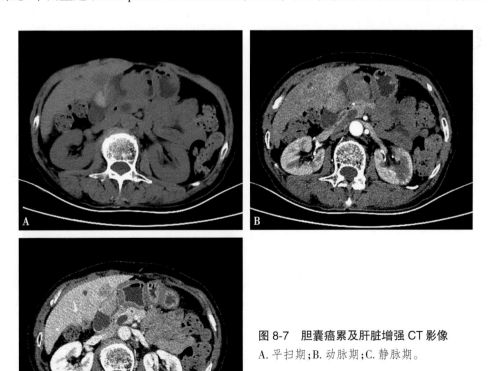

图 8-7　胆囊癌累及肝脏增强 CT 影像
A. 平扫期;B. 动脉期;C. 静脉期。

的不同来源,为临床治疗方案的选择提供可靠依据。

(李江涛　王秋生　吴硕东)

参考文献

[1] 中华医学会外科学分会胆道外科学组,中国医师协会外科医师分会胆道外科专业委员会.胆囊癌诊断和治疗指南(2019版)[J].中华外科杂志,2020,58(4):243-251.

[2] KAPOOR A,KAPOOR A,MAHAJAN G. Differentiating malignant from benign thickening of the gallbladder wall by the use of acoustic radiation force impulse elastography [J]. J Ultras Med,2011,30(11):1499-1507.

[3] KIM S H,JUNG D,AHN J H,et al. Differentiation between gallbladder cancer with acute cholecystitis:Considerations for surgeons during emergency cholecystectomy,a cohort study [J]. Int J Surg,2017,45:1-7.

[4] LIANG J L,CHEN M C,HUANG H Y,et al. Gallbladder carcinoma manifesting as acute cholecystitis:Clinical and computed tomographic features [J]. Surgery,2009,146(5):861-868.

[5] ELSAYES K M,OLIVEIRA E P,NARRA V R,et al. Magnetic resonance imaging of the gallbladder:Spectrum of abnormalities [J]. Acta Radiol,2007,48(5):476-482.

[6] WU C H,LUO Y K,FEI X,et al. Algorithmic approaches to the diagnosis of gallbladder intraluminal lesions on ultrasonography [J]. J Chin Med Assoc,2018,81(4):297-304.

[7] CHAE H D,LEE J Y,JANG J Y,et al. Photoacoustic imaging for differential diagnosis of benign polyps versus malignant polyps of the gallbladder:a preliminary study [J]. Korean J Radiol,2017,18(5):821-827.

[8] NACIF L S,HESSHEIMER A J,RODRIGUEZ GOMEZ S,et al. Infiltrative xanthogranulomatous cholecystitis mimicking aggressive gallbladder carcinoma:a diagnostic and therapeutic dilemma [J]. World J Gastroenterol,2017,23(48):8671-8678.

[9] SINGH V P,RAJESH S,BIHARI C,et al. Xanthogranulomatous cholecystitis:What every radiologist should know [J]. World J Radiol,2016,8(2):183-191.

[10] GALLARÍN SALAMANCA I M,LÓPEZ SÁNCHEZ O,BLANCO FERNÁNDEZ G. Xanthogranulomatous cholecystitis [J]. J Gastrointest Surg,2016,20(11):1916-1917.

[11] SUZUKI H,WADA S,ARAKI K,et al. Xanthogranulomatous cholecystitis:Difficulty in differentiating from gallbladder cancer [J]. World J Gastroenterol,2015,21(35):124-131.

[12] KANG T W,KIM S H,PARK H J,et al. Differentiating xanthogranulomatous cholecystitis from wall-thickening type of gallbladder cancer:added value of diffusion-weighted MRI [J]. Clin Radiol,2013,68(10):992-1001.

[13] BANG S H,LEE J Y,WOO H,et al. Differentiating between adenomyomatosis and gallbladder cancer:revisiting a comparative study of high-resolution ultrasound,multidetector CT,and MR imaging [J]. Korean J Radiol,2014,15(2):226-234.

[14] MAHAJAN A,SRIPATHI S. Gallbladder Adenomyomatosis Mimicking Carcinoma:A Diagnostic Dilemma [J]. J Glob Oncol,2016,2(5):341-345.

[15] BONATTI M,VEZZALI N,LOMBARDO F,et al. Gallbladder adenomyomatosis:imaging findings,tricks and pitfalls [J]. Insights Imaging,2017,8(2):243-253.

[16] HOWE L,KOWDLEY G C,CUNNINGHAM S C. Gallbladder adenomyomatosis:not always benign [J]. HPB,2017,19(6):557.

[17] PANG L,ZHANG Y,WANG Y,et al. Pathogenesis of gallbladder adenomyomatosis and its relationship with early-stage gallbladder carcinoma:an overview [J]. Braz J Med Biol Res,2018,51(6):e7411.

[18] ZHANG H P,BAI M,GU J Y,et al. Value of contrast-enhanced ultrasound in the differential diagnosis of gallbladder lesion[J]. World J Gastroenterol,2018,24(6):744-751.

[19] LAI E C,LAU W Y. Mirizzi syndrome:history,present and future development[J]. ANZ J Surg,2006,76(4):251-257.

[20] TURNER M A,FULCHER A S. The cystic duct:normal anatomy and disease processes[J]. Radiographics,2001,21(1):3-22;questionnaire 288-294.

[21] JONES M W,FERGUSON T. Mirizzi Syndrome [M]. Las Vegas:StatPearls,Treasure Island(FL),2019.

[22] JOSEPH S,CARVAJAL S,ODWIN C. Sonographic diagnosis of Mirizzi syndrome [J]. Clin Ultrasound,1985,13(10):199-201.

[23] TAN K Y,CHNG H C,CHEN C Y,et al. Mirizzi syndrome:noteworthy aspects of a retrospective study in one centre [J]. ANZ J Surg,2004,74(10):833-837.

[24] YUN E J,CHOI C S,YOON D Y,et al. Combination of magnetic resonance cholangiopancreatography and computed

tomography for preoperative diagnosis of the Mirizzi Syndrome［J］. J Comput Assist Tomogr,2009,33(4):636-640.

［25］BELLAMLIH H,BOUIMETARHAN L,EN-NOUALI H,et al. Mirizzi's syndrome:a rare cause of biliary tract obstruction:about a case and review of the literature［J］. Pan Afr Med J,2017,27:45.

［26］张凤博,孙岩. 黏蛋白在原发性胆囊癌中的研究进展［J］.肝胆胰外科杂志,2015,27(2):167-170.

［27］要文娟,王曦,毛永征,等. 原发性胆囊癌的 CT 诊断(附 12 例报告)［J］.罕少疾病杂志,2015,22(4):20-22.

［28］JEMAL A,BRARY F,CENTER M M,et al. Global cancer statistics［J］. CA Cancer J Clin,2011,61(2):69-90.

［29］AKIBA J,NAKASHIMAO,HATTORIS,et al. Clinicopathologic analysis of combined hepatocellular-cholangiocacinoma according to the latest WHO classification［J］. Am J Surg patho,2013,37(4):496-505.

［30］ZHOU Y M,ZHANG X F,WU L P,et al. Risk factor for combined hepatocellular-cholangiocarcinoma:a hospital based case-control study［J］. World J Gastroenterol,2014,20(35):12615-12620.

［31］ITOH S,IKEGAMI T,YOSHIZUMI T,et al. Long term outcome of living donor liver transplantation for combined hepatocellular-cholangiocarcinoma［J］. Anticancer Res,2015,35(4):2475-2476.

第九章

胆囊癌分期与临床分型

第一节　胆囊癌解剖特点与胆囊癌转移途径

胆囊具有直接连接肝床、薄弱黏膜下肌层、丰富多向的淋巴回流和神经支配、胆囊静脉直接汇入门静脉、与周围脏器关系密切等解剖特点，基于这些特点，胆囊癌具有易直接侵犯肝脏、早期淋巴结转移、经门静脉转移或腹腔播散转移等特点。胆囊癌依据其发生部位、是否侵犯肝脏或肝转移、周围组织浸润等不同进展程度表现出不同解剖特点。因胆囊癌起病隐匿，早期症状非特异性，术前确诊时多已处较晚期，故即使是不同部位起源的胆囊癌大体解剖也可相似，多表现为胆囊壁增厚、黏膜粗糙，可伴有肿块形成及周围不同程度的浸润粘连，仅部分能区分为肿块型、厚壁型和腔内型。

胆囊癌的侵袭转移与胆囊的解剖特点密切相关，可有肝脏转移、经淋巴神经转移、胆管侵犯转移、邻近脏器侵犯、腹腔播散转移和远处转移等多种转移途径。肝脏转移主要有两种方式：①局部直接浸润。因胆囊贴附于肝脏面的胆囊窝内，胆囊壁缺乏黏膜肌层，固有肌层较薄，同时因肝脏面的胆囊床无浆膜，胆囊与肝实质间只存在稀疏的结缔组织，所以一旦胆囊癌细胞侵及黏膜层，就会很快突破薄弱的固有肌层，并到达浆膜下层，从而直接浸润转移至肝内。②局限肝内转移。胆囊周围静脉丛除可以沿胆囊静脉回流进入肝静脉外，更重要的是胆囊静脉丛还可直接贯穿肝床汇入门静脉末梢，这些静脉可以灌注Ⅳa、Ⅴ肝段的胆囊周围部分肝实质，因此，胆囊癌可以通过此血行途径，局限性转移至上述肝段内。

胆囊浆膜下层有丰富的淋巴管，淋巴结转移是胆囊癌侵袭转移的一个常见途径。淋巴结转移经常首先累及胆囊三角及沿胆总管分布的淋巴结，沿胆囊管周围（胆囊管淋巴结、前哨淋巴结）及胆总管周围淋巴结扩散至胰十二指肠、腹腔动脉、肠系膜上动脉淋巴结，再转移至脾门、脾动脉周围、胰体下缘淋巴结及腹主动脉和下腔静脉周围淋巴结，晚期则可转移至纵隔和锁骨上淋巴结（图9-1）。神经侵犯常与淋巴结转移和胆管的直接浸润相关，由于肝后神经丛主要支配胆管和门静脉，当肝外胆管受侵犯时常伴随着神经侵犯。胆管侵犯转移可分为两种情况，一种是胆囊癌经胆囊床直接侵犯肝内胆管，主要是右肝管及其分支，可导致右肝管及其分支中断、闭锁或相应肝叶的萎缩；另外一种情况是胆囊癌直接浸润肝外胆管，根据侵犯的部位不同可分为肝门浸润和胆囊管汇合部浸润。胆囊管、胆囊体及胆囊底的大部分为游离缘，与胃、十二指肠、横结肠肝曲等器官组织毗邻，所以，原发于胆囊游离缘的肿瘤，在癌细胞向外侵袭突破胆囊壁后，可以直接浸润转移至横结肠、十二指肠、网膜及腹壁。胆囊的大部分游离暴露于腹膜腔，所以当胆囊肿瘤浸润至胆囊浆膜层后，癌细胞可脱落至腹膜腔内，形成腹腔种植性转移，最为常见的种植转移部位为腹膜、网膜、肠系膜及盆腔等。晚期胆囊癌可经淋巴和静脉回流方向转移至左锁骨上淋巴结、肺、骨、脑等部位。

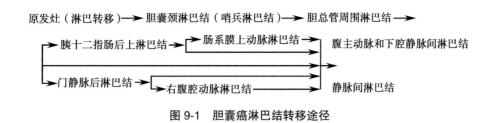

图 9-1　胆囊癌淋巴结转移途径

第二节　胆囊癌的分期

一、Nevin 分期

1976 年 Nevin 等依据胆囊癌组织浸润和扩散的范围首先提出了原发性胆囊癌的临床病理分期,即 Nevin 分期。具体分为 5 期:Ⅰ期,黏膜内原位癌;Ⅱ期,侵犯黏膜和肌层;Ⅲ期,侵犯胆囊壁全层;Ⅳ期,侵犯胆囊壁全层伴有淋巴结转移;Ⅴ期,侵犯或转移至肝及其他部位。1990 年 Donohue 等根据胆囊癌侵犯肝脏的不同特点,将癌组织侵犯邻近肝脏划入Ⅲ期,而将不连续的肝转移作为远处转移定义为Ⅴ期,改良了 Nevin 分期,使之应用更为合理。因易于理解、记忆,Nevin 分期早期在临床工作中应用广泛,缺点是较粗糙,未对淋巴结转移进行分组,也未将肝动脉和 / 或门静脉侵犯等因素考虑在内。随着对胆囊癌认识加深及治疗理念的改变,Nevin 分期已逐渐被 TNM 分期取代。

二、TNM 分期

最新版(AJCC,第 8 版)胆囊癌 TNM 分期(表 9-1)与第 7 版相比,发生的变化包括①对 T_2 期胆囊癌进行细分,腹腔侧肿瘤为 T_{2a} 期,肝脏侧为 T_{2b} 期;②将原先按淋巴结转移部位划分 N 分期改为按转移性(阳性)淋巴结数目划分,1~3 枚淋巴结发生转移定义为 N_1,≥4 枚淋巴结转移定义为 N_2,为了准确判断 N 分期,建议最少检出淋巴结数目为 6 枚。Shindoh 等分析了 252 例 T_2 期(侵及肌周结缔组织,但没有超出浆膜或进入肝脏)胆囊癌患者,发现肿瘤部位也是决定预后的关键因素,与腹腔侧肿瘤相比,肿瘤位于肝脏侧时患者预后更差,因此,第 8 版中,胆囊癌分期根据解剖部位将 T_2 划分为 T_{2a} 和 T_{2b}。胆囊癌的区域淋巴结定义为沿胆总管、肝动脉、门静脉和胆囊管分布的淋巴结,这种按转移性淋巴结数目分期的方法具有更好的临床实用性和可重复性。

表 9-1　胆囊癌 TNM 分期

胆囊癌 TNM 分期
原发肿瘤(T)
T_{is}:原位癌
T_{1a}:侵及固有层
T_{1b}:侵及肌层
T_{2a}:腹腔侧肿瘤侵及肌周结缔组织,未超出浆膜
T_{2b}:肝脏侧肿瘤侵及肌周结缔组织,未进入肝脏
T_3:穿透浆膜和 / 或直接侵入肝脏和 / 或一个邻近器官或结构
T_4:侵及门静脉或肝动脉主干,或直接侵入两个或更多肝外器官或结构
局部淋巴结(N)
N_0:无区域淋巴结转移
N_1:1~3 枚区域淋巴结转移
N_2:≥4 枚区域淋巴结转移

续表

胆囊癌 TNM 分期

远处转移(M)

M$_0$:无远处转移

M$_1$:有远处转移

分期

0:Tis、N$_0$、M$_0$

Ⅰ:T$_1$、N$_0$、M$_0$

ⅡA:T$_{2a}$、N$_0$、M$_0$

ⅡB:T$_{2b}$、N$_0$、M$_0$

ⅢA:T$_3$、N$_0$、M$_0$

ⅢB:T$_{1\sim3}$、N$_1$、M$_0$

ⅣA:T$_4$、N$_{0\sim1}$、M$_0$

ⅣB:任何 T、N$_2$、M$_0$,任何 T、任何 N、M$_1$

三、JSHBPS 分期

20 世纪 80 年代 JSHBPS 制订了独立的胆囊癌分期标准,逐步改进并于 2003 年推出了 JSHBPS 分期第 5 版。该分期根据肿瘤侵犯胆囊壁的程度分为 4 期,将淋巴结转移分为 4 站(表 9-2),对于远处转移,也分为 H(肝转移)、P(腹膜转移)、M(除肝、腹膜转移外的远处转移)。该分期系统将有淋巴结转移列入Ⅱ期,然而,西方国家的研究显示,胆囊癌伴淋巴结转移的患者很少有长期无瘤存活者,因此遭到了欧美等西方学者的反对,在日本以外很少应用。JSBS 关于胆囊癌淋巴结的细分似乎为研究提供了方向,不过淋巴结分站过细,给临床使用也带来不便。

表 9-2　JSHBPS 胆囊癌分期系统

JSHBPS 胆囊癌分期系统

肿瘤浸润深度(T)

Tis:原位癌

T$_1$:肿瘤局限于黏膜层或肌层,未侵及肝、肝十二指肠韧带、门静脉及肝动脉

T$_2$:侵犯胆囊壁肌层周围结缔组织,未侵及肝、肝十二指肠韧带、门静脉及肝动脉

T$_3$:侵透胆囊壁浆膜层(腹腔游离面)和 / 或肝实质直径 <5mm,或侵犯肝十二指肠右侧缘,但未侵及左侧缘,无血管侵犯

T$_4$:肿瘤侵犯肝实质直径 >5mm,或侵犯肝十二指肠韧带左侧缘或侵犯血管(门静脉和肝动脉)

淋巴结转移(N)

N$_0$:无淋巴结转移

N$_1$:胆囊管、胆总管周围淋巴结转移

N$_2$:N$_1$+ 肝十二指肠韧带、胰头周围和 / 或肝总动脉旁淋巴结转移

N$_3$:胰周(除外胰头)、腹腔动脉、肠系膜上动脉和 / 或腹主动脉周围淋巴结转移

N$_4$:比 N$_3$ 更远处淋巴结转移

远处转移(M)

H:肝转移,分 0~3(无到满肝)

P:腹膜转移,分 0~3(无到满腹膜)

M:除肝和腹膜外的转移

分期

Ⅰ:T$_1$N$_0$M$_0$

Ⅱ:T$_1$N$_1$M$_0$,T$_2$N$_0$M$_0$,T$_2$N$_1$M$_0$

Ⅲ:T$_1$N$_2$M$_0$,T$_2$N$_2$M$_0$,T$_3$N$_0$M$_0$,T$_3$N$_1$M$_0$

Ⅳa:T$_4$N$_0$M$_0$,T$_4$N$_1$M$_0$,T$_4$N$_2$M$_0$,任何 TN$_3$M$_0$

Ⅳb:任何 TN$_4$M$_0$,任何 T/NM$_1$

四、胆囊癌分期与治疗模式选择

根据胆囊癌分期,选择合适的手术方式与治疗模式才能使胆囊癌患者获得最佳疗效。规范的胆囊癌分期目的在于:①合理划分胆囊癌的病期,全面客观评估胆囊癌;②指导医师选择合适的治疗方案;③准确判断预后。Nevin 分期因易于理解、记忆,早期在临床工作中应用广泛,但随着对胆囊癌认识的加深,该分期体现出其局限性,如 I~III 期不涉及淋巴结转移,仅 IV 期涉及淋巴结转移,简单将淋巴结转移归为晚期,使得该分期对预后的判断与实际病情有一定的出入,因此国内外 Nevin 分期的临床应用逐渐减少。日本提出的 JSHBPS 分期具有地域性使用的局限。该分期将肿瘤限于黏膜内、侵及黏膜固有层及肌层并入一起讨论,共同定义为 T_1 期,无法在 T_1 期内区别对待黏膜内原位癌和肿瘤侵及肌层这两种情况,分别选择单纯性胆囊切除术和胆囊癌根治术。该分期在国内使用有限。TNM 分期作为国际肿瘤分期"共同语言",对胆囊癌病期划分、治疗方式选择及预后判断均有重大参考意义,同时也能够比较来自不同中心、不同国家的患者信息,评价新治疗方案的价值,是使用最广泛的胆囊癌分期系统。

胆囊癌治疗模式的选择仍以手术为主,根治性手术是原发性胆囊癌患者获得治愈可能的唯一方法。根治性切除方式有多种,包括单纯胆囊切除、标准胆囊癌根治性切除和扩大胆囊癌根治性切除等。T 分期是决定肿瘤是否可手术切除,以及切除范围的最重要因素。2020 年由中华医学会外科学分会胆道外科学组发布的《2019 版胆囊癌诊断和治疗指南》对胆囊癌的诊治进行了全面细致地阐述,对不同胆囊癌分期的手术选择做出了不同证据等级的推荐(表 9-3)。

表 9-3 基于 TNM 分期的胆囊癌根治术方式

胆囊癌 TNM 分期	根治术方式
Tis 期或 T_{1a} 期	单纯胆囊切除术
T_{1b} 期	
13a 组淋巴结活组织检查结果阴性	胆囊癌根治术:胆囊连同肝楔形整块切除(距胆囊床至少 2cm)+肝十二指肠韧带淋巴结清扫(8 组、12 组)
13a 组淋巴结活组织检查结果阳性	胆囊连同肝楔形整块切除(距胆囊床至少 2cm)+ 扩大淋巴结清扫(8 组、9 组、12 组、13 组)
T_2 期	
13a 组淋巴结活组织检查结果阴性	胆囊连同肝 S_{4b}+S_5 整块切除 + 肝十二指肠韧带淋巴结清扫
13a 组淋巴结活组织检查结果阳性	胆囊连同肝 S_{4b}+S_5 整块切除 + 扩大的淋巴结清扫
T_3 期	
16 组淋巴结活组织检查结果阳性	不推荐根治性切除手术,行姑息治疗
侵犯肝脏 <2cm,16 组淋巴结组织检查结果阴性	胆囊连同肝 S_{4b}+S_5 整块切除 + 扩大的淋巴结清扫
侵犯肝脏 >2cm,16 组淋巴结组织检查结果阴性	胆囊连同右半肝或右三肝整块切除 + 扩大的淋巴结清扫
侵犯肝脏相邻器官	胆囊连同右半肝或右三肝整块切除 + 扩大的淋巴结清扫 + 联合受累脏器切除
T_4 期	
16 组淋巴结活组织检查结果阳性	不推荐根治性切除手术,行姑息治疗
16 组淋巴结组织检查结果阴性	联合受累血管切除重建和 / 或肝外脏器切除的扩大胆囊癌根治术

第三节 胆囊癌临床分型

胆囊癌的转移方式及途径主要包括直接浸润、淋巴结转移、血行转移及种植转移,其中直接浸润及淋巴结转移是主要方式。目前根治性手术切除仍然是胆囊癌患者的主要有效治疗手段,手术方式的选择基于胆囊癌的 TNM 分期。临床实践中,起源于不同部位的进展期胆囊癌,其肿瘤侵犯的器官及组织结构存在差异。因此,手术范围也应根据肿瘤部位进行调整。目前国际上尚缺乏基于胆囊癌起源部位及生长方向的临床分型,中华医学会外科学分会胆道外科学组建议根据胆囊癌起源部位及生长方向的不同,提出胆囊癌新的临床分型,并开展国内多中心前瞻性临床研究,旨在更好地评估预后及指导手术决策。

一、胆囊癌临床分型

(一)胆囊癌临床分型相关基础

由于胆囊特殊的解剖位置和组织结构,在基于 TNM 分期的基础上选择相应手术方式时还应考虑肿瘤的生长方式和起源部位。胆囊癌起源于胆囊底部、胆囊体部、胆囊颈部分别为 60%、30% 和 10%。日本学者 Kondo 等将胆囊癌的肿瘤部位与转移方式总结为 6 种(图 9-2):肝床型、肝门型、肝床 + 肝门型、淋巴结转移型、胆囊管型、局部肿瘤型。122 例中上述 6 型分别为 20、26、28、15、9、24 例,各型的中位生存期分别为 11、12、9、16、46 及 171 个月。结果显示肿瘤的部位及转移扩散方式与预后有密切关系。但该项研究的病例数较少,且无后续相关研究。

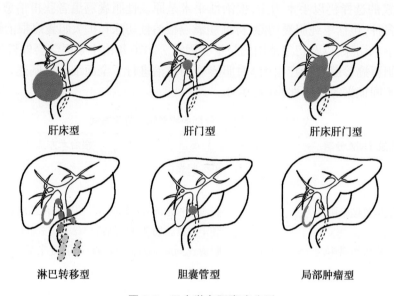

图 9-2   日本学者胆囊癌分型

第 8 版 AJCC 癌症分期系统对 T_2 期胆囊癌进行了细分,腹腔侧肿瘤为 T_{2a} 期,肝脏侧为 T_{2b} 期。当无淋巴结转移时,前者为 ⅡA 期,后者为 ⅡB 期,证据等级 Ⅱ 级。来自国际多中心的一项研究结果显示,T_2 期肿瘤位于肝脏侧的患者(T_2H)较位于腹腔侧的患者(T_2P)具有更高的血管侵犯(51%/19%)、神经浸润(33%/8%)及淋巴结转移(40%/17%),3 年生存率及 5 年生存率分别为 52.1%/73.7% 及 42.6%/64.7%,而 T_1 期及 T_3 期患者无差异。多因素分析显示,肿瘤位于肝脏侧是 T_2 期胆囊癌患者预后的独立危险因素。根治性切除术后 T_2H 及 T_2P 的肝脏复发率及远处淋巴结转移率分别为 23%/3% 及 16%/3%。

(二)胆囊癌临床分型简介

目前国际上尚缺乏基于胆囊癌起源部位及生长 / 侵犯方向的临床分型。在参考以上两项研究的基础上,中华医学会外科学分会胆道外科学组提出新的胆囊癌临床分型,建议 T_2 期以上胆囊癌根据肿瘤起源部位及侵犯方向分为以下四型(图 9-3)。

(三)胆囊癌临床分型与病理特征及预后关系

胆囊癌不同临床分型与 T 分期、N 分期、血管侵犯及神经浸润等肿瘤生物学行为相关。回顾性研究发现,不同临床分型间 T 分期所占比例不同,其中腹腔型 T_2 期占比最高,肝脏型及肝门型居中,混合型最低;相反,进展期胆囊癌(T_3/T_4 期)腹腔型占比最低,肝脏型及肝门型居中,混合型最高。在 N 分期方面,腹腔型 N_0 期占比最高,肝脏型及肝门型居中,混合型最低;相反,N_1/N_2 淋巴结转移胆囊癌患者中,腹腔型占比最低,肝脏型及肝门型居中,混合型最高。在血管侵犯及神经浸润方面也存在相同规律。多中心数

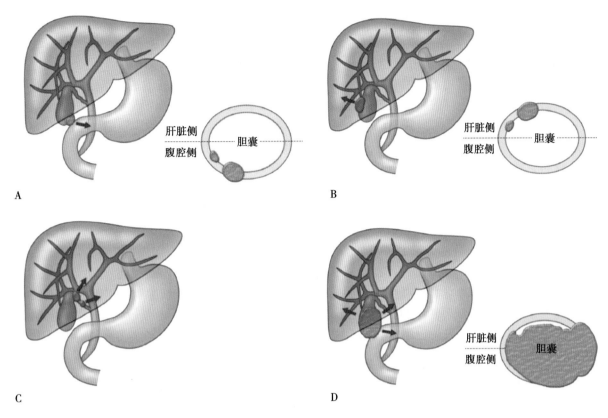

图 9-3　胆囊癌的临床分型

A. Ⅰ型:腹腔型,T$_2$期位于腹腔游离侧,未浸透浆膜,T$_3$期及以上穿透浆膜,可侵犯邻近器官或结构;B. Ⅱ型:肝脏型,T$_2$期位于肝脏侧,未浸透浆膜,T$_3$期穿透浆膜,侵犯肝脏,未侵犯邻近器官或结构;C. Ⅲ型:肝门型,T$_2$期包括颈部及胆囊管癌,未浸透浆膜,T$_3$期及以上穿透浆膜,可侵犯胆管或肝门血管结构;D. 混合型。

据回顾性分析显示,胆囊癌各临床分型之间具有不同的恶性肿瘤生物学差异,原因与肿瘤起源部位及生长/侵犯方向相关,向肝脏、肝门方向浸润或多方向混合性浸润容易造成肝脏、胆道、血管、神经侵犯,总体提高 T$_3$/T$_4$ 期占比;同样,向肝脏、肝门方向侵犯或多方向混合性浸润更易通过 12 组、8 组及 13 组淋巴管网络导致淋巴结转移。

　　胆囊癌不同临床分型同时与预后相关。多中心数据回顾性分析显示,胆囊癌不同临床分型患者术后中位生存期具有显著性差异。在 1 059 例根治性切除患者中,腹腔型中位生存期(48 个月)显著高于肝脏型(21 个月),而肝脏型优于肝门型(16 个月)及混合型(11 个月)(图 9-4)。胆囊癌不同临床分型术后总生存时间与不同 TNM 分期的术后总生存时间差异具有一致性及相关性,但临床分型与 TNM 分期意义不尽相同。临床分型是建立在 TNM 分期基础上的,是对 TNM 分期的补充和完善。在术前评估方面,可以通过精准的影像学评估得到相对准确的分型,但准确的 TNM 分期只有术后病理诊断才能获得;故通过术前临床分型,可指导治疗方案的制订及预后评估。

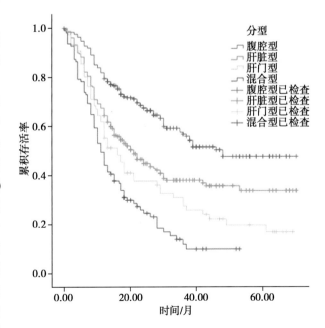

图 9-4　胆囊癌不同临床分型患者术后生存曲线

中位总生存时间:腹腔型为 48 个月,肝脏型为 21 个月,肝门型为 16 个月,混合型为 11 个月。

二、胆囊癌分型与治疗模式选择

(一) 胆囊癌不同部位与治疗模式选择

目前根治性手术切除仍然是胆囊癌患者主要的有效治疗手段,手术方式的选择基于胆囊癌的 TNM 分期。但影响患者术后生存的因素较多,包括 TNM 分期、肝脏浸润、黄疸、淋巴结清扫范围等,胆囊癌不同生长部位与侵犯方向对手术方式、范围及预后亦存在影响。不同起源部位的胆囊癌,其肿瘤侵犯的器官及组织结构存在差异。因此,手术范围也应当根据肿瘤部位进行调整,如胆囊癌位于胆囊底体部时,肿瘤容易浸润胆囊床肝组织,较少发生梗阻性黄疸,手术治疗时需联合切除受侵犯的肝组织;胆囊癌位于胆囊颈部,其肿瘤浸润性强,常浸润肝门部引起梗阻性黄疸,手术治疗时需切除肝外胆管及肝脏。如肿瘤浸润右半肝 Glisson 鞘则需行右半肝切除术,具体手术原则应根据具体肿瘤浸润部位及范围,结合肝门部胆管癌肝切除术的手术原则行联合肝切除术。

AJCC 第 8 版胆囊癌分期更新 T_2 期为 T_{2a} 期和 T_{2b} 期,手术方式和范围也应做出相应的调整。韩国一项多中心回顾性研究结果显示,192 例 T_2 期胆囊癌行根治性切除(R_0/R_1),T_2P(腹腔侧)患者 5 年生存率高于 T_2H(肝脏侧)患者(84.9%/71.8%)。T_2H 组中,根治性胆囊切除(联合肝脏切除 + 淋巴结清扫)患者 5 年生存率高于未联合肝脏切除患者(80.3%/30%),肝切除的范围(楔形切除 /Ⅳb+ Ⅴ 段切除)对预后无影响;T_2P 组中,是否联合肝切除及淋巴结清扫的范围对患者预后无影响。因此,对于 T_2 期胆囊癌肿瘤位于肝脏侧(胆囊床及颈部)建议行联合肝切除,腹腔侧肿瘤无须联合肝切除,仅行根治性胆囊切除加淋巴结清扫即可。

(二) 胆囊癌临床分型与手术方式及范围

针对以上提出的胆囊癌临床分型,各型的手术方式和范围均包括区域性根治切除和扩大性根治切除,具体如下。

1. **腹腔型**　区域性根治切除:胆囊 + 肝脏楔形切除(切缘距肿瘤 <3cm),区域淋巴结清扫(联合结肠部分切除或联合远端胃及十二指肠部分切除);扩大性根治切除:胆囊 + 肝段切除(Ⅳb+ Ⅴ 段,2 个肝段),区域淋巴结清扫(联合右半结肠切除或联合胰十二指肠切除)。

2. **肝脏型**　区域性根治切除:胆囊 + 肝段切除(Ⅳb+ Ⅴ 段,2 个肝段),区域淋巴结清扫;扩大性根治切除:胆囊 + 肝段(>2 个肝段)或肝右叶切除,区域淋巴结清扫。

3. **肝门型**　区域性根治切除:胆囊 + 肝段切除(Ⅳb+ Ⅴ 段,2 个肝段),联合胆管切除 / 胆肠吻合,区域淋巴结清扫(总胆红素 >200μmol/L,需常规术前减黄);扩大性根治切除:胆囊 + 肝段(>2 个肝段)或肝右叶切除,联合胆管切除 / 胆肠吻合、区域淋巴结清扫(总胆红素 >200μmol/L,需常规术前减黄)。

4. **混合型**　区域性根治切除:胆囊 + 肝段切除(Ⅳb+ Ⅴ 段,2 个肝段),区域淋巴结清扫(联合胆管切除 / 胆肠吻合 / 结肠部分切除或联合远端胃及十二指肠部分切除 / 血管切除重建);扩大性根治切除:胆囊 + 肝段(>2 个肝段)或肝右叶切除,区域淋巴结清扫(联合胆管切除 / 胆肠吻合 / 右半结肠切除 / 胰十二指肠切除 / 血管切除重建)。

(三) 胆囊癌临床分型与手术方式及范围

目前胆囊癌的手术方式和范围尚存在较多争议,如肝切除的范围、淋巴结清扫的范围、是否常规联合肝外胆管切除,以及联合周围脏器的扩大根治手术(如肝胰十二指肠切除)的意义等。正在进行的国内多中心前瞻性研究,期望通过胆囊癌各临床分型之间的手术方式和范围与预后分析,明确各型患者的最佳手术方式和范围,为胆囊癌的手术规划和治疗模式提供循证医学证据。多中心数据回顾性分析初步显示,胆囊癌 R_0 切除患者中,不同临床分型组内区域性根治切除与扩大性根治切除患者术后总生存时间无显著差异,扩大根治性切除并不能改善患者预后。在腹腔型 R_0 切除患者中,扩大根治性切除组(肝脏 Ⅳb+ Ⅴ 段切除)与区域性根治性切除(肝楔形切除)组间无明显差异,提示腹腔型患者可能无须行大范围肝切除。在肝脏型中,扩大根治性切除组例数较少,难以比较之间关系,有待增加例数进一步分析其组间差异。而肝门型及混合型中,选择区域性根治切除(肝脏 Ⅳb+ Ⅴ 段切除)和扩大根治性切除(肝三段切除、半肝切除、扩大半肝)的前提是能否达到 R_0 切除;如果扩大根治性切除可达到 R_0 切除则同样可获得较好的预后,如果为 R_1/R_2 切除,则不必勉强行扩大根治性切除,因既不能改善预后,同时又会增加手术创伤及并发症发生率。

期望通过该项临床研究的开展,为胆囊癌患者的手术方式和范围提供指导,进一步通过术前精准的影像学评估明确胆囊癌临床分型,为胆囊癌患者治疗决策提供指导,最终改善患者预后。

（汤朝晖　耿智敏）

参考文献

[1] 陈亚进 . 胆囊的解剖学特点及胆囊癌浸润转移途径 [J]. 中国实用外科杂志,2011,31 (3):207-209.

[2] 傅德良,张延龄 . 原发性胆囊癌的转移方式与扩大根治术 [J]. 国外医学(外科学分册),1996,23 (5):274-276.

[3] NEVIN J E,MORAN T J,KAY S,et al. Carcinoma of the gallbladder:staging,treatment,and prognosis [J]. Cancer,1976, 37 (1):141-148.

[4] DONOHUE J H,NAGORNEY D M,GRANT C S,et al. Carcinoma of the gallbladder:Does radical resection improve outcome? [J].Arch Surg,1990,125 (2):237-241.

[5] SHINDOH J,DE ARETXABALA X,ALOIA T A,et al. Tumor location is a strong predictor of tumor progression and survival in T_2 gallbladder cancer:an international multicenter study [J]. Ann Surg,2015,261 (4):733-739.

[6] 中华医学会外科分会胆道外科学组,中国医师协会外科医师分会胆道外科专业委员会 . 胆囊癌诊断和治疗指南(2019版) [J]. 中华外科杂志,2020,58 (4):243-251.

[7] LEE W,JEONG C Y,JANG J Y,et al. Do hepatic-sided tumors require more extensive resection than peritoneal-sided tumors in patients with T_2 gallbladder cancer? Results of a retrospective multicenter study [J]. Surgery,2017,162 (3):515-524.

[8] LEE H,CHOI D W,PARK J Y,et al. Surgical strategy for T_2 gallbladder cancer according to tumor location [J]. Ann Surg Oncol,2015,22 (8):2779-2786.

[9] 刘颖斌,吴向嵩,李茂岚,等 . 胆囊癌外科治疗的热点与争议 [J]. 中华消化外科杂志,2018,17 (3):225-228.

[10] 彭叔牗,洪德飞 . 胆囊癌手术方式的合理选择 [J]. 中华消化外科杂志,2011,10 (2):87-90.

[11] KONDO S,NIMURA Y,KAMIYA J,et al. Mode of tumor spread and surgical strategy in gallbladder carcinoma [J]. Langenbeck's Arch Surg,2002,387 (5-6):222-228.

[12] 汤朝晖,田孝东,魏妙艳,等 . 美国癌症联合委员会胆道恶性肿瘤分期系统(第 8 版)更新解读 [J]. 中国实用外科杂志, 2017,37 (3):248-254.

[13] 张东,耿智敏,陈晨,等 . 胆囊癌的临床分型和预后关系初步分析:多中心回顾性临床研究 [J]. 中华外科杂志,2019, 57 (4):258-264.

第十章

胆囊癌的临床病理学

第一节　大体病理学形态分型

胆囊癌可以发生在胆囊的各个部位,其中最好发的部位是胆囊底部,约占60%,另有约30%胆囊癌发生在体部,约10%发生在颈部。一些病例中,癌组织因壁内弥漫浸润而遍布整个胆囊,其发生的起源难以确定。

胆囊癌根据大体形态可分为浸润型、结节型、胶样型和混合型。其中以浸润型最为常见(图10-1)。

一、浸润型

浸润型胆囊癌为最常见的类型,约占70%。较小的早期浸润型胆囊癌表现为胆囊壁的局部增厚,肉眼可见为凸起的黏膜斑块、黏膜下结节、突向腔内的息肉样结构或以上几种类型的混合。作为疾病的早期,这些大体表现较难与慢性胆囊炎相鉴别。随着胆囊癌的进展,可表现为胆囊壁弥漫增厚、僵硬,切面灰白色,并可伴有明显的纤维化。癌组织常向肌层外及浆膜下浸润,可伴有相对较少的腔内成分,并可较早地累及肝胰等周围脏器。

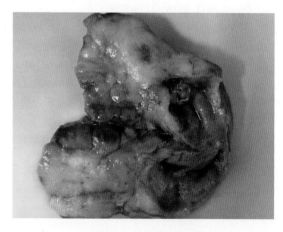

图 10-1　浸润型胆囊癌

二、结节型

结节型胆囊癌约占15%。肿瘤常无蒂而固着于胆囊壁,呈息肉或菜花样外观并向腔内生长,有时可充满整个胆囊腔,癌组织切面灰白色或棕黄色,质脆,但向胆囊壁及外周的浸润较少。肿瘤发生于胆囊颈部时易引起梗阻、积液。

三、胶样型

胶样型胆囊癌约占5%。此型切面呈黏液样或胶冻样,组织学常为黏液腺癌及印戒细胞癌,肿瘤组织包含较多胞浆内或细胞外黏液。

四、混合型

混合型胆囊癌较少见。胆囊整体外观可因癌组织的存在而膨胀扩大,或因癌组织阻塞胆囊颈及胆囊管而萎缩塌陷。当肿瘤发生于体部并导致胆囊壁横向缩窄时,可呈现类似沙漏样的畸形外观。

第二节　组织学分型

　　根据第 5 版消化系统肿瘤 WHO 分类,可将胆囊癌分为以下组织学类型(图 10-2)。根据肿瘤的生长特点,各型胆囊癌镜下可见受侵犯的肝脏、脉管及罗 - 阿窦等(图 10-3~ 图 10-5)。

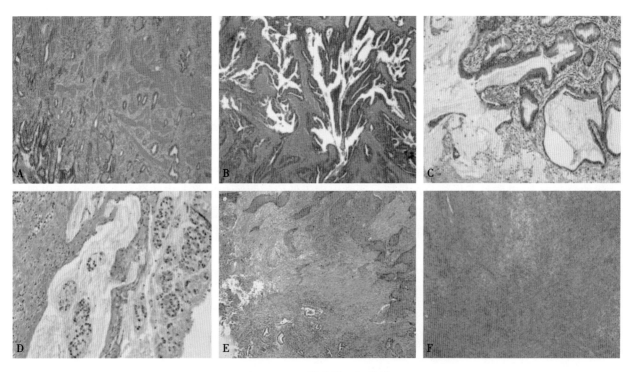

图 10-2　胆囊癌的组织类型

A. 胆囊胆管型腺癌,大小不一的分化良好腺体浸润胆囊壁肌层,周边可见间质促纤维结缔组织反应;B. 胆囊肠型腺癌,类似于结肠腺癌的管状腺体;C、D. 胆囊黏液腺癌,黏液湖中可见簇状、团片状分布的恶性上皮细胞,部分为印戒细胞;E. 胆囊腺鳞癌,同时可见腺管成分和实片状的鳞状细胞巢;F. 胆囊肉瘤样癌,可见由梭形细胞组成的肉瘤样成分。

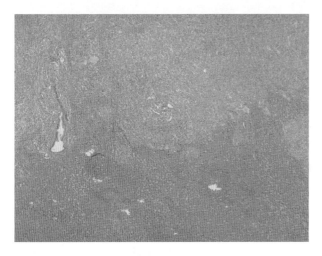

图 10-3　胆囊腺癌浸润肝脏

呈腺管状排列的癌组织浸润肝实质内肝细胞及肝内胆管。

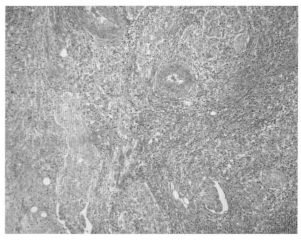

图 10-4　胆囊癌侵犯脉管

脉管内见癌栓,癌细胞异型性明显,可见核仁。

一、腺癌

腺癌为胆囊癌中最常见的病理类型,根据形态学可细分为以下类型。

1. **胆管型腺癌**　胆管型腺癌为胆囊原发恶性上皮性肿瘤中最常见的类型,约占腺癌的 70%。因其形态学及生物学行为均与胰腺导管腺癌相似,又称为胰胆管型。该型肿瘤由长短不一的管状腺体组成,表面衬覆类似于胆囊上皮的立方或柱状细胞,癌细胞胞质常可呈泡沫样或包含黏液,腺体背景可呈促纤维结缔组织反应间质或富于细胞性(图 10-6)。一些分化极好的癌很难与良性病变相鉴别(图 10-7)。绝大多数胆管型腺癌呈小管样生长方式,也可有小部分腺癌生长成较大的腺泡状,并伴有大量乳头及筛孔状区域。分化差的胆管型腺癌则表现为单个细胞、条索状、小巢状、

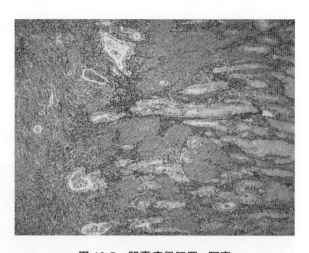

图 10-5　胆囊癌侵犯罗 - 阿窦

癌组织侵犯胆囊壁内的罗 - 阿窦,部分肿瘤腺腔内可见坏死,间质少量促纤维结缔组织反应。

片状的分布形态,并常见多形核及奇异核。通常出现于低位胰胆管和尿路上皮的微乳头状癌也可出现在此型,并提示更具侵袭性的播散潜能。值得注意的是,普通的胆管型腺癌可伴随以下任何一种组织学类型一起出现,只要肿瘤主体表现为胆管型腺癌,则其他成分不影响其组织学分型。

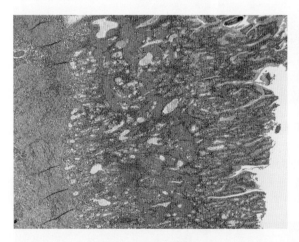

图 10-6　胆囊胆管型腺癌

胆囊胆管型腺癌自胆囊黏膜面浸润至胆囊壁肌层,黏膜面可见胆囊管状腺瘤,间质内可见淋巴细胞浸润。

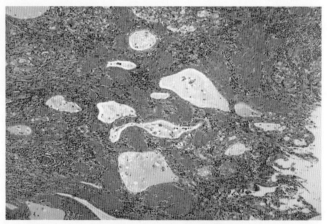

图 10-7　高分化胆囊腺癌

癌细胞异型性较小,呈浸润性生长,需注意与罗 - 阿窦鉴别。

2. **肠型腺癌**　肠型腺癌的肿瘤组织类似于肠腺癌,由管状腺体组成,衬覆上皮呈柱状并可见拉长的假复层核。由于肠型腺癌在胆囊极少见(仅占约 1%),应仔细鉴别以除外肠腺癌累及胆囊的情况。此型还包括了一种特殊亚型,它主要由衬覆杯状细胞的腺体组成,并伴有多少不一的帕内特细胞及内分泌细胞。

3. **黏液腺癌**　约有 7% 的胆囊癌可产生间质黏液沉积,其中约有 1/3 可符合黏液腺癌的标准,即腺癌组织中 >50% 的成分含有细胞外黏液。其形态与发生于其他部位的黏液腺癌类似,可呈现为肿瘤腺体衬覆轻至中度异型的柱状上皮,腺体扩张并包含大量黏液;或丰富的黏液湖中包含簇状、条索状、团块状的癌细胞,有时可混合印戒细胞。胆囊黏液腺癌在诊断时常已至晚期,相较于普通的胆囊腺癌更具侵袭性。

4. **透明细胞癌**　透明细胞癌为胆囊腺癌中极为少见的类型。肿瘤主要由富含糖原和边界清晰的透明细胞组成,排列成片状、巢状并由窦状血管分隔,形态类似于肾透明细胞癌(图 10-8)。然而不变的是,

此型腺癌通常伴有局灶经典胆囊腺癌的成分,可通过充分取材、仔细寻找以鉴别转移性透明细胞癌。

5. 伴或不伴有印戒细胞的差黏附性癌　此型腺癌特征性表现为单个差黏附性细胞呈条索样生长方式,弥漫穿插浸润整个组织面,而不破坏肌肉等基本组织结构,并在大体上呈现"皮革胃"样的外观。因丰富的胞内黏液而将细胞核挤至一侧的印戒细胞可在此型中出现,但并非必要条件。主要由这种组织学类型组成的胆囊腺癌较为罕见,约8%的普通胆囊腺癌中可见到这种类型的出现。据统计,此型更多见于女性患者,且其生物学行为较普通胆囊癌更具侵袭性。

二、腺鳞癌

约5%的胆囊癌中可见到灶性鳞状分化,若这些鳞状分化成分大于肿瘤成分的25%,则将其归类为腺鳞癌。肿瘤的腺样成分及鳞状分化成分具有相应的免疫表型,且两种成分可有不同的分化程度,通常倾向于中分化。

三、鳞状细胞癌

鳞状细胞癌是完全由鳞状细胞组成的肿瘤,可发生于鳞状上皮化生或高级别上皮内瘤变的基础上。单纯鳞状细胞癌及鳞状细胞原位癌在胆囊中非常少见,常伴有大量的角化。胆囊癌中,鳞状分化将带来更具侵袭性的生物学行为,呈现更晚期的临床表现及更差的预后。

四、其他分化类型

一些缺乏腺样结构且形态学难以归类的胆囊癌称为未分化癌。它们镜下可呈片状的实性巢团而缺乏腺管样结构。未分化癌有多种组织学亚型,一些形成类似于消化道髓样癌的缺乏间质片状分布特征,一些表现出上呼吸道、消化道的淋巴上皮样癌的细胞学特征,然而其与EB病毒感染的关系仍有待考证。

胆囊的肝样腺癌常伴有高级别异型增生和/或经典的胆囊腺癌成分,而不伴有既存的肝细胞肝癌病史,它常可表达 *Hep Par-1* 阳性。胆囊肝样腺癌需要与肝细胞肝癌侵犯胆囊鉴别。由梭形细胞组成的肉瘤样癌也可出现于胆囊,肉瘤样成分可呈浅染、成纤维细胞样,但更多地表现出多形性或骨骼肌、骨、软骨样的分化(图10-9)。

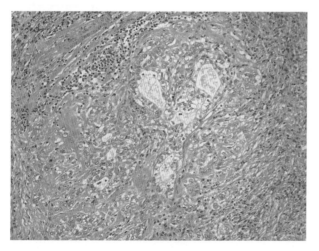

图 10-8　透明细胞癌

癌细胞胞质透明,间质纤维组织增生,较多淋巴细胞浸润。

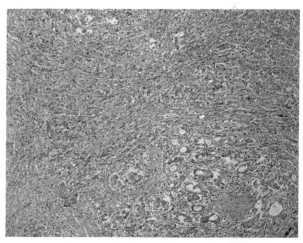

图 10-9　分化较差的胆囊癌,部分区为肉瘤样癌

分化较差的胆囊腺癌,部分于血管样腔隙间呈微乳头状及小巢状生长方式;部分区癌细胞呈梭形、浅染,呈肉瘤样。

第三节　胆囊癌的分子病理学

近年来,随着二代基因测序等分子检测技术的广泛应用及精准治疗理念的提出,更多的相关基因及信号通路在胆道肿瘤中的作用被发现和认识,为胆囊癌的早期诊断和靶向治疗提供了更多思路。

一、胆囊癌的分子异质性

胆囊癌与其他胆道肿瘤的基因突变谱有着显著的区别,胆道恶性肿瘤的驱动基因与它们各自不同的解剖学起源相关。$TP53$、$BRCA1$、$BRCA2$、$PIK3CA$基因突变在包括胆囊癌的各类胆道恶性肿瘤中均较常见;胆囊癌中出现突变的常见驱动基因有 $EGFR$、$PTEN$、$ARID2$ 等;近年来,诸多研究表明胆囊癌中较高频率地表现出 $HER2$ 的突变。此外,不同的潜在致病因素暴露导致的胆囊癌可表现出不同的基因改变,例如胰胆管合流异常导致的胆囊癌较其他病因诱发的胆囊癌有更高的 $KRAS$ 突变和显著低的 $TP53$ 突变。

二、胆囊癌的分子病理特点

胆道恶性肿瘤较其他胃肠道肿瘤有更为丰富的基因突变谱,众多基因组分析研究探讨了胆囊癌在分子层面的特征(表 10-1),将一些相对更具临床意义的突变行具体论述。

表 10-1　胆囊癌中常见的基因改变

	Stephens	Li	Kumarai	总数 / 百分比
年份	2014	2014	2014	
国家	美国	中国	印度	
数量 / 人	83	51	49	183
$TP53$	63%	47%	8%	43.81%
$CDKN2A$	49%	6%	—	32%
$ERBB2$	17%	10%	—	10.50%
$PIK3CA$	12%	6%	4%	8.19%
$ARID1A$	18%	0	—	8.16%
$SMAD4$	11%	4%	—	6.10%
$KRAS$	—	8%	2%	2.77%

(一) HER 家族基因

人表皮生长因子受体家族是一类跨膜酪氨酸激酶受体,包括 $HER1$、$HER2/neu$、$HER3$ 和 $HER4$。近年来,$HER2$ 与胆囊癌的关系被较多地关注,多项研究发现,7%~16% 的胆囊癌患者存在 $HER2$ 的扩增及过度表达。一项对 157 例胆囊癌患者进行全外显子测序的研究发现,7%~8% 的胆囊癌患者具有 $HER2/HER3$ 突变,HER 信号通路是最常发生突变的通路,占总体的 36.3%。该研究证实该突变增加了肿瘤细胞的增殖与迁移,使具有此突变的患者拥有更短的中位生存期(8 个月)及更差的预后。Miyahara 等对 $BK5.ERBB2$ 转基因小鼠进行研究,发现此种 $HER2$ 过度表达小鼠的胆管上皮细胞发展成腺癌的概率较高,并在胆囊癌细胞中发现 $HER2$ 的功能配体 $MUC4$ 的明显上调及 $HER2$ 的高表达,提示胆囊癌中 $HER2$ 信号通路通过 $MUC4$ 被激活,HER 信号通路在胆囊癌的发生发展中有重要作用。

(二) 抑癌基因 $TP53$ 及 $p16$($CDKN2/INK4$)

抑癌基因 $TP53$ 的变异与乳腺癌、肝癌、胰腺癌等多种肿瘤密切相关。在胆囊癌中,$TP53$ 被认为是最常发生突变的基因,出现的频率约为 59%,具有 $TP53$ 突变的肿瘤拥有更高的分级,且带来更差的总体生存率。胆囊癌中 $TP53$ 主要发生错义突变,$TP53$ 失活被认为是该肿瘤发生的晚期事件,与较差的预后相关。

$p16$ 是胆囊癌中另一常发生突变的抑癌基因,约 41% 的胆囊癌可发生 $p16$ 失活,其中 24% 发生过度甲基化,11% 发生杂合性缺失。$p16$ 失活可能与胆囊癌的早期形成及预后不良相关。

(三) DNA 错配修复基因

DNA 错配修复机制在维持基因的稳定中相当重要,DNA 错配修复缺陷(mismatch repair-deficient, dMMR)导致的微卫星不稳定性(microsatellite instability,MSI)已被公认为是一种重要的肿瘤发生途径。

基于胆道肿瘤的不同解剖部位分析 321 例胆道肿瘤患者的基因突变特征,5% 的胆囊癌患者具有 DNA 错配修复基因的突变。MSI 肿瘤对免疫检查点抑制剂治疗敏感,存在 dMMR 的胆囊癌被认为具有较好的预后及总体生存率。

(四) 染色质重塑基因家族

染色质重塑主要通过 DNA 的动态变化、增加 DNA 与调节转录蛋白的结合来调控基因的表达。多项研究表明,*ARID1A*、*BAP1*、*PBRM* 等染色质重塑相关基因在胆道肿瘤中发生变异,并有研究认为此突变与肿瘤的侵袭性及骨转移相关。Jiao 等的研究发现,*ARID1A*、*BAP1*、*PBRM1* 在胆囊癌中有较高频率的失活突变,在这些病例中超过半数病例存在至少一个上述基因的突变。

(纪　元)

参考文献

[1] WHO Classification of Tumours Editorial board. The 2019 WHO classification of tumours of the digestive system [M]. 5th edition. New Jersey:Wiley-Blackwell,2019:283-287.

[2] OFFERHAUS G. Tumors of the gallbladder,extrahepatic bile ducts and ampulla of vater. atlas of tumor pathology [J]. J Clin Pathol,2001,96(9):2806-2806.

[3] JAVLE M,BEKAII-SAAB T,JAIN A,et al. Biliary cancer:utility of next-generation sequencing for clinical management [J]. Cancer,2016,122(24):3838-3847.

[4] LI M L,ZHANG Z,LI X G,et al. Whole-exosome and targeted gene sequencing of gallbladder carcinoma identifies recurrent mutations in the *ErbB* pathway [J]. Nat Genet,2014,46(8):872-876.

[5] LI M,LIU F,ZHANG F,et al. Genomic *ERBB2/ERBB3* mutations promote PD-L$_1$-mediated immune escape in gallbladder cancer:a whole-exosome sequencing analysis [J]. Gut,2019,68(6):1024-1033.

[6] KUMARI N,CORLESS C L,WARRICK A,et al. Mutation profiling in gallbladder cancer in Indian population [J]. Indian J Pathol Microbiol,2014,57(1):9-12.

[7] STEPHENS P,WANG K,PALMA N A,et al. Comprehensive genomic profiling of gallbladder adenocarcinoma and frequent genomic-derived targets of therapy [J]. J Clin Oncol,2014,32(15):4142-4142.

[8] ROA I,DE TORO G,SCHALPER K,et al. Overexpression of the *HER2/neu* gene:a new therapeutic possibility for patients with advanced gallbladder cancer [J]. Gastrointest Cancer Res,2014,7(2):42-48.

[9] MIYAHARA N,SHODA J,KAWAMOTO T,et al. Interaction of *Muc4* and *ErbB2* in a transgenic mouse model of gallbladder carcinoma:potential pathobiological implications [J]. Oncol Rep,2014,32(5):1796-1802.

[10] HOLCOMBE R F,XIU J A N,PISHVAIAN M J,et al. Tumor profiling of biliary tract carcinomas to reveal distinct molecular alterations and potential therapeutic targets [J]. J Clin Oncol,2015,33(3):285.

[11] JIAO Y,PAWLIK T M,ANDERS R A,et al. Exosome sequencing identifies frequent inactivating mutations in BAP1,ARID1A and PBRM1 in intrahepatic cholangiocarcinomas [J]. Nat Genet,2013,45(12):1470-1493.

[12] CHURI C R,SHROFF R,WANG Y,et al. Mutation profiling in cholangiocarcinoma:prognostic and therapeutic implications [J]. PLoS One,2014,9(12):e115383.

[13] ROSS J S,WANG K,JAVLE M M,et al. Comprehensive genomic profiling of biliary tract cancers to reveal tumor-specific differences and frequency of clinically relevant genomic alterations [J]. J Clin Oncol,2015,33(15):4009.

第十一章

胆囊癌围手术期准备

第一节　手术安全性评估

根治性手术切除是治疗胆囊癌的首选方法,而胆囊癌的手术可能还会涉及肝脏切除、胆道切除与重建、肝门区血管处理和淋巴结清扫,是普外科最复杂的手术之一,因此有必要在术前认真进行手术安全性评估。

一、术前影像学评估和手术规划

手术的评估首先是评估局部病变及手术范围,最重要的是根据影像学检查,并结合自己的专业知识和临床经验,对脉管结构的解剖和肿瘤的进展范围做出准确判断,据此进行手术可切除性评估和手术方案设计。辅助检查技术的快速发展显著提高了术前评估的准确性。目前的影像学检查主要有如下几种:①B超和多普勒超声检查,初步了解肿瘤的位置、大小、性质及转移情况等信息,同时还可以了解肿瘤的血供情况,明确肿瘤与肝脏重要脉管的关系;②增强CT:可较为准确地了解肿瘤的形态、大小、边界、浸润程度、胆管梗阻的部位及转移情况等信息;③MRCP,了解胆道梗阻范围等信息;④正电子发射断层显像,该项检查有助于评估远处有无转移灶。

胆囊癌手术方式可能是单纯胆囊切除术,也可能是联合三肝叶切除、胰十二指肠切除、门静脉切除重建这样的巨创手术(图11-1)。完善的术前检查可以提供肿瘤和邻近组织解剖关系及侵犯情况的准确信息,有利于术前肿瘤可切除性的评估和手术方案的制订,使手术更加安全。

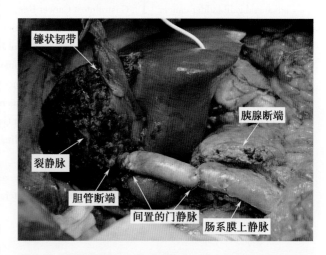

图 11-1　胆囊癌行右三叶肝切除、胰十二指肠切除、异体门静脉间置重建

二、剩余肝体积及储备功能的评估

保证手术安全的另一个重要因素是剩余肝体积及储备功能的评估。胆囊癌手术往往需要进行大范围的肝切除,对肝功能水平要求较高。但是有些患者经常在就诊前就已经发生阻塞性黄疸,这给肝功能造成了不同程度的损害。因而术前准确评估剩余肝体积及储备功能,对减少术后肝衰竭及其他相关并发症的发生具有重要意义。

近年来,三维重建技术得到了不断发展与应用,计算机辅助外科(computer aided surgery,CAS)技术也应运而生,使精准外科的推广有了更加可靠的保障。其中,计算机辅助手术规划系统(computer-assisted operative planning system)在目前应用最广泛,利用该系统可以进行预计切割平面设置和虚拟肝切除,可较为准确地计算出剩余肝体积。这些技术提高了评估肿瘤可切除性的准确性,是手术安全的重要保障。

对肝脏储备功能的评估目前有多种检测方法,常见的有 ICG 试验和 Tc- 乙二烯三胺五醋酸 - 半乳头人血清白蛋白显像技术(technetium galactosy human serum akbumin diet hylenetriamine pentaacetic acid injection,^{99m}Tc-GSA)。日本和中国的学者比较重视 ICG 试验,认为该试验是判断剩余肝脏储备能力的一个简单可信的指标,但是其缺点是受胆红素和血流影响,因此黄疸患者不适合该项检查。^{99m}Tc-GSA 显像技术将发射体层仪(emission computed tomograph,ECT)图像与 CT 图像进行多模态融合,从而实现对肝脏储备功能的数字化和立体化评估,且不受黄疸的影响,其临床价值日益受到重视(详见本章第四节)。

三、术前准备

根治性手术切除是胆囊癌获得较好疗效的唯一方式,近年来外科技术水平的提高也使手术方式呈现扩大化的趋势,使根治性切除率不断提高,但是术后并发症的发生率和手术死亡率却随之增加。如何在提高手术切除率与提高手术成功率之间寻求平衡,是外科医师共同面对的难题。积极充分的术前准备是外科手术的重要步骤,可有效减少术后并发症的发生率,提高手术切除率,增加手术安全性。

胆囊癌常伴有梗阻性黄疸,为增加手术的安全性,往往需要术前减黄。术前减黄可减轻梗阻引起的局段性胆管炎,改善预保留肝组织的功能并提高再生能力,有利于提高根治性手术的安全性和切除率,降低并发症发生率和死亡率。但是也应认识到术前减黄存在引起腹膜炎、胆管炎、出血等并发症的风险,而且较长的减黄过程可能会导致肿瘤进展,进而影响根治性切除。

在临床工作中,应根据联合肝切除情况、肝肾功能状况、黄疸程度及黄疸时间长短、胆道引流的难易度等因素决定进行术前减黄。减黄方式很多,主要分为胆道外引流和胆道内引流。常用的方法有经皮经肝穿刺胆管引流术(percutaneous transhepatic biliary drainage,PTBD)、内镜下鼻胆管引流术(endoscopic nasobiliary drainage,ENBD)及内镜胆道内支架术(endoscopic biliary stenting,EBS)。ENBD 并发症少,但是操作技术难度较大;EBS 可以提供足够的、快速的胆道引流,显著缩短减黄术和根治手术的时间间隔,但是术后发生胆管炎、胰腺炎等并发症的风险较高;PTBD 引流效果较好,并发症少于 EBS,但是其并发症类型比 EBS 严重,如胆瘘、出血、穿刺道肿瘤种植等。引流部位首选预留肝叶。胆道外引流会丢失大量胆汁,所以胆道外引流应结合胆汁回输和肠内营养,以减少术后并发症的发生,利于术后更好地恢复。

对于剩余肝体积和储备功能不足的患者需要进行选择性门静脉栓塞(selective portal vein embolization,SPVE)。SPVE 是通过栓塞病变侧的门静脉分支促使预留侧肝脏增生,使其体积增加达到安全比例,提高手术安全性。有学者报道,在针对胆囊癌施行联合大范围肝切除及胰十二指肠切除前常规进行 SPVE,可提高预留肝脏的储备功能以便应对术后高发的胰瘘、腹腔感染、出血等一系列并发症。

四、术前风险评估系统

近年来,随着患者选择标准的完善、肝胆外科技术的进步和围手术期管理水平的进展,胆囊癌手术安全性得到了很大的提高,使越来越多的老年人和以前认为不能手术的患者接受了手术。尽管胆囊癌的疗效有了很大改观,但是依然存在相当高的并发症发生率和病死率,因此术前做好全面风险评估,进一步做好围手术期相关并发症防治,已成为我们面临的重要临床和科学问题。

为提高胆囊癌手术的成功率,尽量降低术后并发症的发生,结合临床上常用的几种手术风险评估系统,本节简要阐释相关因素与胆囊癌手术术后并发症发生的相关性,指导临床工作者努力在术前去除这些因素以保证患者安全。

在临床麻醉和外科手术中,围手术期安全是影响外科治疗的最关键因素。对患者的基础情况、病情发展及手术时间、手术创伤和出血量等内容的术前准确评估,是正确选择麻醉和手术方式、预防和处理术中特殊情况的重要依据,且可有效减少术后并发症的发生率和死亡率。

术前风险评估在国内大多由麻醉医师采取术前访视的形式,对患者的基础疾病和各系统的情况进行评估,从而预估患者的麻醉和手术风险的大小。在国外,众多研究中也针对不同种类的手术,对各种相关因素进行分析与计算,建立了较规范且具体的数字化评估系统,通过这些评估系统对手术患者进行预后评估。近年来,这些风险评估系统受到了国内学者的关注。

围手术期安全性评估涉及的指标很多,消化外科往往包含但不仅限于以下诸多指标:患者年龄、性别、是否急诊入院、BMI、体重的减少、肾衰竭情况、是否贫血、白细胞水平、是否为 1 型或 2 型糖尿病、有无心脏病史、有无临床表现或组织学表现为肝硬化情况、有无神经系统疾病历史、肺疾病史及是否需要支气管扩张类药物的治疗或住院治疗、是否有癌症史、是否接受过化疗及放疗超过 6 个月、手术中是否只切除了部分组织器官、是否有内脏转移和癌扩散情况、外科手术的类型(开腹手术或腔镜手术)、手术期间是否输血超过四个单位体积、手术的具体部位(结直肠、肝及胆道、食管和胃肠、胰腺)、手术时间是否超过 5 小时、腔壁术后并发症(包括脓肿、血肿和切口疝)、腔内术后并发症(脓肿、腹膜炎、出血和吻合处渗漏)等。

对于胆囊癌尚缺乏专门的手术安全性评估系统,在这里简单介绍一下临床上现有的广泛应用的手术安全性评估系统,以供参考,同时指导在临床实践中开发更全面合理的胆囊癌手术专用手术安全性评估系统。

(一) POSSUM 评分系统

生理学和手术严重性评分(physiological and operative severity score for enumeration of mortality and morbidity,POSSUM)是 1991 年由 Copeland 等建立,已被普通外科、骨外科、泌尿外科、神经外科等临床外科实践证明在预测术后并发症发生率和死亡率方面有较高价值。其中包括 12 项独立预后因素(年龄、心脏征象、呼吸系统、收缩压、脉搏、Glasgow 评分、血红蛋白、白细胞计数、血尿素氮、钠离子、钾离子、心电图)和 6 项手术因素(手术范围、手术种类、总出血量、腹腔污染、恶性肿瘤所见、手术方式),并根据上述指标的严重程度分为 1 分、2 分、4 分、8 分,以 8 分为最严重。

该系统在建立过程中,收集大量接受骨科手术、血管外科手术、头部和颈部手术,以及胃十二指肠、结直肠手术患者的可能影响术后恢复的 35 个不良因素进行监测,通过多变量分析,同时考虑手术相关危险因素,经过临床前瞻 6 个月的试行,证实有较高的预测价值。

在肝胆外科方面,POSSUM 评分亦同样具有应用价值;Tambyraja 等进行了一项研究,利用 POSSUM 评分对 80 岁以上接受腹腔镜胆囊切除术的患者手术风险进行预测评估,结果显示,POSSUM 评分能很好地预测手术并发症发生率。另外一项关于肝移植术后不良事件的研究也证实了 POSSUM 评分对术后不良事件有预测价值。

(二) P-POSSUM 系统

针对 POSSUM 系统过高预测病死率的情况,有研究者通过对大于 10 000 例住院接受手术治疗的患者进行分析后,在保留 POSSUM 评分系统的原有评测项目的基础上,利用线性回归方法改进了术后病死率的预测公式,提出了新的 Portmourth POSSUM(P-POSSUM)评分系统。

P-POSSUM 系统与 POSSUM 系统相比,更能准确地预测手术患者的术后病死率,其预测值较 POSSUM 更接近于实际观察值,故该系统建立后在普通外科、神经外科、胸外科等领域得到广泛应用。

2004 年香港学者评估成人肝切除手术风险的研究结果显示,P-POSSUM 评分对成人肝癌患者肝切除术手术死亡率具有准确的预测能力。Tamijmarane 等利用 P-POSSUM 评分系统对 241 例行胰十二指肠切除术的胰腺癌患者进行术后并发症评价,预测结果与实际情况具有良好一致性,证明该系统对合理选择手术方式具有一定的指导性。

(三) APACHE Ⅱ 评分系统

APACHE Ⅱ 评分系统(acute physiology and chronic health evaluation Ⅱ,APACHE Ⅱ)是 Knaua 等在 APACHE Ⅰ 的基础上进行精简并重新评估和修订于 1985 年提出来的。

APACHE Ⅱ 由 3 部分组成:急性生理学评分(acute physiology score,APS,由 12 项生理参数构成)、年龄

评分、慢性健康状况评分。该评分系统要求所选参数应为入 ICU 后 24 小时内最差值。该选择方式是否最佳,目前暂无大规模临床验证。但 Knaua 等认为,如果 APACHE Ⅱ 能在急诊或患者刚入院时进行评定,其意义将会更大。因为这样能最大限度地消除治疗对结果的影响或干扰。目前多数学者仍趋向对患者进行连续或更长时间的动态评分以期能更有效地预测病死率,但关于此方面的研究报道还较少。

APACHE Ⅱ 系统已被认为在预测择期和急诊手术或良恶性肿瘤患者手术风险方面具有较高价值。但是,该系统忽视了患者的营养状况、心血管疾病的表现,如急性缺血性心电图改变、术前患者严重的心律失常表现或近期心肌梗死的病史等能增加手术风险的因素,存在明显的不足。

第二节　营养评估

良好的营养状态和充分的营养支持可以使患者恢复免疫、支持合成代谢、减弱损伤分解代谢反应,同时将术后并发症发生率和死亡率降至最低。对于胆囊癌手术患者,营养支持可以改善组织器官功能、减轻缺血和再灌注引起的组织细胞损伤,并在术后提供最佳支持促进组织细胞功能恢复和再生。

临床上,胆囊癌患者往往存在营养不良。如果患者合并严重的营养不良,将会增加围手术期并发症发生率和死亡率的风险。合并糖尿病的患者,营养不良风险会有所增加。大量的临床实践和研究证明,改善患者的营养状况可能与预后改善有关。因此如何评价患者营养的状态,鉴别出营养不良的患者,进一步通过肠内肠外营养予以支持,对于改善患者预后十分重要。

营养评估的方法很多,临床上常用的评估参数,如体重、BMI 和白蛋白水平,并不可靠。评价患者的营养状态涉及的方面很多,应该涵盖以下几个主要方面:①临床和饮食病史;②评估肌肉质量和强度;③检测血清白蛋白、C 反应蛋白和前白蛋白含量;④监测维生素和矿物质缺乏;⑤确定营养需求。对于病史主要关注患者的饮食习惯和摄入量改变,如前一个月体重下降情况、6 个月内是否饮酒、黄疸持续时间及排便习惯的改变。

一、营养风险指数

营养风险指数(nutritional risk index,NRI)是由美国退伍军人事务处肠外营养组制订,主要基于血清白蛋白及当前体重与标准体重比值而得出风险评分(表 11-1)。作为一种反映营养风险和预测预后不良的评分系统已经得到了广泛验证。NRI 使用简单,可以确定术中梗阻性黄疸患者的高风险亚组。在一项研究中发现梗阻性黄疸和 NRI<83.5 的患者术后死亡和住院时间延长的风险显著增加,但并发症发生率并没有增加。

表 11-1　营养风险指数

营养风险指数 =1.519× 血清白蛋白浓度 (g/dl)+ ［41.7× 现在体重 (kg)/ 平常体重 *(kg)］
>100:无营养不良
97.5~100:轻度营养不良
83.5~<97.5:中度营养不良
<83.5:重度营养不良

注:* 平常体重指疾病前 6 个月及以上的稳定体重。

二、营养风险评分

营养风险评分(nutritional risk score,NRS)最初是由欧洲肠外肠内营养学会于 2002 年制订的评分系统,包括患者年龄、手术前一周食物摄入、体重减轻、BMI 和潜在疾病的严重程度(表 11-2)。对 100 多个营养对照试验的回顾性分析证明 NRS 是可靠的、可重复的,NRS 能够识别那些被认为营养不良、并发症明显增多及住院时间较长的患者。

老年人和癌症患者使用血清白蛋白、BMI 和体重减轻进行术前筛查。当出现以下任何特征时,提示营养风险严重,会增加围手术期并发症和死亡的风险:BMI>18.5kg/m^2,白蛋白 <3.0g/dl,或在过去 6 个月内平均体重减轻超过总体重的 10%。在老年患者中,严重营养不良是独立危险因素,往往只能接受局部或其他姑息性治疗。

表 11-2　营养风险评分

疾病评分	1 分:髋骨骨折□　慢性疾病急性发作或有并发症者□　COPD□　血液透析□　肝硬化□　一般恶性肿瘤患者□　糖尿病□
	2 分:腹部大手术□　脑卒中□　重度肺炎□　血液恶性肿瘤□
	3 分:颅脑损伤□　骨髓移植□　APACHE 评分 >10 分的 ICU 患者□
营养评分	1. BMI(kg/m^2)<18.5(3 分)□
	注:因严重胸腔积液、腹水、水肿得不到准确 BMI 值时,无严重肝肾功能异常者,用白蛋白替代(按 ESPEN 2006)＿＿(g/L)(<30g/L,3 分)
	2. 体重下降 >5% 是在
	3 个月内(1 分)□　2 个月内(2 分)□　1 个月内(3 分)□
	3. 一周内进食量较从前减少
	25%~50%(1 分)□　51%~75%(2 分)□　76%~100%(3 分)□
年龄评分	年龄 >70 岁(1 分)□　年龄 <70 岁(0 分)□
	得分(　　)
说明	对于表中没有明确列出诊断的疾病参考以下标准,依照调查者的理解进行评分。
	1 分:慢性疾病患者因出现并发症而住院治疗;患者虚弱但不需卧床;蛋白质需要量略有增加,但可通过口服补充来弥补
	2 分:患者需要卧床,如腹部大手术后;蛋白质需要量相应增加,但大多数人仍可以通过肠外或肠内营养支持得到恢复
	3 分:患者在加强病房中靠机械通气支持;蛋白质需要量增加而且不能被肠外或肠内营养支持所弥补,但是通过肠外或肠内营养支持可使蛋白质分解和氮丢失明显减少
临床计划	1. 总分值≥3 分(或胸腔积液、腹水、水肿且血清白蛋白 <35g/L 者):患者处于营养不良或营养风险,需要营养支持,结合临床,制订营养治疗计划
	2. 总分值 <3 分:每周复查营养风险筛查。以后复查的结果如果≥3 分,即进入营养支持程序
	3. 如患者计划进行腹部大手术,就在首次评定时按照新的分值(2 分)评分并最终按新总评分决定是否需要营养支持(≥3 分)

注:COPD. chronic obstructive pulmonary disease,慢性阻塞性肺疾病;BMI. 体重指数。

三、主观全面评定

主观全面评定(subjective global assessment,SGA)通过分析患者主观报告的营养健康状况来评估患者的营养情况(表 11-3)。SGA 涵盖的元素包括饮食摄入、体重减轻、功能改变、肌肉萎缩状况、下肢水肿和胃肠道症状。营养不良的严重程度由受过培训的专门检查人员进行评分,对围手术期风险进行分类。SGA 优点是不受液体滞留或腹水影响,但存在一定的主观性和观察者异质性,与患者记忆和检查者培训程度有关,需要结合其他生化标志物一起使用。

表 11-3　主观全面评定

指标	标准		
	正常	中度营养不良	重度营养不良
近 6 个月体重下降	<5%	5%~10%	>10%
膳食摄入	>90% 需要量	70%~90% 需要量	<70% 需要量
消化道症状	无	间歇性	每天有,可超过 2 周
体力情况	正常	下降	卧床

续表

指标	标准		
	正常	中度营养不良	重度营养不良
病变情况	静止	介于静止与活动之间	急性期
皮下脂肪	正常	下降	显著下降
肌肉质量	正常	下降	显著下降
直立性水肿	无	轻微	明显
腹水	无	轻微	明显

四、营养不良通用筛查工具

营养不良通用筛查工具（malnutrition universal screening tool，MUST）评分与 SGA 评分高度一致，应用于评估患者的营养风险（图 11-2）。MUST 评分评估系统应用身高、BMI、体重减轻和持续时间超过 5 天的急症评分，在此期间患者可能没有营养摄入。与 NRI 和 SGA 不同，MUST 使用简单，可以快速执行（通常 <5 分钟），而且成本较低，由 MUST 确定的营养不良是术后并发症增多的一项独立危险因素。

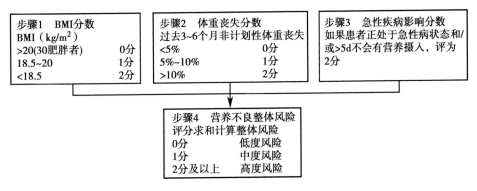

图 11-2 营养不良通用筛查工具

五、格拉斯哥预后评分

格拉斯哥预后评分（Glasgow prognostic score，GPS）用来量化恶性肿瘤的全身炎症反应的大小，最初作为生存标志引入（表 11-4）。GPS 根据是否存在低蛋白血症（<35g/L）或 C 反应蛋白升高（>10mg/L）把患者评为 0 分、1 分或 2 分。GPS 已被证明可预测癌症患者生存率，并与营养不良、体重减轻、围手术期并发症发生率增加和预后不良密切相关。尽管用 GPS 无法确切解释营养和全身炎症之间的关系，但是可以很好地预测肝胆手术患者的预后。

表 11-4 格拉斯哥预后评分

指标水平	评分
C 反应蛋白（>10mg/L）和低蛋白血症（<35g/L）	2
C 反应蛋白（>10mg/L）或低蛋白血症（<35g/L）	1
C 反应蛋白（<10mg/L）和白蛋白正常（>35g/L）	0

第三节 重要脏器功能评估

胆囊癌手术前对患者重要脏器功能的评估非常重要，本节讨论除肝功能外的重要脏器功能评估。

一、心脏功能评估

围手术期心脏并发症是一个重要问题。术前评估的第一步是充分识别围手术期有心脏事件风险的患者。临床病史、体检和基线心电图检查通常可以提供足够的数据来估计心脏风险。状态稳定的患者心脏风险的评估可以依据 Lee 的修订心脏风险指数（Lee's revised cardiac risk index，LRCRI），该指数是一个简单的指数，可确定 6 个独立的风险因素，以百分比的形式提供心脏并发症的风险。

围手术期主要心脏事件（perioperative major cardiac event，PMCE）定义为术后 30 天内的心脏死亡、心肌梗死（myocardial infarction，MI）或肺水肿。一些患者心脏存在明显的危险因素，除非是急诊，一般都不进行手术；但是大多数患者 PMCE 的危险因素并不明显，LRCRI 预测能力一般。冠状动脉 CT 无阳性发现的患者发生围手术期心脏事件的风险往往较低，有学者建议术前对可疑患者增加此项检查。

心功能状态可以用代谢当量来表示，也可以简单地用不能进行各种活动来表示，如爬两层楼梯或走四个街区。围手术期心脏评估的传统观点是评价冠状动脉有无狭窄，若存在冠状动脉明显狭窄需要重建冠状动脉血供。现在的评估更倾向于预防心肌供氧不足和治疗冠状动脉斑块。目前公认的观点是对存在心肌供血不足的患者应进行术前心脏测试、心脏支架植入和冠状动脉血供重建。

对于冠状动脉性疾病患者，需要充分考虑以下几个因素：患者是否有活动性心脏病？手术是否为计划手术，低风险还是高风险？心功能是否良好？是否需要进一步测试？是否有缺血性心脏病、充血性心力衰竭、脑血管疾病、肾功能不全病史？以确定患者可以接受的手术风险，或是否需要在术前进行进一步测试或围手术期进行药物干预。

对有乙醇滥用史的患者，心脏评估需要强调对心肌功能的评估。乙醇引起的心肌病有两种基本类型：收缩功能受损导致的左心室扩张和顺应性降低导致的左心室肥大，其收缩功能正常或增加。

二、肺功能评估

尽管医学在快速发展，但呼吸系统疾病患者在术后发生肺部并发症（postoperative pulmonary complications，PPC）的风险仍在增加。PPC 在肝胆外科术后发生频率和严重程度上与心血管疾病并发症相仿。在研究 PPC 的危险因素时，存在许多局限性，但也有一些一致的模式。PPC 重要危险因素包括肺部疾病、吸烟、术前动脉血氧饱和度低、前一个月急性呼吸道感染、年龄、术前贫血、手术部位（上腹部，尤其是膈肌附近，或胸内手术是最高风险）、手术持续时间 2 小时以上、急诊手术等。

虽然先前存在的肺部疾病可以使患者 PPC 风险增加，但尚未明确肺功能手术禁忌的具体标准。肺功能测试和动脉血气分析都不能预测风险。因此，这些术前检测试验仅用于提示术前是否需要优化肺功能状态，比如决定是否在术前全身应用皮质类固醇或围手术期应用抗生素治疗，或者应该推迟手术，以便使肺功能得到更好地优化。

最大心肺运动试验是一种无创的客观试验，用于测量患者的无氧阈值。功能差，尤其是厌氧阈值低，与术后并发症和死亡高风险相关。此项测试费用较贵，但是肺功能差的患者可从心肺储备测试中获益，以确定并发症风险。但是最近一项研究表明，心肺运动测试不应作为胆囊手术的禁忌。减少 PPC 的潜在干预措施包括戒烟、术前运动训练、早期运动、术后肠内营养和合理镇痛。

肥胖给手术带来了巨大的挑战，但肥胖本身并不是 PPC 的一个重要危险因素，不应成为手术的禁忌。但是当肥胖患者有以下 3 个或 3 个以上的指标时——腹部肥胖、三环类药物应用增加、高密度脂蛋白降低、胆固醇升高、高血压和糖耐量升高，患者 PPC 的发生率增加。肥胖患者有患多种呼吸紊乱的风险，包括阻塞性睡眠呼吸暂停（obstructive sleep apnea，OSA）、肥胖通气不足综合征和限制性损伤。体重的增加也会导致耗氧量和二氧化碳的增加。考虑到肥胖和 OSA 与多种疾病的关联性，增加了静脉血栓、肺栓塞、高血压、脑血管意外、心肌病、心律失常和缺血性心脏病的风险，应在术前采取干预措施，以尽量减少并发症的风险。

三、肾功能评估

肾功能术前评估也是围手术期评估的一项重要内容，尤其是肾储备功能。肾储备功能下降的患者，通常无明显临床表现,但是麻醉和手术可能导致急性肾衰竭的危险性增加,甚至在术后很长时间内发展为慢性肾功能不全甚至肾衰竭。因此,术前对患者进行肾储备功能评估对手术的时机、麻醉的管理及术式的选择具有重要意义。

目前临床上主要以肌酐(creatinine,Cr)和血尿素氮(blood urea nitrogen,BUN)作为术前肾功能评估的重要指标,但是二者容易受到诸多因素的影响,如蛋白摄入量、消化道出血等;并且当肾小球滤过率(glomerular filtration rate,GFR)明显下降时,这些指标才会出现明显变化。比如当 GFR 下降到 1/2 时 BUN 才升高,GFR 下降到 1/3 时 Cr 才明显升高。

近年来一些新的标志物,如 Cys C、NGAL、Kim-1 等可以早期识别肾功能损害,尤其是 Cys C,对术后发生急性肾衰竭有很好的预见作用。Cys C 称为血清胱抑素 C,是一种半胱氨酸蛋白酶抑制剂,广泛存在于各种组织的有核细胞和体液中,循环血液中的 Cys C 仅通过肾小球滤过而被清除,其浓度由肾小球滤过决定,不受性别、年龄、饮食、肌肉量等因素的影响。当肾功能受损时,Cys C 在血液中的浓度随着 GFR 的下降出现升高。根据 Cys C 的浓度可以推测 GFR 的损害程度,决定术前对肾功能进行必要的干预。

影像学检查在肾病诊断及肾功能评估中也发挥着重要作用。CT 和 MRI 都可以提高术前肾病的检出率,有利于肾功能的判断。随着技术的发展,一些多模态的影像技术也应用于评估肾功能。核医学肾动态显像的技术可以描记肾图,用来精准评估单肾和双肾功能。

第四节　肝脏储备功能评估

胆囊癌患者获得长期生存的最有效、最可靠的手段仍然是以规范化根治性切除为核心的综合治疗。术前需要根据肿瘤的 TNM 分期、肝脏及其他重要脏器的功能,以及患者的全身情况来进行综合评估,以确定切除范围和手术方式,制订安全和合理的手术预案。除少数原位癌等早期患者外,多数患者的手术均会涉及不同范围的肝脏切除(如胆囊床附近 2cm 范围的肝脏切除、S_{4b}+S_5 段肝切除、右半肝切除及右三叶切除);部分手术可能会涉及周围脏器切除(如联合部分结肠、十二指肠、右侧肾脏,甚至胰十二指肠切除);同时部分患者合并有不同程度的梗阻性黄疸。合并不同切除范围及不同程度的梗阻性黄疸的手术对患者术前肝功能的要求是不同的,术前对肝功能特别是肝脏储备功能的精确评估是制订合理手术方案、确保手术安全、减少围手术期并发症的关键措施。

肝脏储备功能一般是指应激和伤病状态下肝脏应对生理负荷增加的额外潜能,即除了机体的基本生理需求(代谢、合成、解毒等)外的创伤修复和肝脏再生等能力。精确评估肝脏储备功能的目的是更加准确地评估患者能否安全地耐受肝切除手术及术后并发症的风险。

一、肝功能评估的主要方法

常用的肝功能检查和评估的方法较多,大体可分为以下几类。

(一)常规的肝功能及生化指标

常用指标包括:ALT、AST、γ 谷氨酰转肽酶、血清胆碱酯酶、胆红素、白蛋白、前白蛋白及凝血酶原时间等。

(二)肝功能综合评分系统

常用的评分系统包括 Child-Push 评分系统、MELD 评分系统等。

(三)肝细胞代谢排泌功能的测定

主要包括动脉血酮体比、胰高血糖素负荷试验、吲哚菁绿(indocyanine green,ICG)试验、利多卡因代谢试验、碳 -14- 氨基比林呼气试验、半乳糖清除率等。临床较常用的是 ICG 实验。

(四)肝体积

临床常用肝脏物理体积及功能性肝体积

(五)区域性肝功能

如近年来正在临床试用的以锝 -99m 标记的半乳糖化人血清白蛋白(^{99m}Tc-GSA,galactose human serum albumin)及锝 -99m 标记的二乙撑三胺五乙酸(^{99m}Tc-DTPA，diethylene triamin epenta aceticacid)的单光子发射计算机断层成像(singlephoton emission computed tomography，SPECT)进行的区域性肝功能测定试验。

二、肝功能生化指标及综合评分系统

(一) 肝功能及常规生化指标

肝脏生化检查是评估肝功能最基本的重要指标。由于肝功能的多样性，这些指标仅反映肝脏的损伤程度或某一单项功能，并常常受到非肝脏因素的影响，并不能全面、准确地反映整体肝脏的功能。许多非肝疾病也可引起这些指标的异常，如：营养不良和肾病可导致白蛋白降低；败血症、长期胃肠外营养、溶血可导致胆红素升高；肌病可致 ALT 及 AST 升高；维生素 K 缺乏、脂肪泻可致凝血酶原时间延长。因此这些单个指标往往也不能准确地反映肝功能储备和代偿能力，如少量的肝细胞受损或区域胆道梗阻可能会引起肝系及胆系酶的大幅变化。

肝功能检查指标繁多，多数不能互相代替，片面或孤立地根据少数指标判断整体肝脏储备功能可能存在很大的误差。因此，人们尝试将这些指标综合应用(如 Child-Pugh 和 MELD 评分)，希望可以较准确地判断肝脏储备功能。

(二) 肝功能综合评分系统

1. Child-Pugh 评分系统   该评分系统综合了胆红素、凝血指标、白蛋白及腹水和肝性脑病等因素，简便实用(表 11-5)，已广泛应用于肝硬化患者预后、肝叶切除及肝脏介入术的术前评估。对于合并肝硬化或纤维化背景的肝脏是一个较为可靠的评估肝脏储备功能的方法。Child-Pugh A 级和较好的 Child-Pugh B 级病例可行部分肝脏切除手术，Child-Pugh C 级多不推荐肝切除。

表 11-5   Child-Pugh 评分系统

评估指标	1 分	2 分	3 分
白蛋白 /(g·L^{-1})	>35	28~35	<28
胆红素 /(mg·dl^{-1})	<2	2~3	>3
凝血酶原时间延长 /s	0~4	5~6	>6
INR	<1.7	1.7~2.3	>2.3
腹水	无	少	中等
肝性脑病	无	1~2 度	3~4 度

注：INR：international normalized ratio，国际标准化比值。

但 Child-Pugh 分级评分也有一定局限性：评分中使用了腹水和肝性脑病等主观性较大且易受人为因素影响的指标；评分系统跨度较大，分级相对粗糙，在同一分级内的患者，病情严重程度可能差别较大；未纳入肝肾综合征、消化道出血和严重感染等可能直接危及生命的肝病并发症指标；对重症患者的严重程度的区分存在困难。因此在临床工作中不能非常精确地评估硬化肝脏切除的安全限量，通常需结合其他指标进一步综合评价。

2. MELD 评分系统   MELD=3.8ln［胆红素(mg/dl)］+11.2ln(INR)+9.6ln［肌酐(mg/dl)］+6.4(病因：胆汁性或酒精性肝硬化为 0，其他为 1)。

该评分系统除了考虑胆红素、凝血指标外，也考虑了肾功能的影响。与 Child-Pugh 评分系统相比有以下优点：①MELD 评分的主要指标均为客观的实验室数据；②分值连续，对病情轻重的判断较 Child-Pugh 分级评分更好；③其评分的计算采用了对数方式，弱化了极端数据的影响。

MELD 评分可以用来预测肝硬化肝切除术后肝衰竭的发生：当 MELD>11 时，术后出现肝衰竭的概率较高；MELD<9 时，术后并发症发生率较低。同时对于肝切除术后患者，若术后 3~5 天 MELD 评分进行性升高，则出现肝衰竭的可能性大大增加。

MELD 评分亦存在一定的局限性：①血清胆红素、肌酐和 INR 受患者疾病状态(如感染、维生素 K 缺乏及利尿药物等)的影响较大;②评分未包括任何临床症状的判断及肝硬化门静脉高压的致命并发症等因素,并不能全面反映肝脏的实际损伤程度;③MELD评分对终末期肝病患者3个月生存率的判断较为准确,临床上主要用于肝病严重程度的分级,决定肝移植候选名单顺序,通常不用于肝切除安全量的精确评估。

三、肝细胞代谢排泌功能评估

肝细胞代谢排泌功能试验方法较多,多数因操作烦琐而未能在临床普及。以脉动式ICG分光光度仪分析替代传统ICG化学检测是目前测量肝功能较为简便且准确的方法。

ICG是一种合成的红外感光深蓝绿色染料,在血液中与血清蛋白(白蛋白B-脂蛋白)结合,被肝脏特异摄取,然后以游离形式分泌到胆汁,不参加肝肠循环和生物转化,经肠排出体外。ICG排泄的快慢取决于肝功能细胞团总数和有效入肝血流量,因而ICG试验可以较精确地实时反映患者肝功能的代偿能力。ICGrl5是常用指标。一般认为ICGRI5≤14%可以安全实施较大块的肝脏切除。

然而,由于ICG与人体胆红素存在类似的代谢通路,有较强的竞争抑制关系,在胆道梗阻或胆红素代谢障碍等情况下,该试验无法准确反映肝脏潜在的处理ICG能力。同时ICG试验也容易受到肝脏血流(如门静脉癌栓、选择性门静脉栓塞术后及肝局部血流变异等)及血管扩张药等的明显影响,因此,对于合并梗阻性黄疸的胆囊癌患者来说,单独应用并不合适。很多学者选择术前进行PTBD或胆道支架将血清胆红素降到相对正常的水平后再用ICG试验评估肝脏的储备能力。

四、肝体积评估

机体所需的理想肝体积除了维持基本生理需求外,还需要满足创伤修复和肝脏再生等需求。理想肝体积可由标准肝体积(standard liver volume,SLV)来估计,它取决于患者的身高及体重。一般用Urata等建立的成人SLV经验公式和DuBois体表面积经验公式来计算。而实际的肝体积测量可以通过CT/MRI图像手动描绘测量或计算机三维重建技术获得。各个肝叶、肝段的体积可根据肝内脉管走向计算。必须强调的是,功能性肝体积计算应该是有完整脉管结构(或外科学上可以重建的脉管结构)的肝叶/段/亚段,即必须有完整肝动脉及门静脉血供、充足的肝静脉流出系统及充分胆道引流的肝体积。

在进行肝切除评估时,首先要确保必需功能性肝体积(essential functional liver volume,EFLV)。EFLV是指正常或病理状态下维持肝功能充分代偿所需的最小功能性肝体积,主要取决于功能性肝细胞的数量(体积)和肝细胞的功能状态。个体所需的EFLV差异很大,在无肝硬化、梗阻性黄疸、脂肪肝等合并症即肝功能正常的状态下,EFLV一般占理想肝体积的20%~30%。肝脏切除安全限量(safety limit of liver resection)是指仅保留EFLV的肝脏切除最大允许量。因此,精准评估患者所需的最小预留肝体积可以得到肝脏安全切除最大限量。

五、区域性肝功能评估

前述的评价指标几乎都是评估肝脏的整体功能,而对预留区域的肝功能本身几乎没有提供直接信息。同位素影像技术的发展正好弥补了不足,最常用的评估指标是 ^{99m}Tc-GSA 及 ^{99m}Tc-DTPA。

^{99m}Tc-GSA 是去唾液酸糖蛋白类似物,对去唾液酸糖蛋白受体——一种存在于人活性肝细胞表面的特异性受体具有特异性亲和力。用 ^{99m}Tc 标记的 ^{99m}Tc-GSA 通过特异受体介导进入肝细胞,不被内皮细胞、库普弗细胞所摄取,且不受胆红素水平和胆道梗阻的影响,能很好地反映功能性肝细胞的数量。用核素肝胆显像+SPECT能动态观察肝细胞摄取、代谢、排泄等功能,还可通过放射-时间曲线定量分析肝细胞功能。而将SPECT与CT(或PET/CT)图像融合处理后,就可定量地分析目标区段的肝细胞数量和肝摄取功能,进而在真正意义上对区域性肝功能体积进行定量推断。这应该是具有良好应用前景的肝功能评价方法。 ^{99m}Tc-DTPA 的作用机制与之类似。

应用 ^{99m}Tc-GSA 等试验发现同一机体不同区域肝功能在病理状态下的肝功能损害和再生能力是有别的。笔者的初步应用表明,肝损害不均匀(选择性门静脉栓塞、经股动脉插管肝动脉栓塞化疗术或放射治疗)时,ICG 不能准确评估全部或部分梗阻性黄疸(伴有胆管癌栓的肝细胞癌、侵及不同区段的肝门部胆管癌及区域性肝内胆管结石)及区分体内不同来源肝功能(双供肝及辅助性肝移植时独立肝段的功能)的患者,而应用 ^{99m}Tc-GSA 等试验能有助于精准地显示其不同区域的独立的肝功能。但由于药代动力参数计算复杂及缺乏中国人正常参考值,该试验尚需要临床的进一步验证和完善。

六、肝脏切除安全限量的综合评估

将肝脏储备功能检查与体积结合起来,建立系统化的决策体系已成为精准评估肝功能的大趋势。东京大学 Makuuchi 教授(图 11-3)及苏黎世大学学者(图 11-4)等将常规生化、ICG 试验、预留肝体积等要素有机地结合,建立了较为完善的肝切除肝功能评估体系。

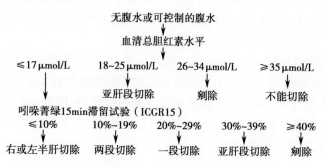

图 11-3　东京大学 Makuuchi 教授肝切除评估决策树

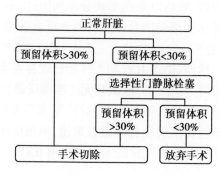

图 11-4　苏黎世大学正常肝实质肝切除评估决策树

但东京大学方案的不足在于单纯的胆红素、腹水尚不能较完整反映出肝脏储备功能(需要与 Child-Pugh 评分结合);在解剖学上,肝段体积并非恒定不变的,可能因病理因素而变化(如肝内胆管结石、一侧门静脉癌栓形成、术前肝动脉栓塞化疗等导致的增生或萎缩),因而单纯以肝段代替剩余肝体积评估有一定偏差。

苏黎世大学方案常用于正常肝实质肝切除限量的评估。由于中国人常合并乙肝肝硬化及不同程度的门静脉高压,而轻度门静脉高压和部分较轻的 Child B 级患者并非肝切除的禁忌(图 11-5);同时因病肝可能有不同程度的萎缩,预留肝体积(future remnant liver volume,FRLV)所占比值仅反映预留肝体积与病肝总体积的占比,而与自身标准肝体积的比值似乎更能准确地反映预留肝量。国内学者尝试将 FRLV/SLV 概念引入,提出一个新的肝脏切除安全限量个体化评估决策树,并已正在进行临床验证(图 11-6)

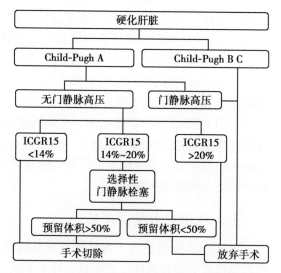

图 11-5　苏黎世大学肝硬化肝切除评估决策树

七、胆囊癌患者肝脏储备功能的个体化评估与手术规划

胆囊癌患者常常全身营养状态较差,部分合并黄疸,少数合并肝硬化;规划手术切除范围时要综合考虑各种因素的影响。应结合肿瘤的 TNM 分期、肝功能及重要脏器功能、患者的全身状态进行综合评估,指定个体化的手术预案。

如患者营养状况差、合并胆管炎、总胆红素 >200μmol/L 且同时需要大范围肝切除(切除肝 > 全肝体积 60%)时,可在术前进行减黄治疗和 / 或选择性栓塞预切除侧门静脉分支,待一般状态改善、胆红素水平下降至 200μmol/L 甚至 85μmol/L 以下,保留侧肝体积增大至 50% 以上再进行根治性手术。而当肿瘤

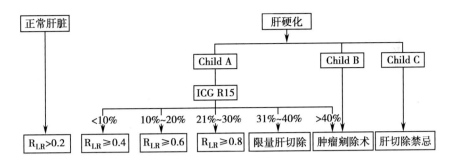

图 11-6 肝切除安全限量的个体化评估决策树

注：R_{LR}. standardized liver remnant ratio，标化的预留肝体积比。

局部浸润范围较大时，根治性手术常常需要大范围肝切除联合其他脏器切除，如右半肝联合胰十二指肠切除或需要重要血管的重建时，更需将血清胆红素降至接近于正常水平，以最大限度减少围手术期并发症的发生，最大限度保证患者的安全。若术前评估患者不能耐受根治性手术时，可制订安全的姑息性手术方案或非手术治疗方案，以期患者获得最理想的治疗效果。

肝功能的精确评估贯穿整个围手术期。术前对患者的体检和术中对肝脏的探查、快速病理及超声检查是肝功能评估的重要内容，结合术前评估可以进一步决定手术切除范围。

精准评估并不意味着可以忽视外科医师经验、临床观察和常规的肝功能检查。术后早期由于患者移动相对困难，术后肝功能评估会更多依赖常规的肝功能、凝血和生化检查及等。

总之，精确术前评估、精密手术规划、精细手术操作和术后管理，实现手术治疗的有效性、安全性和微创化，达到最佳统一的终极目标是使胆囊癌患者的获益最大化。

（项灿宏　段伟东）

参考文献

[1] DONG J,YANG S,ZENG J,et al. Precision in liver surgery [J]. Semin Liver Dis,2014,33(3):189-203.

[2] XIANG C,LIU Z,DONG J,et al. Precise anatomical resection of the ventral part of Segment Ⅷ [J]. Int J Surg Case Rep,2014,5(12):924-926.

[3] KOKUDO T,HASEGAWA K,SHIRATA C,et al. Assessment of preoperative liver function for surgical decision making in patients with hepatocellular carcinoma [J]. Liver Cancer,2019,8(6):447-456.

[4] XIANG C,CHEN Y,SHAO M,et al. Three-dimensional quantitative evaluation of the segmental functional reserve in the cirrhotic liver using multi-modality imaging [J]. Medicine(Baltimore),2016,95(9):e2719.

[5] NAGINO M,KAMIYA J,NISHIO H,et al. Two hundred forty consecutive portal vein embolizations before extended hepatectomy for biliary cancer:surgical outcome and long-term follow-up [J]. Ann Surg,2006,243(3):364-372.

[6] EBATA T,YOKOYAMA Y,IGAMI T,et al. Portal vein embolization before extended hepatectomy for biliary cancer:current technique and review of 494 consecutive embolizations [J]. Dig Surg,2012,29(1):23-29.

[7] DUTTA S,HORGAN P G,MCMILAN D C. POSSUM and its related models as predictors of postoperative mortality and morbidity in patients undergoing surgery for gastro-oesophageal cancer:a systematic review [J].World J Surg,2010,34(9):2076-2082.

[8] LEUNG E,FERJANI A M,STELLARD N,et al. Predicting post-operative mortality in patients undergoing colorectal surgery using P-POSSUM and CR-POSSUM scores:a prospective study [J].Int J Colorectal Dis,2009,24(12):1459-1464.

[9] TAMBYRAJA A L,KUMAR S,NIXON S J. POSSUM scoring for laparoscopic cholecystectomy in the elderly [J]. ANZ J Surg,2005,75(7):550-552.

[10] POON J T,CHAN B,LAW W L. Evaluation of P-POSSUM in surgery for obstructing colorectal cancer and correlation of the predicted mortality with different surgical options [J]. Dis Colon Rectum,2005,48(3):493-498.

[11] LAM C M,FAN S T,YUEN A W. Validation of POSSUM scoring systems for audit of major hepatectomy [J]. Br J Surg,2004,91(4):450-454.

[12] TAMIJMARANE A,BHATI CS,MIRZA DF,et al. Application of Portsmouth modification of physiological and operative

severity scoring system for enumeration of morbidity and mortality(P-POSSUM) in pancreatic surgery[J]. World J Surg Oncol,2008,9(6):39.

[13] KNAUS W A,ZIMMERMAN J E,WAGNER D,P,et al. APACHE-acute physiology and chronic health evaluation:a physiologically based classification system[J]. Crit Care Med,1981,9(8):591-597.

[14] NAVED S A,SIDDIQUI S,KHAN F H. APACHE II score correlation with mortality and length of stay in an intensive care unit [J]. J Coll Physicians Surg Pak,2011,21(1):4-8.

[15] COHENDY R,GROS T,ARMAUD-BATTANDIER F,et al. Preoperative nutritional evaluation of elderly patients:the Mini Nutritional Assessment asa practical tool[J]. Clin Nutr,1999,18(6):345-348.

[16] WORLD SMALL ANIMAL VETERINARY ASSOCIATION NUTRITIONAL ASSESSMENT GUIDELINES TASK FORCE. 2011 nutritional assessment guidelines[J]. J S Afr Vet Assoc,2011,82(4):254-263.

[17] NEWMAN C S,CORNWELL P L,YOUNG A M,et al. Accuracy and confidence of allied health assistants administering the subjective global assessment on inpatients in a rural setting:a preliminary feasibility study[J]. Nutr Diet,2018,75(1):129-136.

[18] LOH K W,VRIENS M R,GERRITSEN A,et al. Unintentional weight loss is the most important indicator of malnutrition among surgical cancerpatients[J]. Neth J Med,2012,70(8):365-369.

[19] GLEN P,JAMIESON NB,MCMILAN D C,et al. Evaluation of an inflammation-based prognostic score in patients with inoperable pancreatic cancer[J]. Pancreatology,2006,6(5):450-453.

[20] 董家鸿,郑树森,陈孝平,等. 肝切除术前肝脏储备功能评估的专家共识(2011版)[J]. 中华消化外科杂志,2011,10(1):20-25.

[21] DU BOIS D,DU BOIS E F. A formula to estimate the approximate surface area if height and weight be known[J]. Nutrition.,1989,5(5):303-311.

[22] KOICHI U,SEIJI K,HIDEOSHI M,et al. Calculation of child and adult standard liver volume for liver transplantation[J]. Hepatology,1995,21(5):1317-1321.

[23] OHWADA S,KAWATE S,HAMADA K,et al. Perioperative real-time monitoring of indocyanine green clearance by pulse spectrophotometry predicts remnant liver functional reserve in resection of hepatocellular carcinoma[J]. Br J Surg,2006,93(3):339-346.

[24] MAKUUCHI M,KOSUGE T,TAKAYAMA T,et al. Surgery for small liver cancers[J]. Semin Surg Oncol,1993,9(4):298-304.

[25] DHILD C G,TURCOTTE J G. Surgery and portal hypertension[J]. Major Probl Clin Surg,1964,1:1-85.

[26] KAMATH P S,KIM W R. The model for end-stage liver disease(MELD)[J]. Hepatology,2007,45(3):797-805.

[27] CUCCHETTI A,ERCOLANI G,VIVARELLI M,et al. Impact of model for end-stage liver disease(MELD) score on prognosis after hepatectomy for hepatocellular carcinoma on cirrhosis[J]. Liver Transpl,2006,12(6):966-971.

[28] SHIRAI S,SATO M,NODA Y,et al. Incorporating GSA-SPECT into CT-based dose-volume histograms for advanced hepatocellular carcinoma radiotherapy[J]. World J Radiol,2014,6(8):598-606.

[29] SCHIANO T D,BODIAN C,SCHWARTZ M E,et al. Accuracy and significance of computed tomographic scan assessment of hepatic volume in patients undergoing liver transplantation[J]. Transplantation,2000,69(4):545-550.

[30] KIHSI Y,ABDALLA E K,CHUN Y S,et al. Three hundred and one consecutive extended right hepatectomies:evaluation of outcome based on systematic liver volumetry[J]. Ann Surg,2009,250(4):540-548.

[31] DE GRAFF W,VAN LIENDEN K P,VAN GULIK T M,et al. ^{99m}Tc-mebrofenin hepatobiliary scintigraphy with SPECT for the assessment of hepatic function and liver functional volume before partial hepatectomy[J]. J Nucl Med,2010,51(2):229-236.

第十二章

胆囊癌外科手术治疗

第一节　胆囊癌外科手术切除前可行性评估

手术治疗是胆囊癌首选的治疗方法。争取根治性切除是目前胆囊癌患者可能获得长期生存的唯一手段。不能手术切除的胆囊癌患者中位生存期极短,未见有 5 年生存报道。胆囊癌根治性切除术可行性评估内容主要包括原发病灶评估、淋巴结转移评估和手术耐受性评估三个方面;评估方式包括术前评估和腹腔镜 / 开腹探查、术中再次评估。

一、原发病灶评估

原发病灶评估主要依赖于影像学检查,包括超声、CT、MRI 等技术。各种影像学方法各有优缺点,在胆囊癌评估中需综合应用。原发病灶术前影像学评估的内容包括胆囊肿瘤部位、侵犯肝脏及邻近器官,以及周围管道情况、肿瘤生长方式等三个方面。

1. **超声**　超声是目前胆囊癌诊断的首选方法,主要表现为四种形式(图 12-1):①息肉型;②肿块型;③厚壁型;④弥漫型。B 超对胆囊癌的诊断准确率为 70%~80%,但无法准确评估肿瘤的分期和淋巴结转移情况。

2. **EUS**　EUS 不易受到腹壁脂肪、胃肠气体和邻近器官的干扰,可清晰地显示胆囊腔内肿块浸润层次及其周边累及情况、胆管形态、管壁层次及病变范围,更能提供关于胆囊癌定性诊断和侵犯深度的确切评价。EUS 引导下的细针穿刺术还可行细胞学穿刺病理活检。

3. **CT**　CT 对于判断肿瘤位置与大小,是否合并肝脏或胆管侵犯、血管受侵,是否有区域淋巴结转移及远处器官转移具有重要价值。最常见的表现是肿块形成(肿块型,40%~65%),其次是壁增厚(厚壁型,20%~30%)和腔内息肉样病变(腔内生长型,15%~25%)(图 12-2)。增强 CT 扫描时通常可以发现病变组织中的丰富血供,特别是通过观察动态强化过程能够明显发现肿瘤侵犯邻近器官及淋巴结转移的情况,为疾病分期和治疗提供重要的影像学资料。

4. **MRI**　MRI 增强可见胆囊内、胆囊壁强化软组织信号,能准确评估肿瘤局部浸润范围和提高病灶侵犯的检出率,多表现为 T_1WI 低信号、T_2WI 不均匀高信号,MRI 对于胆囊癌的诊断符合率最高(图 12-3)。MRCP 可清晰显示胆管移位、挤压和梗阻信息,已取代侵入性的胆管造影检查。

5. **ERCP**　ERCP 能清晰显示胆囊及胆道情况,对肝总管和胆总管占位性病变的鉴别有很大帮助,也可辅助胆汁采集、细胞学检查。胆囊薄层造影法可使对比剂均匀涂布在胆囊黏膜上,能提高早期胆囊癌的诊断率。但操作复杂,存在并发症,且胆囊完全梗阻时显示率低。

6. **正电子发射断层显像**　目前临床上应用最多的是 ^{18}F-FDG PET/CT。因胆囊恶性肿瘤组织对

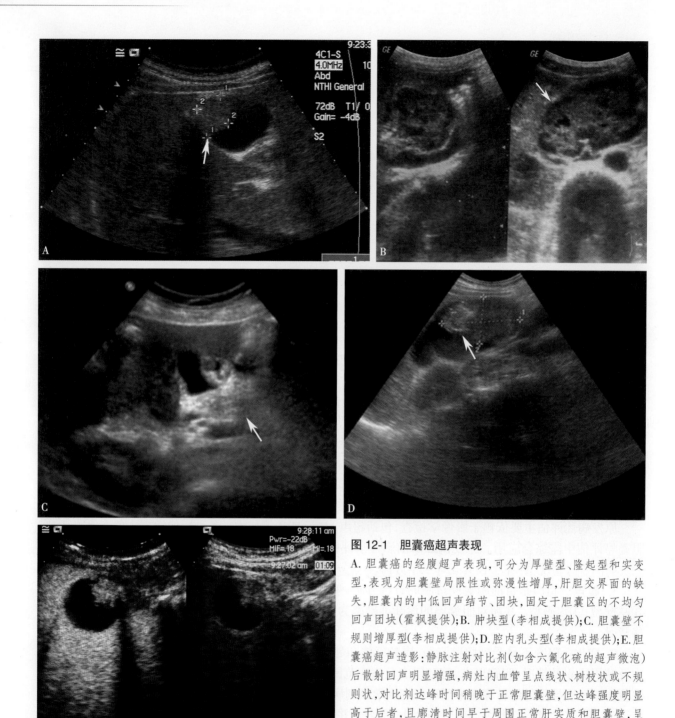

图 12-1   胆囊癌超声表现

A. 胆囊癌的经腹超声表现,可分为厚壁型、隆起型和实变型,表现为胆囊壁局限性或弥漫性增厚,肝胆交界面的缺失,胆囊内的中低回声结节、团块,固定于胆囊区的不均匀回声团块(霍枫提供);B. 肿块型(李相成提供);C. 胆囊壁不规则增厚型(李相成提供);D.腔内乳头型(李相成提供);E.胆囊癌超声造影:静脉注射对比剂(如含六氟化硫的超声微泡)后散射回声明显增强,病灶内血管呈点线状、树枝状或不规则状,对比剂达峰时间稍晚于正常胆囊壁,但达峰强度明显高于后者,且廓清时间早于周围正常肝实质和胆囊壁,呈"快进快出"征象(霍枫提供)。

^{18}F-FDG 具有较高的亲和性,可根据 ^{18}F-FDG 代谢程度结合肿瘤标志物等进行诊断,尤其适用于胆囊息肉样变的良恶性判断。与上述几种影像学方法相比,^{18}F-FDG PET/CT 对胆囊癌诊断的敏感度和准确性都较高,但依然有假阳性的报道,如在胆囊癌与慢性胆囊炎的鉴别方面。此外,^{18}F-FDG PET/CT 对胆囊癌根治术后残余胆囊癌、胆囊癌复发和远处转移也具有很高的诊断价值。

二、淋巴结转移评估

胆囊癌最常见的转移方式是淋巴结转移,进展期胆囊癌的淋巴结转移率为 62.5%~73%,因此胆囊癌淋巴结转移状况的评估是制订手术方案和决策的重要依据。胆囊的淋巴回流首先沿胆总管旁淋巴结(第12b 组)向离肝方向回流,并与门静脉后(第 12p 组)和胰头后上方(第 13a 组)淋巴结汇合后流入腹主动

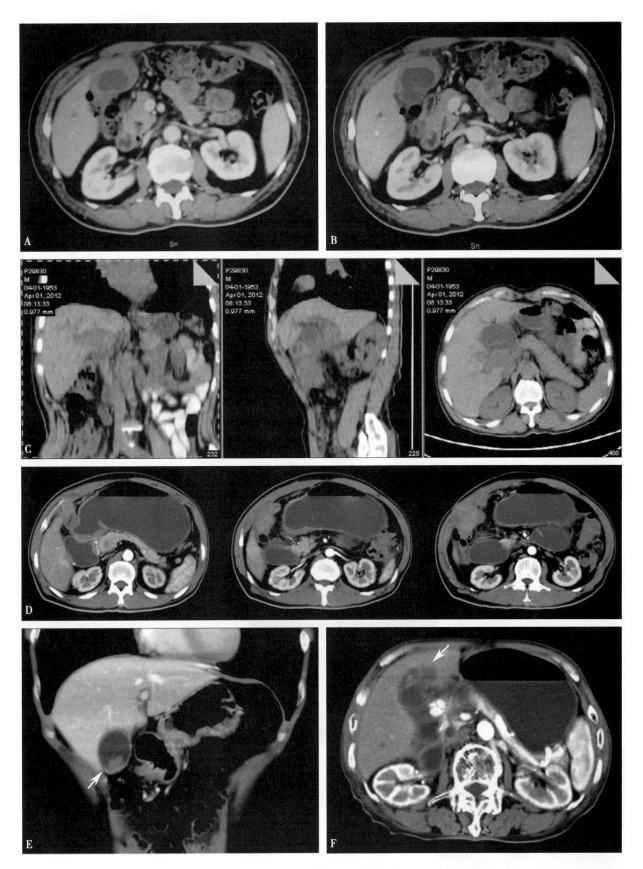

图 12-2　胆囊癌 CT 影像表现

A. 动脉相(李相成提供);B. 静脉相(李相成提供);C. 胆囊癌侵犯相邻肝实质及结肠肝曲,门静脉主干癌栓形成(霍枫提供);
D. 增强 CT 示胆囊癌侵犯结肠肝曲及右侧腹壁(霍枫提供);E. 胆囊癌位于腹腔侧(白色箭头所示)(霍枫提供);F. 胆囊癌位于肝脏侧并侵犯肝实质(白色箭头所示)(霍枫提供)。

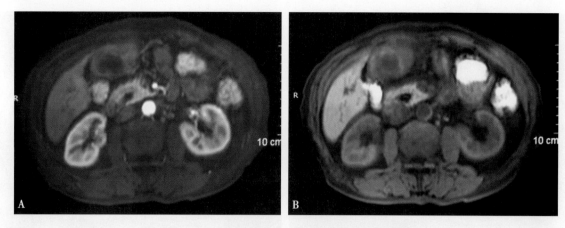

图 12-3　胆囊癌的 MRI 典型影像（李相成提供）
A. 动脉相；B. 静脉相。

脉旁（第 16 组）淋巴结。

目前普遍认为第 13a 组是胆囊癌淋巴结转移第 1 站和第 2 站淋巴结的分界点，第 16 组是胆囊癌淋巴结远处转移的分界点。因此《胆囊癌诊断和治疗指南》中推荐胆囊癌术中应常规行胰头后上方（第 13a 组）或腹主动脉旁（第 16 组）淋巴结活组织检查，以准确判断淋巴结转移情况及决定淋巴结清扫范围。

B 超对肝门区、胰头周围及腹膜后的淋巴结显示较好，但对肠系膜根部的淋巴结显示不理想。

CT 和 MRI 检查对各区域的淋巴结都有较好的显示，其中 MRI 判断淋巴结受累的敏感度和特异度分别为 56% 和 89%。判定淋巴结是否转移常根据以下几个方面：淋巴结的最短径≥5mm；强化；融合分叶或毛刺状；淋巴结内部坏死等。

PET/CT 对胆囊癌诊断的准确率为 95.9%，对淋巴结转移诊断的准确率为 85.7%，对远处转移诊断的准确率为 95.9%。PET/CT 检查在胆囊癌术前检查中很有必要，尤其对淋巴结转移灶的评估发挥了重要作用。1 例胆囊癌患者术前 PET/CT 检查显示胆囊颈及胆囊体部结节状高代谢灶，肝门部及腹膜后多发淋巴结转移。腹主动脉旁淋巴结（第 16 组）阳性可作为放弃根治术的重要依据（图 12-4）。

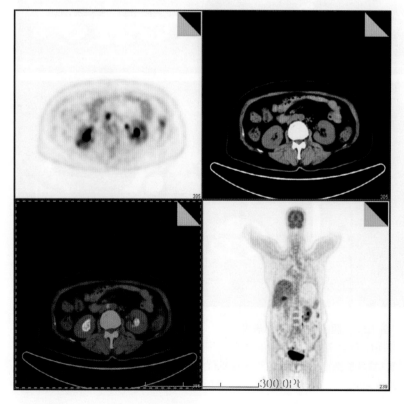

图 12-4　PET/CT 在诊断胆囊癌淋巴结转移、远处转移中的作用

腹主动脉旁淋巴结（第 16 组）呈结节状高代谢，考虑淋巴结转移（霍枫提供）。

三、患者手术耐受性评估

患者手术耐受性评估主要包括对患者全身情况和心、肺、肝等重要脏器功能的评估。根据术前影像学检查结果对胆囊癌临床分期进行评估,需行联合大范围肝切除者,术前应量化评估肝体积和肝储备功能。比较常用的肝脏储备功能评估手段包括 Child-Pugh 评分、MELD 评分、ICGR15 及肝体积测量。一般认为,正常肝脏可耐受的切除极限是 75%~80% 肝体积的切除或剩余功能性肝体积为估算标准肝体积 20%~25% 的肝切除。对于合并肝硬化的患者,应联合多种方法进行综合评定,准确评估患者肝脏储备功能,预留肝体积(future liver remnant,FLR)须 >40%。如果术前评估残余肝体积不足,可以通过术前门静脉栓塞术促使残余肝体积代偿性增长,以减少术后肝功能衰竭风险。

四、腹腔镜 / 剖腹探查术中再次分期评估

考虑到术前影像学检查手段在诊断胆囊癌淋巴结转移、腹腔播散的低敏感性,以及影像学角度进行肿瘤分期与实际情况有偏差,部分专家建议对术前影像学诊断的胆囊癌患者行腹腔镜探查,腹腔镜探查可以发现术前影像学检查无法确诊的远处微小转移灶,从而减少不必要的开腹手术(图 12-5)。Agarwal 等对 409 例胆囊癌患者进行腹腔镜探查,其中 29 例发现有肝脏表面转移,66 例发现有腹膜转移,这些患者避免了剖腹探查的创伤。

根据术中超声、诊断性腹腔镜探查、剖腹探查结合可疑结节 / 淋巴结快速冰冻切片等进行术中评估,可了解胆囊癌分期、肝门等邻近脏器受侵情况,从而为选择姑息性切除手术还是根治性切除术提供依据。选择何种根治性切除术还需结合术前患者手术耐受性评估及手术风险承受能力评估。

术中应常规行腹主动脉旁(第 16 组)淋巴结病理检查,阳性结果可作为放弃根治术的依据。

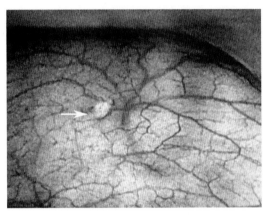

图 12-5　胆囊癌腹腔镜探查见腹壁转移灶(洪德飞提供)

第二节　胆囊癌根治性切除范围

AJCC 癌症分期系统是目前国际通用的确定胆囊癌分期、选择治疗方案、判断预后和比较疗效的"金标准"。第 8 版胆囊癌病理分期的更新特点之一是 T 分期在强调肿瘤浸润深度的同时,注重肿瘤解剖部位分期的细化,将 T_2 期胆囊癌根据生长部位再进行细分:T_{2a} 期为腹腔侧肿瘤,肿瘤侵犯胆囊壁肌层,但未侵及浆膜层(脏腹膜);T_{2b} 期为肝脏侧肿瘤,肿瘤侵犯胆囊壁肌层,但未扩散至肝脏;根据 T_2 不同分期,又将 II 期胆囊癌细分为 II A 期($T_{2a}N_0M_0$)和 II B 期($T_{2b}N_0M_0$)。《胆囊癌诊治指南》2019 版提出要基于胆囊癌不同 TNM 分期、肿瘤位置、生长方式选择治疗策略。

一、淋巴结清扫

淋巴结清扫是胆囊癌根治术的重要组成部分,清扫的程度、范围及数目是影响患者预后的重要因素。研究表明,当淋巴结转移仅限于 N_1 站淋巴结时,根治性切除术后 5 年生存率为 15%~60%;N_2 站淋巴结的累及与预后显著恶化有关,很少有长期存活者。

胆囊癌淋巴结清扫的准确范围目前仍有争议。由于多数 T_{1a} 期胆囊癌的研究样本量小,且大部分患者未行淋巴结清扫送检,故而报道的淋巴结转移率差异较大。2011 年的一项荟萃分析共纳入 5 项研究 280 例 T_{1a} 期胆囊癌患者,其中仅 5 例(1.8%)出现淋巴结转移。然而,Kohn 等分析了 2004—2014 年美国国家癌症数据库(National Cancer Database,NCDB)246 例 T_{1a} 期胆囊癌患者,其中 88 例(36%)患者行淋巴

结清扫,淋巴结转移率达 13%。2004—2014 年美国"监测、流行病学和结果数据库"的 241 例 T_{1a} 期胆囊癌患者资料显示,81 例(33.6%)患者行淋巴结清扫,淋巴结转移率为 7.4%,倾向性评分分析未发现淋巴结清扫可明显改善生存及预后。

建议对 T_{1b} 期及以上胆囊癌患者行区域淋巴结清扫。对于 T_{1b} 期以上的胆囊癌,D_2 区域淋巴结清扫较 D_1 能更大限度地保证 R_0 切除,从而提高患者存活率,且 D_2 与 D_1 淋巴结清扫术后并发症并无明显差异,因此,建议进行 D_2 而非 D_1 淋巴组织清扫。胆囊癌行扩大淋巴结清扫并不能明显改善预后,不推荐常规开展。胆囊癌的淋巴结分组见表 12-1。

表 12-1　胆囊癌的淋巴结分组

分组	淋巴结名称	
第一站	胆囊颈部(12c 组)、胆总管旁(12b 组)淋巴结	区域淋巴结
第二站	门静脉后方(12p 组)、肝总动脉旁(8 组)、肝固有动脉(12a)、胰头后上方(13a 组)、肝门部(12h)淋巴结	
第三站	腹腔动脉(9 组)、胰头周围(13b、17、18 组)、肠系膜上动脉周围(14 组)、腹主动脉周围(16 组)淋巴结	远处淋巴结

淋巴结清扫还应重视:①建议术中行第 16 组淋巴结的活检,如快速冰冻切片病理报告阳性则表明远处转移,应放弃根治性切除术,建议姑息性外科治疗;若第 16 组淋巴结阴性,依然可通过扩大淋巴结清扫范围实现根治,包括第 13 组胰头后淋巴结、第 9 组腹腔干周围淋巴结、第 14 组肠系膜上动脉旁淋巴结(图 12-6)。②在胆囊癌根治术中,应至少获取 6 枚淋巴结送检病理。

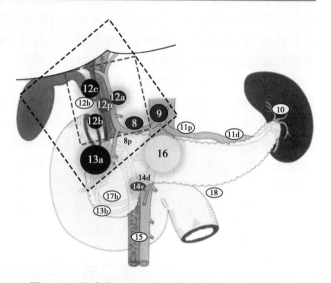

图 12-6　胆囊癌淋巴结清扫范围示意图(刘颖斌提供)

二、肝切除范围

肝脏切除范围根据胆囊癌不同 T 分期、生长方式和部位而不同。①楔型切除胆囊附近肝脏 1~5cm:现今大多切除 2cm 或更多,多数专家认同此术式作为胆囊癌根治术的标准肝切除范围。②Ⅳb+Ⅴ段切除:胆囊静脉从胆囊床流入肝Ⅳb 及Ⅴ段,肝切除扩大至Ⅳb 和Ⅴ段不是单纯胆囊床的楔形切除,可切除沿格利森鞘分布的肝内血管和淋巴管,从而切除了潜在肿瘤发生转移的部位。因此也有专家认为此术式应作为胆囊癌根治术的标准肝切除范围。③如胆囊癌侵犯右叶范围较大,或侵犯右肝蒂,可进行扩大右半肝切除或右三叶切除。如剩余肝体积过少,可先进行门静脉栓塞以使保留的肝脏代偿增生。④尾状叶切除:部分日本医师主张切除尾状叶,并有少量报道显示其可改善预后,但仍有争议,如未发现尾状叶受累则一般不常规切除。⑤其他:如肝中叶切除等。

(一)Tis/T_{1a} 期胆囊癌

Tis/T_{1a} 期胆囊癌侵及胆囊黏膜固有层。本期胆囊癌患者所占比例 <10%,淋巴结转移率 <2.5%,行单纯胆囊切除术 5 年生存率可达 100%。因此,若临床经病理切片确认是 Tis 或 T_{1a} 期的胆囊癌,通常行单纯胆囊切除术已足够,不需二次手术切除肝组织或清扫淋巴结等,但应确保胆囊管切缘为阴性,并避免胆囊破裂等情况。

(二)T_{1b} 期胆囊癌

T_{1b} 期胆囊癌侵及黏膜肌层。对于 T_{1b} 期胆囊癌治疗仍有争议,少数专家建议同 T_{1a} 期,多数专家及 NCCN 指南建议同 T_2 期。

　　一项多中心研究报告,115 例 T_{1b} 期"隐匿性"胆囊癌单纯胆囊切除后,46% 的患者在再次手术切除的标本上发现有残癌组织。研究表明,T_{1b} 期有高达 20%~30% 的淋巴结转移。单纯胆囊切除后复发率高达 30%~60%,5 年生存率为 61.3%,行根治性切除后 5 年生存率可提高至 87.5%($P<0.05$),且围手术期并发症的发生率 <2%。因此 T_{1b} 期需要联合距胆囊床 2cm 以上的肝组织楔形切除或联合Ⅳb+Ⅴ段肝脏切除,并进行淋巴结清扫。究其原因如下:①肝脏侧胆囊无浆膜层,癌细胞可直接浸润造成肝床的微转移;②腹腔侧胆囊浆膜层和肌层间有丰富的淋巴管和毛细血管网络,癌细胞可经胆囊静脉早期转移至肝组织;③位于胆囊管的癌细胞可经胆囊管的静脉回流入肝。

　　Kang 等报道 T_{1b} 期单纯胆囊切除 10 年生存率达 75%~85%,因此对全身情况差的患者,可行腹腔镜单纯胆囊切除术;对腹腔镜胆囊切除术后发现的 T_{1b} 期胆囊癌也可密切随访。

　　(三) T_2 期胆囊癌

　　T_2 期胆囊癌侵及胆囊肌层周围结缔组织,未突破浆膜层或侵犯肝脏。Shindoh 等分析 252 例 T_2 期胆囊癌后发现,与腹腔侧肿瘤相比,肝脏侧肿瘤患者 5 年生存率更差(64.7% vs. 42.7%,$P=0.000\,6$),但在 T_1 和 T_3 期胆囊癌两个亚组中并无统计学差异($P=0.22$ 和 $P=0.61$)。Shindoh 等分别比较 T_{2a} 与 T_{2b} 期胆囊癌行根治性切除和单纯胆囊切除后 5 年生存率,具有统计学差异(分别为 75.5% vs. 49.8%,$P=0.006$;48.2% vs. 28.9%,$P=0.018$)。T_{2a} 和 T_{2b} 期胆囊癌发生肝脏微转移的概率分别为 2.5%(2/81) 和 8.7%(6/69)。单纯胆囊切除后,T_{2a} 和 T_{2b} 期胆囊癌邻近肝组织残留癌细胞的概率分别为 6% 和 33%。T_2 期胆囊癌仅行单纯胆囊切除后,5 年生存率为 17%~50%;根治性手术后 5 年生存率可提高到 61%~100%,有统计学差异。T_2 期胆囊癌灶可能经多支胆囊静脉回流入肝,Tsuji 等经胆囊动脉注入吲哚菁绿,发现肝中叶染色的范围距胆囊床 2~5cm,且至少有一个方向染色范围超过 4cm。因此,T_2 期仅行肝楔形切除不能达到 R_0 切除,应切除 $S_{4b}+S_5$ 肝段。

　　(四) T_3 期胆囊癌

　　研究表明,T_3 期胆囊癌侵犯肝实质的主要途径有:①直接浸润至邻近胆囊床附近肝实质;②经胆囊静脉进入肝脏侵犯 S_{4b} 和 S_5 肝段;③通过肝十二指肠韧带淋巴结,经肝门淋巴管和 Glisson 系统转移至肝脏。对于无淋巴结转移的 T_3 期胆囊癌,肝床受累 <2cm 的患者,其仅可直接浸润和经胆囊静脉途径侵犯肝脏,无肝十二指肠韧带淋巴结转移,切除肝 $S_{4b}+S_5$ 即可达到 R_0 切除。以下情况结合患者全身状况评估推荐右半肝或右三叶切除:①胆囊癌肝床受累 ≥2cm;②局限于右半肝的转移灶数目为 2 个;③肿瘤侵犯肝右动脉;④肿瘤位于胆囊管、颈,侵犯胆囊三角或合并肝十二指肠韧带淋巴结转移(T_3N_1 期),均提示癌细胞可经肝门淋巴管道或 Glisson 系统转移至整个右半肝。只要病例选择得当,达到 R_0 切除,5 年生存率可达 63%~67%。

　　(五) T_4 期胆囊癌

　　T_4 期胆囊癌侵及门静脉主干或肝动脉,或 2 个以上肝外脏器或组织,对于合并远处转移的 T_4 期胆囊癌(即 M_1),已无根治性手术机会;对于无远处转移的 T_4 期胆囊癌(M_0)是否应行联合脏器切除及血管重建的扩大根治术,目前尚有争议。传统观点认为,T_4 期胆囊癌预后极差,即使行扩大根治术,亦不能明显改善远期生存率,反而增加术后并发症的发生率和死亡率,故应以姑息治疗为主。目前多数专家认为,随着手术技术的进步,对于无远处转移的 T_4 期胆囊癌行扩大根治术仍有望达到 R_0 切除,从而改善患者预后。手术范围根据肝脏侵犯程度及邻近脏器受累情况而定,肝切除范围为右半肝或右三肝。有研究表明,T_4 期胆囊癌行扩大根治术,切除率为 65.8%,手术组 5 年生存率达 13.7%,其中联合肝胰十二指肠切除术后 5 年生存率为 17%,联合门静脉切除重建术后 1 年、3 年和 5 年生存率分别为 48%、29% 和 6%,院内死亡率为 11.4%。非手术组 5 年生存率为 0($P<0.05$),手术组明显优于非手术组。

三、肝外胆管切除争议

　　当胆囊癌累及肝外胆管,或者术中病理提示胆囊管切缘阳性时,必须附加肝外胆管切除,胆管空肠 Roux-en-Y 吻合。一项临床回顾性研究显示,在 115 例行手术切除的胆囊癌病例中,当胆囊管切缘术中冰冻病理提示有肿瘤残留时,高达 42% 的病例中胆总管已受肿瘤侵犯。

肝外胆管切除的范围目前尚没有统一的标准,但按照肿瘤根治的要求,必须做到胆管上下切缘都能达到病理阴性。为防止术后胆管狭窄、减少胆瘘等并发症的发生,通常建议胆管上切缘在左右肝管汇合部水平,胆管下切缘在胰腺上缘水平。不建议为便于术中肝十二指肠韧带淋巴组织清扫,而行肝外胆管切除。

对于没有肿瘤侵犯的正常肝外胆管,同时胆囊管切缘病理也是阴性时,是否有必要常规切除肝外胆管,一直以来颇有争议。主张预防性切除肝外胆管的理由主要有:肝外胆管与胆囊邻近,胆囊癌很容易通过各种方式累及肝外胆管,切除肝外胆管有利于提高肿瘤根治率;切除肝外胆管可以减少肝门区域淋巴结清扫的难度,淋巴结清扫可以更彻底;胆管周围的淋巴结清扫操作有可能损伤胆管或破坏胆管的血供导致术后狭窄。反对预防性切除的理由是:有增加手术创伤和手术并发症(胆瘘和吻合口狭窄)的风险;吻合口易发生胆汁反流。

Nigri 等筛选了发表于 2015 年以前的所有胆囊癌根治性切除的临床研究文献,最终入选 7 篇论文,共 424 例胆管尚未侵犯而常规行肝外胆管切除的病例。进一步分析发现,肝外胆管切除患者的 5 年生存率与肝外胆管保留组无显著差异,术后复发率两组亦相似。这些病例淋巴结转移率在 39%~83%,肝外胆管组淋巴结清扫率亦无明显改善,而肝外胆管切除组的并发症明显高于保留组。

Kurahara 等回顾性分析了 2000—2015 年所在医院的 80 例胆囊癌 R_0 根治病例,根据肿瘤的位置分为近端组(肿瘤起源于胆囊管或胆囊颈)和远端组(起源于胆囊底体部),每组各 40 例。在近端组,31 例肝外胆管没有侵犯,切除肝外胆管患者(19 例)比未切除胆管患者(12 例)预后更好,有明显差异。肝外胆管切除组的清扫淋巴结数量比非切除组多、肝门区肿瘤复发机会小。由此作者认为,T_2 期以上胆囊癌是否预防性切除肝外胆管亦要考虑肿瘤的原发部位,对于起源于胆囊管或胆囊颈的肿瘤,联合胆管切除有助于改善预后。

因此,按照目前的认识,胆囊管切缘病理阴性时并不需要常规切除肝外胆管,但在胆管周围进行淋巴结清扫时,若伤及胆管壁组织或胆管的血液供应,考虑后期继发损伤性胆管狭窄可能性较大时,亦可以考虑切除肝外胆管,行肝门部胆管空肠吻合术。

四、累及周围脏器的切除

T_3 期、T_4 期胆囊癌容易直接侵及肝外一个或多个相邻的器官或组织(如胃十二指肠、结肠肝曲、胰头部等)。为实现 R_0 切除,需要接受肝切除 + 邻近受累器官的整块切除(如胃窦部、十二指肠、胰十二指肠、横结肠切除)。如能实现 R_0 切除,可根据病情选择创伤更小的术式。如胆囊癌单纯合并十二指肠上段受侵犯,若无胰头受侵犯,可联合远端胃及十二指肠上段切除,避免行肝胰十二指肠切除;如侵犯胆管下端或胰头可实施肝胰十二指肠切除术。

对伴有肝动脉受侵犯、肝脏转移或需切除肝脏、肝外胆管以外脏器的患者,联合脏器切除生存获益有限,需慎重选择。若胆囊癌沿肝十二指肠淋巴结转移至周边脏器,即便是单个器官,手术切除也难以实现根治,此类患者预后较差。

第三节　适应证和禁忌证

根治性切除术仍是胆囊癌的唯一可能治愈的方法。判断患者是否适合根治性切除术,应根据患者一般状况,肝脏和其他重要脏器功能、肿瘤分期及根治性切除范围综合评估。

胆囊癌根治性切除术的条件包括①胆囊及邻近脏器癌灶和区域性转移淋巴结可根治性切除;②剩余肝功能可代偿,且其脉管结构完整性可保存或重建;③患者可耐受根治性切除术。

胆囊癌根治性切除术的禁忌证是:①远处脏器转移(如肝脏、腹膜、肺部等);②远处淋巴结转移;③患者无法耐受根治性切除术。

对于肝门部胆管受侵犯伴梗阻性黄疸的患者,应根据病变局部条件和全身状况综合评估。Nishio 等随访了 61 例 R_0 切除的侵犯肝外胆管的胆囊癌患者,5 年生存率为 36%,中位生存期为 3.8 年,其中有 5

例患者生存时间超过了 10 年。可见，对于可实现 R_0 切除的合并肝门部胆管侵犯的胆囊癌患者，远期生存优于放置胆管支架等姑息治疗的患者。胆囊癌伴有十二指肠受侵犯可行肝胰十二指肠切除或肝十二指肠局部切除以实现 R_0 根治。Agarwal 等报道了 26 例伴有十二指肠受侵犯的胆囊癌患者行手术治疗，其中 9 例行远端胃和十二指肠上段切除，16 例行十二指肠袖状切除，均实现了 R_0 切除，从而避免了联合胰十二指肠切除。

第四节　胆囊癌根治术式

胆囊癌是一种恶性程度非常高的肿瘤，死亡率高，生存期短。对于确诊的胆囊癌患者，仅有 20%~30% 的患者能行根治性手术治疗，而根治性切除术是唯一可能治愈胆囊癌的方法。手术方式根据患者全身状况、肿瘤分期（TNM 分期）及肿瘤生长方式、生长部位综合评估进行个体化选择。细致的术前评估、恰当的手术规划、精准的手术切除是实现胆囊癌 R_0 切除的关键。胆囊癌根治性切除术常见术式包括单纯胆囊切除术、标准胆囊癌根治性切除术（肝脏楔形或 $S_{4b}+S_5$ 切除 + 胆囊切除术 + 区域淋巴结清扫术）、胆囊癌扩大根治术（肝中叶 / 右半肝 / 扩大右半肝 / 右三肝 + 胆囊切除 + 扩大淋巴结清扫术 +/– 肝外胆管切除 +/– 血管切除重建 +/– 联合脏器切除）。

一、单纯胆囊切除术

单纯胆囊切除术适用于早期的原位癌（0 期）和 T_{1a}（Ⅰ期）胆囊癌，早期胆囊癌不多见，估计仅占 5%~10%。对早期胆囊癌，术中肉眼很难判定肿瘤确切的侵犯深度，即使冰冻检查，不做连续切片也难以评价，因此为实现 R_0 切除，常选择标准胆囊癌根治性切除术，或单纯胆囊切除术附加区域淋巴结清扫（图 12-7）。

二、标准胆囊癌根治性切除术

（一）手术范围

标准胆囊癌根治性切除术的手术范围为胆囊床旁肝脏楔形 2cm 以上肝组织切除或 + 胆囊切除 + 区域淋巴结清扫术。

（二）适应证

标准胆囊癌根治性切除术适应于 T 分期（AJCC 第 8 版）中第 13 组胰头后淋巴结阴性的 T_{1b} 期及未累及

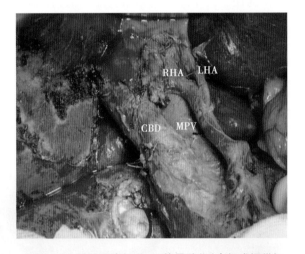

图 12-7　单纯胆囊切除、血管骨骼化（李相成提供）
RHA. 肝右动脉；LHA. 肝左动脉；CBD. 胆总管；MPV. 门静脉。

肝外胆管的 T_{2a} 期胆囊癌，以及 T_{2b} 期（肿瘤位于腹膜侧，侵及肌层周围组织，未侵犯浆膜层）。T_{1b} 期和 T_{2a} 期胆囊癌多见于术前被诊断为胆囊良性疾病而在实施腹腔镜胆囊切除术时被发现，病理科医师应仔细评估肿瘤的位置、浸润深度、胆囊管切缘等，帮助临床医师正确评估肿瘤分期，以预防二次胆囊癌根治性切除术。研究表明，约有 16% 的 T_{1b} 期和 50% 的 T_2 期胆囊癌发生局部淋巴结转移。因此，针对 T_{1b} 期和 T_{2a} 期胆囊癌，应常规清扫区域淋巴结。若术中胰头后上淋巴结活检阳性，则需要行扩大胆囊癌根治术。

（三）手术步骤

1. 手术切口　一般选择右肋缘下反 L 形切口。上至剑突，右侧至第 11 肋缘前端，以大型肝脏拉钩于肋缘垂直向右上牵开肋弓。体型偏瘦患者也选用右肋缘下长斜形切口，自左上腹部延伸至右侧第 11 肋骨端，亦有部分医师选择右上腹部直切口，自剑突下至脐下 2~4cm。

2. 探查　常规无瘤原则进行探查，先探查盆腔和腹腔有无转移灶，然后探查腹腔动脉和肠系膜上动脉根部有无淋巴结转移，再探查肝十二指肠韧带、肝脏和胆囊的原发病灶。

3. 活检 16 组、13a 淋巴结明确是否转移　电刀切开十二指肠外侧腹膜（即 Kocher 切口），游离十二指肠降部和胰头，清扫胰头后、胰十二指肠后上淋巴结（图12-8），以及第 16 组淋巴结，送快速病理检查明确淋巴结是否转移。若已转移至第 16 组淋巴结，应放弃根治性切除术。

4. 肝十二指肠韧带骨骼化　排除 13a 和 16 组淋巴结转移后，准备行区域淋巴结清扫。在肝十二指肠韧带最下端切开其前腹膜，根据肝动脉的搏动位置，首先分离出肝固有动脉，血管悬吊带将其悬吊，然后向上直至分离出肝左 / 右动脉，清扫肝动脉周围的淋巴结 / 神经纤维及脂肪等组织，并切断、结扎胆囊动脉。

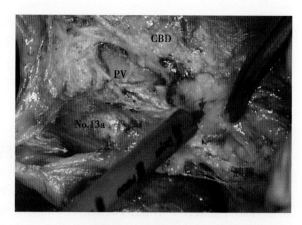

图 12-8　清扫 13a 淋巴结活检（刘颖斌提供）
CBD. 胆总管；PV. 门静脉。

游离出胆总管，自足向头侧清扫胆总管周围的淋巴结、神经纤维及脂肪等组织直至左右一级肝管，切断胆囊管，胆囊管切缘送快速病理检查。向两侧牵拉肝动脉和胆总管，分离其下方门静脉并悬吊，向头侧清扫门静脉周围淋巴结、神经纤维及脂肪等组织，直达肝门横沟处，显露门静脉左、右分支。

为便于肝十二指肠韧带骨骼化清扫，可以在切除胆囊和邻近肝实质后进行肝十二指肠韧带骨骼化清扫。

5. 整块切除肝和胆囊　可以预置肝动脉和门静脉阻断带，若肝十二指肠韧带尚未完成骨骼化可以预置 8 号导尿管，以便断肝时可以阻断肝蒂。用电凝在肝脏表面距胆囊床 2cm 处画出切线，确定切除范围（图 12-9A）。电刀或超声刀切开肝被膜后，将肝两断面保持适当的反向拉力，应用彭氏多功能手术解剖器（Peng's multifunctional operative dissector，PMOD）或超声吸引手术刀（ultrasonic surgical aspirator，CUSA）或超声刀断肝，肝断面上结扎保留侧管道或缝扎后离断，将楔形切除的肝脏、胆囊一同整块切除（图 12-9B）。

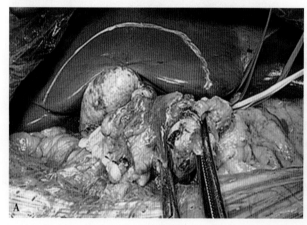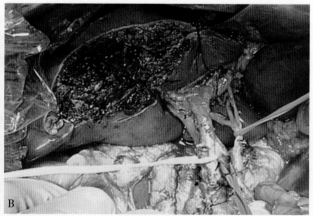

图 12-9　胆囊癌切除范围
A. 标准胆囊癌根治术；B. 肝脏、胆囊整块切除后的创面（洪德飞提供）。

应用大量热蒸馏水冲洗腹腔、盆腔，检查肝断面无出血、胆瘘，手术创面无活动性出血后，预置腹腔引流管后关腹。

三、胆囊癌扩大根治术

（一）手术范围

胆囊癌扩大根治术的手术范围为 $S_{4b}+S_5$ 肝段 / 肝中叶 / 右半肝 / 扩大右半肝 / 右三叶 + 胆囊切除 +

扩大淋巴结清扫术 +/– 肝外胆管切除 +/– 血管切除重建 +/– 联合脏器切除)。

(二) 适应证

胆囊癌扩大根治术的适应证包括肿瘤位于胆囊肝脏侧、靠近胆囊颈部并沿胆囊管浸润的 T_{2b} 期胆囊癌;T_3 期肝脏受侵范围 <2cm,可行肝 S_{4b}+S_5 段切除 + 胆囊切除 + 扩大淋巴结清扫术。T_3 期肝脏受侵范围 >2cm,以及胆囊颈管癌,需要行右半肝 / 扩大右半肝 / 右三叶 + 胆囊切除 + 扩大淋巴结清扫术。肝外胆管不建议常规切除,根据术中胆囊管切缘和胆管是否受侵而决定。对于横结肠受侵、胃或十二指肠受侵者,可以考虑行联合脏器切除,甚至行肝胰十二指肠切除术。T_4 期胆囊癌,如能达到 R_0 切除,可以在上述基础上,考虑联合门静脉切除重建术,慎重选择肝动脉切除重建。

根据第 13 组胰头后淋巴结术中快速病理结果决定淋巴结清扫范围,若第 13 组淋巴结阴性,行区域淋巴结清扫即可;若第 13 组淋巴结已有转移,则需要进一步排除远处转移,行扩大淋巴结清扫术。

(三) 常见术式

1. S_{4b}+S_5 肝段切除 + 胆囊切除 + 区域淋巴结清扫术

(1) 体位、切口、探查和暴露同标准胆囊癌根治术。

(2) 活检第 16 组、13a 淋巴结:采用 Kocher 切口,切取第 16 组淋巴结,进行术中活检,如 16 组阳性,则不考虑行根治性手术。进一步向左侧分离,暴露胰头后方,切取第 13a 组淋巴结活检。

(3) 肝十二指肠韧带骨骼化 +8 组淋巴结清扫:排除 13a 和 16 组淋巴结转移后,准备行区域淋巴结清扫。自肝总动脉起始部从左向右清扫 8 组淋巴结,自足向头侧游离出肝固有动脉、肝左 / 右动脉。悬吊肝固有动脉,清扫肝动脉周围的淋巴结、神经纤维及脂肪等组织,并切断、结扎胆囊动脉。

游离出胆总管,自足向头侧清扫胆总管周围的淋巴结、神经纤维及脂肪等组织直至左右一级肝管,切断胆囊管,胆囊管切缘送快速病理检查。向两侧牵拉肝动脉和胆总管,分离其下方门静脉并悬吊,向头侧清扫门静脉周围淋巴结、神经纤维及脂肪等组织,直达肝门横沟处,显露门静脉左、右分支。

为便于肝十二指肠韧带骨骼化清扫,可以在切除胆囊和邻近肝实质后进行肝十二指肠韧带骨骼化清扫。

(4) 整块切除 S_{4b}+S_5 肝段和胆囊:可以预置肝动脉和门静脉阻断带,若肝十二指肠韧带尚未完成骨骼化可以预置 8 号导尿管,以便断肝时可以阻断肝蒂。自肝圆韧带右侧离断肝实质,游离出 S_{4b} 肝蒂,予以结扎后离断(图 12-10A)。切开右肝蒂鞘膜,分别游离出门静脉右支、肝右动脉和肝右管后,进而分离 S_5 肝蒂予以缝扎离断(图 12-10B)。沿 S_{4b}+S_5 肝段缺血带用电刀标志出切肝线。应用 PMOD 或 CUSA 或超声刀断肝,肝断面上结扎保留侧管道或缝扎后离断,整块切除 S_{4b}+S_5 肝段和胆囊(图 12-10C)。

应用大量热蒸馏水冲洗腹腔、盆腔,检查肝断面无出血、胆瘘,手术创面无活动性出血后,预置腹腔引流管后关腹。

2. 联合脏器切除(右半结肠 + 远端胃 + 肝 S_{4b}+S_5 段切除 + 胆囊切除 + 扩大淋巴结清扫术)

(1) 体位、切口、探查和暴露同标准胆囊癌根治术。术前影像学检查提示胆囊癌侵犯结肠肝曲者,术前需肠道准备。

(2) 活检 16 组、13a 组淋巴结明确是否转移:打开 Kocher 切口。切取第 16 组淋巴结,进行术中活检,如 16 组阳性,则不考虑行根治性手术,行姑息性切除 + 内引流术。进一步向左侧分离,暴露胰头后方,切取第 13a 组淋巴结活检。

(3) 右半结肠切除:分离横结肠和肿瘤,进一步确认横结肠受侵犯,不能与肿瘤分离,则切除右半结肠。

(4) 胃远端切除:将离断的远端胃、右半结肠连同肝肿瘤组织一并向右上方掀起,显露肝十二指肠韧带区域。

(5) 肝十二指肠韧带骨骼化 +8 组、9 组淋巴结清扫:同上。

(6) 右半结肠 + 远端胃 +S_{4b}+S_5 肝段 + 胆囊整块切除:可以预置肝动脉和门静脉阻断带,若肝十二指肠韧带尚未完成骨骼化可以预置 8 号导尿管,以便断肝时可以阻断肝蒂。自肝圆韧带右侧离断肝实质,游离出 S_{4b} 肝蒂,予以结扎后离断。切开右肝蒂鞘膜,分别游离出门静脉右支、肝右动脉和肝右管后,进而

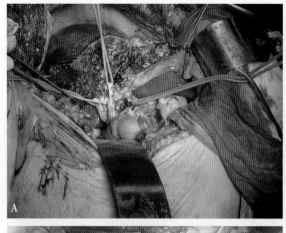
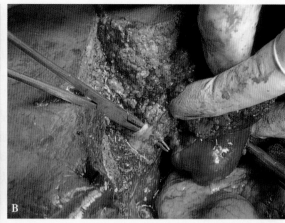
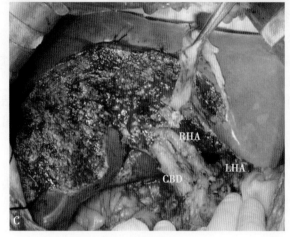

图 12-10　胆囊癌扩大根治术

A. 整块切除 S_{4b}+S_5 肝段和胆囊（洪德飞提供）；B. 结扎
S_5 段肝蒂（洪德飞提供）；C. 区域淋巴结清扫（李相成
提供）。

RHA. 肝右动脉；LHA. 肝左动脉；CBD. 胆总管。

分离 S_5 肝蒂予以缝扎离断。沿 S_{4b}+S_5 肝段缺血带用电刀标志出切肝线。应用 PMOD 或 CUSA 或超声刀断肝，肝断面上结扎保留侧管道或缝扎后离断，整块切除右半结肠 + 远端胃 +S_{4b}+S_5 肝段 + 胆囊。

应用大量热蒸馏水冲洗腹腔、盆腔，检查肝断面无出血、胆瘘，手术创面无活动性出血后，预置腹腔引流管后关腹。

3. 联合右半肝 / 扩大右半肝 / 右三肝 + 胆囊切除 + 扩大淋巴结清扫术 +/− 肝外胆管切除

（1）手术切口：一般右肋缘下反 L 形切口，就可以充分暴露术野（图 12-11）。

（2）探查：常规无瘤原则进行探查，先探查盆腔和腹腔有无转移灶，然后探查腹腔干有无淋巴结转移，再探查肝十二指肠韧带、肝脏和胆囊的原发病灶情况。

（3）活检 16 组、13a 组淋巴结明确是否转移：电刀切开十二指肠外侧腹膜（即 Kocher 切口），游离十二指肠降部和胰头，清扫胰头后、胰十二指肠后上淋巴结，以及第 16 组淋巴结，送快速病理检查明确淋巴结是否转移。若已转移至第 16 组淋巴结，应放弃根治性切除术。

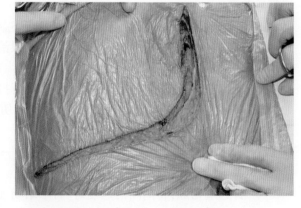

图 12-11　右肋缘下反 L 形切口（洪德飞提供）

（4）肝十二指肠韧带骨骼化，同时清扫 8 组、9 组淋巴结 +/− 肝外胆管切除：肝十二指肠韧带骨骼化，同时清扫 8 组、9 组淋巴结同上。需切除肝外胆管者，可在胰头上方游离出胆总管，离断后再进行肝十二指肠韧带骨骼化（图 12-12），直至离断肝左管，并送检胆总管及肝左管快速病理切片检查。

（5）肝周韧带游离：游离肝圆韧带、右冠状韧带，显示肝右静脉和右肝后下腔静脉。

（6）离断右肝蒂：切开右肝蒂鞘膜清扫周围结缔组织，依次游离出肝右管、肝右动脉及门静脉右支。依次双重结扎保留侧肝右管和肝右动脉后，离断肝右管和肝右动脉。应用血管阻断钳阻断门静脉后，离断门静脉右支，5-0 prolene 线连续缝合门静脉断端，也可用直线切割闭合器离断门静脉右支。

（7）整块切除标本：若右半肝切除则沿左右肝缺血分界线离断肝实质；若右三叶切除沿肝圆韧带右侧用电刀标出切肝线离断肝实质。沿切肝线应用 CUSA 或 PMOD 或超声刀离断肝实质，离断肝实质游离出管道，需要细致缝扎或结扎（图 12-13A）。直至第二肝门，游离出肝右静脉，应用直线切割闭合器离断，或血管阻断钳阻断离断后，5-0 prolene 线缝扎肝右静脉保留端（图

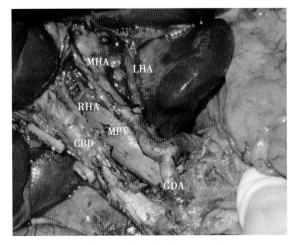

图 12-12　肝十二指肠韧带骨骼化（李相成提供）

LHA. 肝左动脉；MHA. 肝中动脉；RHA. 肝右动脉；GDA. 胃十二指肠动脉；CBD. 胆总管；MPV. 门静脉。

12-13B）。右三叶切除需要离断结扎 4 段肝蒂及肝中静脉或其分支。自足向头侧游离右侧肝短静脉，结扎或缝扎保留侧后离断。整块切除右半肝 / 扩大右半肝 / 右三叶、胆囊（图 12-14）。

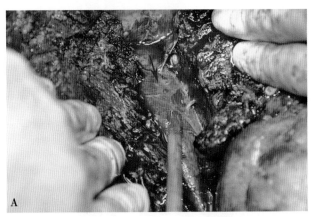
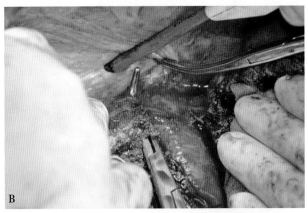

图 12-13　联合右半肝切除的胆囊癌扩大根治术

A. 左、右半肝完全分开后显露肝后下腔静脉；B. 离断并缝扎肝右静脉（洪德飞提供）。

联合肝脏三叶切除术前常需行门静脉栓塞（PVE）。但是，胆囊癌患者行 PVE 前等待期间，肿瘤快速进展，不可切除比率高达 43.2%，远高于肝门部胆管癌人群。因此，胆囊癌患者联合大范围肝切除前行 PVE 需谨慎。

（8）+/- 胆肠吻合：肝外胆管切除者，距屈氏韧带 10~12cm 处用直线切割闭合器（白色钉仓）离断空肠。结肠后上提远端肠襻至肝门行肝左管空肠端侧吻合术。肝左管直径 >10mm 者可应用 4-0 PDS 连续缝合；肝左管直径 <10mm 者可应用 4-0 PDS 连续缝合后壁，前壁应用 4-0 PDS 线或其他可吸收线间断缝合；或后壁间断缝合后，靠拢胆管空肠打结，再间断缝合前壁。

（9）+/- 肠肠吻合：距胆肠吻合约 50cm 处行空肠端侧或侧侧吻合术。关闭结肠系膜和小肠系膜孔，预

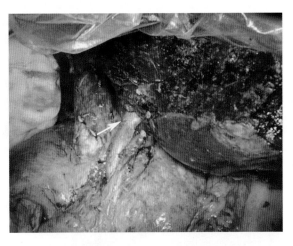

图 12-14　胆囊癌扩大右半肝切除，联合切除重建门静脉（李相成提供）

防内疝。

　　应用大量热蒸馏水冲洗腹腔、盆腔,检查肝断面无出血、胆瘘,手术创面无活动性出血后,预置腹腔引流管后关腹。

　　4. 肝胰十二指肠切除术(hepatopancreatoduodenectomy,HPD)　胆囊癌浸润肝实质,术前影像或术中发现肿瘤沿肝外胆管浸润至胰腺段,或胰头后方第13组淋巴结肿大并累及胰腺和十二指肠,且无法完整分离,是行 HPD 的指征(图12-15)。HPD 切除的范围包括右半肝及以上的肝实质、肝外胆管及胰十二指肠,手术风险巨大,是肝胆胰外科最具挑战性的手术之一。由于胆囊癌生物学行为普遍较差,HPD 术后并发症如肝衰竭、胰瘘、胆瘘出血、腹腔感染发生率较高等诸多因素,HPD 的短期疗效并不肯定,能否帮助患者长期生存也颇具争议。因此,在确保 R_0 切除的前提下,结合患者全身状态评估后方可行 HPD,进而帮助部分胆囊癌患者适当延长生存。

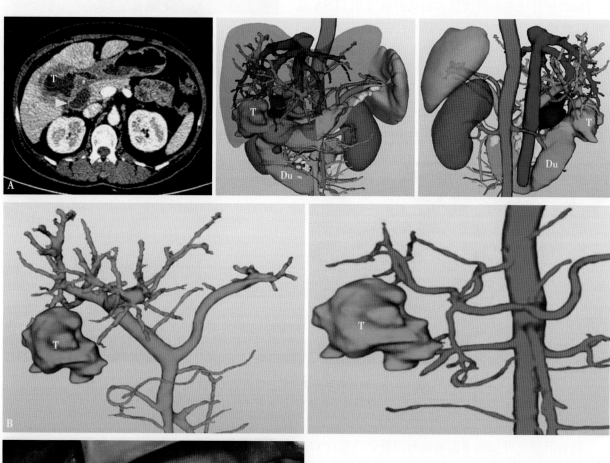

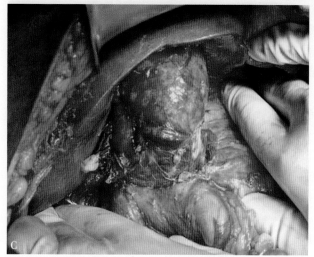

图 12-15　胆囊癌行肝胰十二指肠切除术(HPD)
A. CT 和三维重建见肿瘤侵犯十二指肠(黄色箭头)(刘颖斌提供);B. 三维重建显示门静脉和肝动脉系统均未受肿瘤侵犯(刘颖斌提供);C. 术中探查见肿瘤侵犯胃窦和十二指肠(李相成提供)。
T. 肿瘤;Du. 十二指肠。

（1）体位、切口：反 L 形切口探查和暴露。

（2）活检 16 组淋巴结明确是否转移：使用电刀切开十二指肠外侧腹膜（亦即 Kocher 切口），游离十二指肠降部和胰头，清扫胰头后、胰十二指肠后上淋巴结，以及第 16 组淋巴结，送快速病理检查明确淋巴结是否转移。若第 16 组淋巴结易受侵犯，应放弃根治性切除术。

（3）循肝动脉清扫：游离出肝总动脉，并应用血管悬吊带悬吊。循肝动脉向肝门部清扫，游离出肝固有动脉、胃右动脉，近端结扎胃右动脉后超声刀离断，游离出起源于肝总动脉向下走行的胃十二指肠动脉（gastroduodenal artery，GDA），近端双重递进性结扎 GDA、远端双重结扎 GDA 后离断。

（4）肝总管离断或肝左管离断：结扎、离断胆囊动脉。规划联合右半肝切除者游离肝左管并离断。游离门静脉血管带悬吊，胰头上方离断胆总管下端后自足侧向头侧整块清扫肝十二指肠韧带淋巴结、神经丛、脂肪。肝左管切缘送快速病理检查。

（5）联合切除肝和胆囊：联合右半肝切除或联合肝 $S_{4b}+S_5$ 段切除步骤参考上述。肝创面止血后进行胰十二指肠切除术。

（6）断胃：超声刀自胃网膜左右交界处开始向右侧离断大网膜，结扎离断胃网膜右血管。在胃窦和胃体之间用切割闭合器（蓝色钉仓）或超声刀断胃。超声刀自胃左动脉起自左向右离断小网膜，并清扫淋巴结。

（7）游离肠系膜上静脉：根据胰颈上方门静脉定位，打开胰颈下缘后腹膜。术者自胰颈上缘从门静脉腹侧向足侧游离出肠系膜上静脉，胆囊癌患者一般无慢性胰腺炎或肿瘤侵犯门静脉/肠系膜上静脉情况，很容易游离出肠系膜上静脉。远端胰腺上下缘各缝 1 针并结扎止血，线尾留作牵引线（图 12-16A）。近端结扎或贯穿缝扎。胰颈后方用刀柄或血管钳垫开，对术前影像学提示细小主胰管患者（胆囊癌患者主胰管一般较细小），为便于找到主胰管可用刀片或电刀离断，用超声刀离断胰颈时避免超声刀闭合主胰管。可用超声刀夹碎胰腺组织后找到主胰管，应用剪刀离断主胰管。切取胰腺远端胰管和胰腺组织，送冰冻切片病理检查，以确保胰腺切缘阴性。胰颈部肠系膜上静脉有致密粘连或肿瘤局部侵犯时，不要游离胰后隧道，可以边断离胰颈边分离肠系膜上静脉。

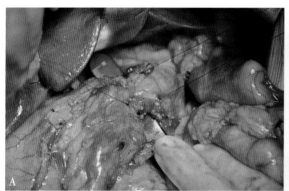
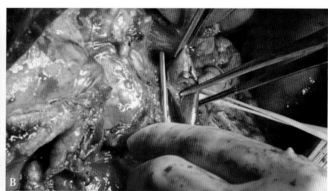
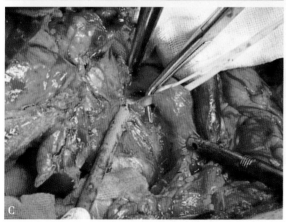

图 12-16　胆囊癌行胰十二指肠切除

A. 建立胰后隧道，胰腺上、下各缝一针；B. 离断、缝扎胰十二指肠下静脉；C. 离断结扎胰十二指肠下动脉（洪德飞提供）。

(8) 360°游离肠系膜上静脉:游离门静脉 / 肠系膜上静脉各分支,结扎或缝扎后依次离断,使胰腺钩突部完全脱开门静脉 / 肠系膜上静脉。胰十二指肠上静脉汇入门静脉,即 Belcher 静脉,作为一个固定解剖标志应仔细解剖识别。胰腺钩突下缘,肠系膜上静脉更远端分支是空肠静脉第一分支,也是一个相对固定的解剖标志(图 12-16B)。

(9) 胰十二指肠标本切除:根据肠系膜上动脉的搏动或术者示指、拇指的探查,应用超声刀打开肠系膜上动脉的腹侧鞘膜以显露其全程(不必完全剪开肠系膜上动脉鞘膜)。沿肠系膜上动脉的右侧应用超声刀或 Ligasure 离断钩突系膜,胰十二指肠下动脉保留端结扎后超声刀离断(图 12-16C)。移去标本后彻底冲洗术野。

(10) 继续扩大淋巴结清扫,清扫 16a2 和 16a1(图 12-17、图 12-18)。

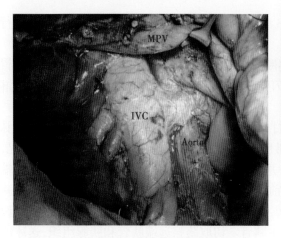

图 12-17　扩大淋巴结清扫(李相成提供)

IVC. 下腔静脉;MPV. 门静脉;Aorta. 腹主动脉。

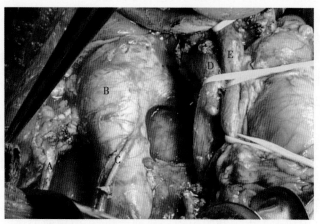

图 12-18　PD 后显露解剖标志(洪德飞提供)

A. 右肾输尿管;B. 下腔静脉;C. 生殖血管;D. 肠系膜上动脉;E. 肠系膜上静脉。

(11) 消化道重建

① 胰肠吻合术:胰消化道重建方式众多,但国际主流方式为胰管对空肠黏膜吻合术。因为胰管细小传统胰管对空肠黏膜吻合术需要较高吻合技术,近几年由于腹腔镜胰十二指肠切除术开展的需要,简化了传统胰管对空肠黏膜吻合术,不仅简单,而且安全有效,如洪德飞基于"瘘管愈合学说"创建的洪氏胰肠吻合术等(图 12-19、图 12-20)。

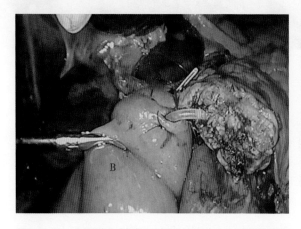

图 12-19　空肠荷包缝合打结固定形成人工瘘管(洪德飞提供)

A. 胰腺残端;B. 空肠;C. 胰液引流管。

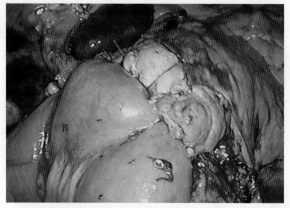

图 12-20　胰腺残端全层与空肠浆肌层间断缝合(洪德飞提供)

A. 胰腺残端;B. 空肠。

② 胆肠吻合术：距胰肠吻合约 10cm 处行左肝管空肠端侧吻合术（图 12-21）。

③ 胃肠吻合术：距胆肠吻合口约 50cm 处行胃肠吻合术，年龄大或糖尿病患者可以放置鼻肠营养管或空肠造瘘放置营养管。

（12）分隔胰肠吻合口与胆肠吻合口：游离肝圆韧带，将韧带通过胆肠、胰肠吻合口之间，放置固定在胰肠吻合口后方，隔开胰肠吻合口与胆肠吻合口，并保护胃十二指肠动脉残端和门静脉。

（13）放置腹腔引流管：温蒸馏水彻底冲洗腹腔、盆腔后，在胆肠吻合口前方、胰肠吻合口后方各放置一根引流管，关腹结束手术。

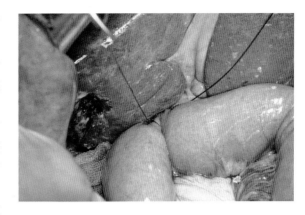

图 12-21　胆肠吻合术（洪德飞提供）

四、胆囊癌扩大根治术相关问题探讨

胆囊癌扩大根治术是在胆囊癌根治术的基础上，为达到 R_0 切除的目的，进一步扩大肝切除、邻近脏器切除和淋巴结清扫的范围。在力求根治性切除的同时，应重视手术的安全性。在行胆囊癌扩大根治术时应注意以下几点。

1. 进腹后彻底探查，若术中发现超出根治范围的淋巴结转移、腹腔转移、肝转移，应放弃根治性手术。应强调腹主动脉周围淋巴结活检，即以 Kocher 手法游离胰头和十二指肠直至腹主动脉左缘，探查有无腹主动脉周围淋巴结转移。切取腹主动脉周围淋巴结送术中快速病理检查，若已有转移，那么就无根治意义。

2. 肝十二指肠韧带骨骼化清扫应彻底，要整块切除肝总动脉、肝固有动脉、肝左 / 右动脉和胃十二指肠动脉周围的淋巴结、神经丛等结缔组织，显露出动脉外膜。清扫时应用血管带提拉肝动脉及其分支、门静脉和胆管，避免管道损伤。对于腹腔动脉、肠系膜上动脉、腹主动脉周围淋巴结的廓清能否改善预后尚缺乏循证医学证据。

3. 应区分局限性肝转移、弥漫性肝转移和远处肝转移：胆囊静脉是胆囊癌血行转移的路径。起源于胆囊底部或胆囊体部的胆囊癌，肿瘤可经回流入肝床的胆囊静脉的介导，转移至与胆囊邻接的区域（Ⅳb、Ⅴ、Ⅵ肝段）。从理论上说，若肿瘤处于早期，这些转移灶都应局限在上述肝段内，这种局限性肝转移切除仍有积极意义。弥漫性肝转移和远处肝转移无手术指征。

4. 根据肿瘤局部浸润或转移合理选择肝切除范围，如联合肝床切除（整块切除胆囊和包括肝床在内的部分肝实质，包括Ⅳb、Ⅴ、Ⅵ肝段）、中肝叶切除、右半肝切除、扩大右半肝切除、右三叶切除。伴有右半肝实质浸润，或者虽没有肝实质浸润但肿瘤已侵犯右半肝的格利森鞘，则必须切除右半肝。

5. 进展期胆囊癌侵犯肝门部时，若肝左、右管已成分断状态，就应该像对待肝门部胆管癌那样完全切除肝尾状叶（图 12-22）。

6. 若需联合右半肝切除以上的极量肝切除时，术前应充分评估患者的全身情况和肝功能储备。切肝时联合应用区域血流阻断技术等能有效减少出血量，以减少或避免术后肝衰竭的发生。

7. 第 16 组腹主动脉旁淋巴结阴性的前提下，T_4

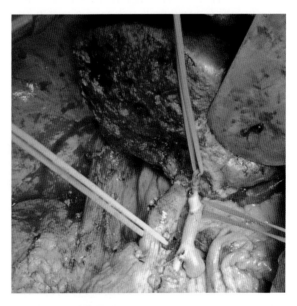

图 12-22　胆囊癌行扩大右半肝切除 + 尾状叶切除 + 区域淋巴结清扫（李强提供）

期胆囊癌累及门静脉分叉较为局限时,可行受累血管切除重建,因为门静脉切除重建已非常成熟,有助于实现 R_0 切除且不增加术后病死率,从而延长患者生存时间。行门静脉切除重建最佳时机是在肝实质完全离断,肝左管切断后。如果门静脉切除范围不超过 2~3cm,则可以将门静脉主干和左支直接行端端吻合,切除门静脉分叉前应将门静脉主干和左支充分游离足够的长度(图 12-23)。吻合前要预测吻合口无张力,无扭曲,使用血管缝线行血管内膜外翻缝合。如果肿瘤累及门静脉的长度超过 3cm,则可能需要采用自体血管搭桥或人造血管搭桥,自体血管可以来自大隐静脉、左肾静脉或颈内静脉。

　　胆囊癌累及肝动脉时,一般不建议切除重建。多项研究已证实:因胆囊癌行肝动脉切除重建,其结局与不可切除患者接近,且肝动脉切除重建技术对术者要求高,短期内增加了术后并发症发生率和死亡率,未能有效提升患者预后。但某些局部进展仍有根治机会的,且术前化疗有显著疗效的胆囊癌患者,经新辅助化疗后为达到 R_0 切除效果,可以考虑切除重建动脉(图 12-24)。

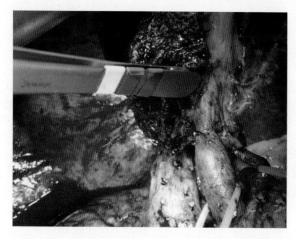

图 12-23　胆囊癌扩大右半肝切除,联合切除重建门静脉(李强提供)

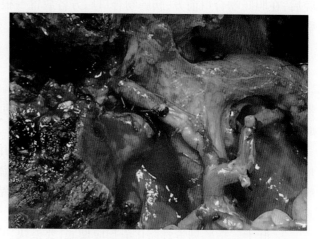

图 12-24　胆囊癌新辅助化疗后,联合切除重建肝右动脉(李强提供)

　　8. 肝外胆管切除。若肿瘤已明显浸润肝外胆管,或高度怀疑胆囊颈部浸润的进展期肿瘤浸润肝十二指肠韧带内间质,或肝十二指肠韧带内有明显的淋巴结转移,应切除肝外胆管。切除胰腺上缘至肝左、右管汇合部的胆管,上下断端送冰冻病理检查。若肿瘤局限于胆囊体或底部,而且未见淋巴结转移,应该保留肝外胆管,肝十二指肠韧带骨骼化清扫时应注意胆管壁的血供,避免电刀功率过高广泛损伤胆管壁血管而发生继发性胆管狭窄。保留肝外胆管时,距胆总管约 0.5cm 处离断胆囊管,断端送冰冻病理检查。

　　9. 胆囊癌或转移的淋巴结已直接侵犯胰头或十二指肠,或胰头周围有广泛的淋巴结转移时,光靠淋巴结廓清难以达到 R_0 切除,可考虑联合胰十二指肠切除术。

第五节　胆囊癌姑息性手术

　　姑息性手术是在胆囊癌已不可能根治的情况下,为改善患者症状(如梗阻性黄疸、肠梗阻等)、提高生活质量而采用胆囊连同邻近局部侵犯的肝组织、或结肠、或胃窦等组织器官切除、胆肠吻合术或胃肠吻合术等。对于无法根治的晚期胆囊癌患者,扩大手术切除范围不能改善预后时,应选择姑息性手术或其他治疗方式。

　　晚期胆囊癌突出的问题是癌肿侵犯胆道所致的阻塞性黄疸,这也是导致患者死亡的最主要的原因之一。解除胆道梗阻、改善肝功能,可行内镜下胆管支架引流术(endoscopic retrograde biliary drainage,ERBD)和经皮经肝穿刺胆管引流术(PTBD),对于内镜下引流失败或术中无法切除肿瘤伴有消化道梗阻或胆道梗阻的患者,可以采用胆管空肠吻合术及胃肠吻合术等,以改善患者的生存质量和提高短期生存率。术后根据患者全身状态的评估,选择化疗、放疗或靶向治疗、免疫治疗等治疗方案。

(霍　枫　洪德飞　李相成　李　强　刘颖斌　张永杰)

参考文献

［1］SHINDOH J,DE ARETXABALA X,ALOIA T A,et al. Tumor location is a strong predictor of tumor progression and survival in T_2 gallbladder cancer:an international multicenter study［J］. Ann Surg,2015,261(4):733-739.

［2］KURAHARA H,MAEMURA K,MATAKI Y,et al. Indication of extrahepatic bile duct resection for gallbladder cancer［J］. Langenbecks Arch Surg,2018,403(1):45-51.

［3］姜小清,冯飞灵.胆囊癌外科治疗的思考与进展［J］.中国普外基础与临床杂志,2019,26(3):257-260.

［4］中华医学会外科学分会胆道外科学组,中国医师协会外科医师分会胆道外科专业委员会.胆囊癌诊断和治疗指南(2019版)［J］.中华外科杂志,2020,58(4):243-251.

［5］HONG D F,ZHANG Y B,PENG S Y. Percutaneous microwave ablation liver partition and portal vein embolization(PALPP)for liver rapid regeneration instead of the first step of ALPPS for hepatocellular carcinoma［J］. Ann Surg,2016,264(1):e1-e2.

［6］CARLOS R,MANUEL G,AMELIA J,et al. Ability of FDG-PET/CT in the detection of gallbladder cancer［J］. J Surg Oncol,2014,109(3):218-224.

［7］FONG Y,WAGMAN L,GONEN M,et al. Evidence-based gallbladder cancer staging:changing cancer staging by analysis of data from the National Cancer Database［J］. Ann Surg,2006,243(6):767-771.

［8］SHIRAI Y,WAKAI T,HATAKEYAMA K.Radical Lymph Node Dissection for Gallbladder Cancer:Indications and Limitations［J］. Surg Oncol Clin N Am,2007,16(1):221-232.

［9］CHIJIIWA K,NOSHIRO H,NAKANO K,et al. Role of surgery for gallbladder carcinoma with special reference to lymph node metastasis and stage using western and japanese classification systems［J］. World J Surg,2000,24(10):1271-1277.

［10］BIRNBAUM D J,VIGANO L,RUSSOLILLO N,et al. Lymph node metastases in patients undergoing surgery for a gallbladder cancer. Extension of the lymph node dissection and prognostic value of the lymph node ratio［J］. Ann Surg Oncol,2015,22(3):811-818.

［11］BARTLETT D L,FONG Y,FORTNER J G,et al. Long-term results after resection for gallbladder cancer:implications for staging and management［J］. Ann Surg,1996,224(5):639-646.

［12］OGURA Y,MIZUMOTO R,ISAJI S,et al. Radical operations for carcinoma of the gallbladder:Present status in Japan［J］. World J Surg,1991,15(3):337-343.

［13］BENOIST S,PANIS Y,FAGNIEZ P L. Long-term results after curative resection of carcinoma of gallbladder［J］. Am J Surg,1998,175(2):118-122.

［14］汤朝晖,田孝东,魏妙艳,等.美国癌症联合委员会胆道恶性肿瘤分期系统(第8版)更新解读［J］.中国实用外科杂志,2017,37(24):248-254.

［15］ITO H,ITO K,D'ANGELICA M,et al. Accurate staging for gallbladder cancer:implications for surgical therapy and pathological assessment［J］. Ann Surg,2011,254(2):320-325.

［16］NEGI S S,SINGH A,CHAUDHARY A. Lymph nodal involvement as prognostic factor in gallbladder cancer:location,count or ratio［J］. J Gastrointest Surg,2011,15(6):1017-1025.

［17］DOWNING S R,CADOGAN K A,ORTEGA G,et al. Early stage gallbladder cancer in the surveillance,epidemiology,and end results database:effect of extended surgical resection［J］. Arch Surg,2011,146(6):734-738.

［18］SHIRAI Y,SAKATA J,WAKAI T,et al. Assessment of lymph node status in gallbladder cancer:location,number,or ratio of positive nodes［J］. World J Surg Oncol,2012,10(1):1-9.

［19］LEE S E,JANG J Y,LIM C S,et al. Systematic review on the surgical treatment for T_1 gallbladder cancer［J］. World J Gastroenterol,2011,17(2):174-180.

［20］KOHN N,MAUBACH J,WARSCHKOW R,et al. High rate of positive lymph nodes in T_{1a} gallbladder cancer does not translate to decreased survival:a population-based,propensity score adjusted analysis［J］. HPB(Oxford),2018,20(11):1073-1081.

［21］STEFFEN T,EBINGER S M,TARANTINO I,et al. Prognostic impact of lymph node excision in T_1 and T_2 gallbladder cancer:a population-based and propensity score-matched SEER analysis［J］. J Gastrointest Surg,2020,24(3):633-642.

［22］俞文隆,杨晓宇,张永杰.胆囊癌扩大根治性切除术的范围与术式选择［J］.中国实用外科杂志,2011(3):209-212.

［23］GOETZE T O,PAOLUCCI V. Incidental T_{1b}-T_3 gallbladder carcinoma. Extended cholecystectomy as an underestimated prognostic factor-results of the German registry［J］. Chirurg,2014,85(2):131-138.

［24］YAMAMOTO H,HAYAKAWA N,KITAGAWA Y,et al. Unsuspected gallbladder carcinoma after laparoscopic cholecystectomy［J］. J Hepatobiliary Pancreat Surg,2005,12(5):391-398.

［25］ABRAMSON M A,PANDHARIPANDE P,RUAN D,et al. Radical resection for T_{1b} gallbladder cancer:a decision analysis［J］. HPB(Oxford),2009,11(8):656-663.

［26］OGURA Y,TABATA M,KAWARADA Y,et al. Effect of hepatic invasion on the choice of hepatic resection for advanced carcinoma of the gallbladder:histologic analysis of 32 surgical cases［J］. World J Surg,1998,22(3):262-266.

［27］SHINDOH J,DE ARETXABALA X,ALOIA T A,et al. Tumor location is a strong predictor of tumor progression and survival in T_2 gallbladder cancer:an international multicenter study［J］. Ann Surg,2015,261(4):733-739.

［28］WAKAI T,SHIRAI Y,YOKOYAMA N,et al. Early gallbladder carcinoma does not warrant radical resection［J］. Br J Surg,2001,88(5):675-678.

［29］ENDO I,SHIMADA H,TAKIMOTO A,et al. Microscopic liver metastasis:prognostic factor for patients with pT_2 gallbladder carcinoma［J］. World J Surg,2004,28(7):692-696.

［30］TSUJI T,KANEMITSU K,HIRAOKA T,et al. A new method to establish the rational extent of hepatic resection for advanced gallbladder cancer using dye injection through the cystic artery［J］. HPB(Oxford),2004,6(1):33-66.

［31］PILGRIM C,USATOFF V,EVANS P M. A review of the surgical strategies for the management of gallbladder carcinoma based on T stage and growth type of the tumour［J］. Eur J Surg Oncol,2009,35(9):903-907.

［32］FUKS D,REGIMBEAU J M,LE TREUT Y P,et al. Incidental gallbladder cancer by the AFC-GBC-2009 Study Group［J］. World J Surg,2011,35(8):1887-1897.

［33］SHIMIZU H,KIMURA F,YOSHIDOME H,et al. Aggressive surgical approach for stage Ⅳ gallbladder carcinoma based on Japanese Society of Biliary Surgery classification［J］. J Hepatobiliary Pancreat Surg,2007,14(4):358-365.

［34］FONG Y,JARNAGIN W,BLUMGART L H. Gallbladder Cancer:Comparison of Patients Presenting Initially for Definitive Operation With Those Presenting After Prior Noncurative Intervention［J］. Ann Surg,2000,232(4):557-569.

［35］FONG Y,HEFFERNAN N,BLUMGART L H.Gallbladder carcinoma discovered during laparoscopic cholecystectomy:Aggressive reresection is beneficial［J］. Cancer,1998,83(3):423-427.

［36］FRANZ P G. Radical operations for carcinoma of the gallbladder:Present status in Germany［J］. World J Surg,1991,15(3):328.

［37］PAWLIK T M,GLEISNER A L,VIGANO L,et al. Incidence of finding residual disease for incidental gallbladder carcinoma:implications for re-resection［J］. J Gastrointest Surg,2007,11(11):1478-1487.

［38］SHIMIZU Y,OHTSUKA M,ITO H,et al. Should the extrahepatic bile duct be resected for locally advanced gallbladder cancer?［J］. Surgery,2004,136(5):1012-1017.

［39］KOSUGE T,SANO K,SHIMADA K,et al. Should the bile duct be preserved or removed in radical surgery for gallbladder cancer?［J］. Hepatogastroenterology,1999,46(28):2133-2137.

［40］CHIJIIWA K,TANAKA M. Indications for and limitations of extended cholecystectomy in the treatment of carcinoma of the gall bladder［J］. Eur J Surg,1996,162(162):211-216.

［41］ARAIDA T,HIGUCHI R,HAMANO M,et al. Should the extrahepatic bile duct be resected or preserved in R_0 radical surgery for advanced gallbladder carcinoma? Results of a Japanese Society of Biliary Surgery Survey:a multicenter study［J］. Surg Today,2009,39(9):770-779.

［42］NIGRI G,BERARDI G,MATTANA C,et al. Routine extra-hepatic bile duct resection in gallbladder cancer patients without bile duct infiltration:A systematic review［J］. Surgeon,2016,14(6):337-344.

［43］洪德飞,刘亚辉,张宇华,等.腹腔镜胰十二指肠切除术中"洪氏一针法"胰管空肠吻合的临床应用［J］.中华外科杂志,2017,55(2):136-140.

［44］洪德飞,刘建华,刘亚辉,等."一针法"胰肠吻合用于腹腔镜胰十二指肠切除术多中心研究［J］.中国实用外科杂志,2018,38(7):792-795.

第十三章

胆囊癌累及肝门的外科治疗

一、概述

累及肝门的胆囊癌常见于进展期胆囊癌或胆囊颈管癌,由于胆囊癌容易转移侵袭,肿瘤常沿着肝门呈弥漫性浸润性生长,极易侵犯肝动脉与门静脉,导致肝门部癌性封闭,因此手术根治性切除率更低,仅20%~40%,5年存活率仅5%~14%,而并发症发生率高达27.8%~60%,围手术期病死率可高达11.4%。同时由于胆囊癌对放、化疗不敏感,加上受黄疸因素的制约,能否像胰腺癌一样通过新辅助化疗使其降期再手术,目前尚无确切循证医学证据,手术仍是此类患者治愈的关键,因此,探索既能提高 R_0 切除率,又能降低围手术期并发症发生率与死亡率的术式,一直是胆道外科界努力的方向。

二、术前评估

准确的术前评估可以提高手术的安全性,同时避免不必要的手术探查。侵犯肝门的胆囊癌常规术前影像学评估与肝门部胆管癌相同,需明确:①病灶的大小和位置;②胆管的受侵犯范围;③血管的受侵犯范围;④肝脏的受侵犯范围及剩余肝体积;⑤淋巴结的受侵犯范围;⑥有无远处转移。

侵犯肝门的胆囊癌通常需要行扩大的右半肝切除,甚至右三叶切除以达到根治的目的,能否 R_0 切除,取决于肝门部胆管受侵犯的范围,尤其是肿瘤侵犯左侧肝门部胆管的范围;肿瘤侵犯肝脏的范围,尤其是左侧肝脏是否受到侵犯;以及肿瘤是否侵犯肝左动脉与门静脉左支。对于侵犯肝门的胆囊癌不可切除的标准为:①侵犯肝左管超过 U 点;②门静脉左右支同时受侵犯且无法切除重建或左侧门静脉及肝动脉同时受侵犯;③右侧胆管合并左侧肝动脉受侵犯,且肝左动脉无法切除重建;④左右肝内广泛转移。

目前,多排螺旋 CT 判断胆囊癌 T_{1-2} 期的灵敏度为 47%,T_{3-4} 期的灵敏度为 88%;判断胆管浸润程度的准确率为 86%;判断门静脉浸润的灵敏度为 89%,特异度为 92%;判断肝动脉浸润的灵敏度为 83%,特异度为 93%;判断淋巴结受侵犯的灵敏度为 61%,特异度为 88%。增强 MRI+MRCP 判断胆囊癌 T_{1-2} 期的灵敏度为 46%,T_{3-4} 期的灵敏度为 89%;判断门静脉浸润的准确率为 70%~92%;判断肝动脉浸润的准确率为 76%~99%;判断淋巴结转移的准确率为 64%~67%。单纯依靠增强 CT 与 MRI 对胆囊癌可切除评估的准确率分别为 42% 和 44%,CT 联合 MRI 不能提高可切除性评估的准确率,但 MRCP 有利于显示整个胆管树的立体结构。在增强 CT 图像的基础上,利用三维可视化技术,能更直观、全面和立体评估肿瘤的位置、侵犯肝脏程度、侵犯胆管的范围、肿瘤是否侵犯肝动脉与门静脉、是否侵犯邻近器官及测量各肝段的体积。依据《胆囊癌三维可视化诊治专家共识》进行三维可视化评估,还能更好地发现肝门胆管与血管的解剖变异及空间构象的变异,避免术中误伤正常的胆管与肝门血管,有利于术前掌握个体解剖差异,制订最合理的手术方案。笔者采用三维可视化标准进行术前评估,手术规划符合率为 65%,而单纯使用 CT 或

MRI 手术规划符合率仅 31.6%。

三、手术方式的选择

侵犯肝门的胆囊癌多数为进展期胆囊癌或胆囊颈管癌,依据中华医学会外科学分会胆道学组制订的《胆囊癌诊断和治疗指南》,此类患者多数需要行扩大的右半肝(即右半肝 +Ⅳb 段)或右三叶联合尾状叶切除,此类手术创伤大、难度高、并发症多,因此欧美国家更倾向于行Ⅳb+Ⅴ段切除联合肝外胆管切除。然而侵犯肝门的胆囊癌其肿瘤侵犯同样是立体的、多维度的,其切缘包括胆管、受累门静脉和肝动脉切缘,以及肝脏切缘,对于此类患者,笔者认为在患者条件允许的情况下应行扩大半肝甚至联合尾状叶切除以保证切缘阴性,如合并解剖变异,如分裂型右后肝管,亦可加以利用,在保证切缘的情况下行中肝叶切除。因此要依据患者的具体解剖和病灶范围制订精准的个体化手术方案,使患者的手术效益风险比最大化。

四、手术路径与术中再评估

三维可视化 CT 评估建立在现有 CT 的基础上,虽然给术者提供了更直观的视觉效果,能更好地发现肝门结构的解剖变异,提高了评估的准确性,但仍然存在较大的评估误差,这就更需要依靠术中的探查与判断。

从肿瘤学治疗规范角度,侵犯肝门的胆囊癌无法通过切除胆囊来暴露右侧肝门板,无法通过降低肝门板来显露左右肝管、门静脉分叉及肝动脉,增加了手术的困难,因此笔者提出了顺逆结合围肝门入路,即通过肝中裂劈开或Ⅳb 段、Ⅴ段切除,形成由肝内向肝门解剖入路和由胰头十二指肠向肝门解剖入路,最终敞开肝门板,在肝门会师,充分显露受肿瘤侵犯血管与胆管的范围和程度,进行术中再评估,以修正术前手术方案。肝门敞开后能提高胆管离断的安全边界,提高 R_0 切除率,并有利于提高胆肠吻合的精度,也有利于安全地进行血管切除重建,从而降低围手术期并发症发生率与死亡率。利用顺逆结合围肝门入路,在不需离断任何一支入肝血管的前提下,敞开肝门板后,充分显露病灶与肝门血管的关系及受侵犯胆管的范围,从而在术中能进一步准确判断肿瘤的可切除性,并可修正手术方案。具体步骤如下。

1. 顺行解剖,骨骼化清扫肝十二指肠韧带至肝门部肿瘤下缘(图 13-1)

(1)腹腔镜探查无腹腔种植转移及远处转移。

(2)上腹部反 L 形切口进腹;Kocher 切口游离胰头和十二指肠直至腹主动脉左缘,活检第 13a 组或第16 组淋巴结。

(3)顺行解剖肝门与清扫肝十二指肠韧带淋巴结:自胰腺与十二指肠内上缘起始沿肝总动脉向肝门解剖,骨骼化清扫肝十二指肠韧带、淋巴结(第 8、9、12、13 组淋巴结)、脂肪组织至肝门处,不离断任何一条肝门血管与胆管。

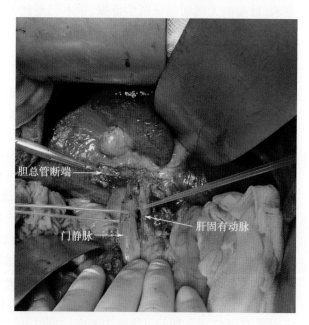

图 13-1 顺行解剖肝十二指肠韧带,直至肿瘤下缘

2. 逆行解剖,肝正中裂劈开,敞开肝门板显露病灶(图 13-2、图 13-3)

(1)切断肝镰状韧带、冠状韧带和三角韧带,游离左、右半肝。

(2)CUSA 加超声刀沿左、右半肝分界线逐层深入,保护肝中静脉主干,切断并结扎肝中静脉向右半肝的分支,全程敞开肝门,显露肿瘤(如果是 $S_{4b}+S_5$ 段肝切除,则沿肝表面标记线切开肝实质,直至完全敞开肝门显露肿瘤);为避免损伤肝中静脉,可沿肝正中裂右侧 1~1.5cm 切面进行劈肝。

(3)再次评估肿瘤侵犯肝门血管、胆管的范围与程度,做出最终手术方案,直视下切断肝门胆管、肝动

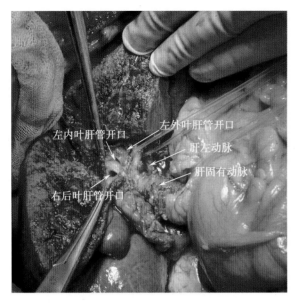

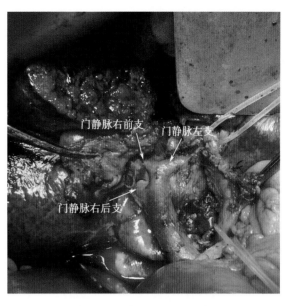

图 13-2　敞开肝门板显露病灶　　　　　　　　图 13-3　敞开肝门板显露血管

脉和门静脉,提高根治性切除率和安全性。

3. 病灶切除与血管重建(图 13-4)

(1)离断切除侧肝动脉、门静脉与胆管,切除半肝,充分显露保留侧肝内胆管,近端胆管切缘送术中冰冻病理检查,同时取肝门板及环周肝脏切缘做快速病理检查,合并血管受侵犯者可在肝门充分显露的情况下行血管切除重建。肝门部病灶切除的核心是病灶的充分显露、肝门血管的分离及确保受累胆管的切缘阴性。

(2)门静脉受累长度 2~3cm 时,可行门静脉节段切除后重建;门静脉受累长度 >3cm 时,常需嫁接额外的静脉血管;当肝动脉浸润成为获得 R_0 切除的唯一障碍时,可考虑联合肝动脉切除。

4. 胆肠吻合(图 13-5)

(1)切断每支胆管时,应用缝线牵引标记,避免遗漏切断的胆管。

(2)右前右后支、左内左外支胆管可拼合成一个开口,与肠道吻合,如果两支胆管相隔甚远,也可分别行胆肠吻合。

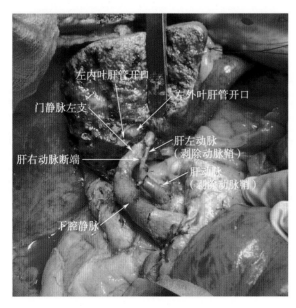

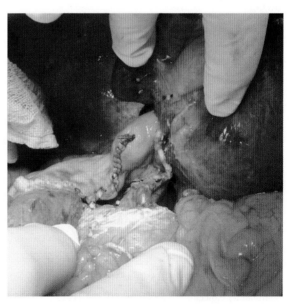

图 13-4　切除病灶　　　　　　　　　　　图 13-5　胆管整形拼合后胆肠吻合

(3) 若胆管过细,吻合时可放入硅胶管支撑,最后拔除支撑管。

(4) 吻合结束,白色干净纱布轻压吻合口数分钟观察有无胆瘘。

五、术后管理及并发症控制

侵犯肝门的胆囊癌术后管理主要为营养支持、保肝治疗和保持引流管通畅。其术后并发症主要为胸腔积液、胆瘘、胰瘘、胃瘫和小肝综合征,经引流、抗感染、白蛋白营养支持一般均可治愈。

1. **胸腔积液**   胸腔积液发生率可高达 85% 左右,多为反应性积液或低蛋白血症导致,少量胸腔积液可以通过补充白蛋白和利尿消除,对于引起症状的胸腔积液必须予以穿刺引流。

2. **胆瘘**   主要是肝创面与吻合口瘘。为减少肝创面胆瘘,肝断面的细小管道均提倡结扎,同时必须仔细检查吻合口有无胆瘘。

3. **胰瘘**   合并胰瘘主要发生于 HPD 手术中,术后加强引流,同时使用生长抑素可以治愈。

4. **胃瘫与腹腔感染**   术后胆瘘易引起胃瘫,对于老年患者若预估可能发生胆瘘,尤其是拟行扩大右半肝切除的患者,术中可预置空肠营养管。笔者单位一般于术后 3 天复查 CT 查看患者有无腹水或胸腔积液,一旦发现及时引流。若引流不畅会引起腹腔感染,甚至有脓毒症表现。对于此类患者应尽早穿刺引流,并根据引流液细菌培养结果选用敏感抗生素。

5. **小肝综合征(small for size syndrome)**   小肝综合征是发生在扩大肝切除或减体积肝移植术后的一种临床综合征,其确切的概念至今未统一。可表现为术后胆汁分泌减少、肝脏合成功能恢复延迟、长时间淤胆和顽固性腹水,常常导致感染性并发症的发生。组织病理学特征是肝细胞呈气球样变性、脂肪变性、胆汁淤积、胆栓形成,可见斑片状缺血坏死区和增生区并存。部分发生小肝综合征的患者经积极处理后上述症状及生化指标会在术后数周逐渐改善。笔者的体会是术后给予抗感染、保肝、血浆和白蛋白等支持治疗,同时使用利尿药减轻腹水,对于伴有肝衰竭患者可以使用人工肝支持治疗,多数患者可逐步恢复。

六、总结

侵犯肝门的胆囊癌手术难度高,预后差,手术是唯一可能的治愈机会,以肝门解剖为基石、以三维数字影像学为手段、以肝门充分显露为前提,通过由肝内向肝外和由肝外向肝内顺逆结合的肝门解剖路径,完全敞开肝门后充分显露病灶与肝动脉、门静脉关系,从而制订合理的个体化手术方案来治疗。

(王 坚)

参考文献

[1] KANTHAN R, SENGER J L, AHMED S, et al. Gallbladder cancer in the 21st century [J]. J Oncol, 2015, 2015: 967472.

[2] SHIMIZU H, KIMURA F, YOSHIDOME H, et al. Aggressive surgical approach for stage IV gallbladder carcinoma based on Japanese Society of Biliary Surgery classification [J]. J Hepatobiliary Pancreat Surg, 2007, 14(4): 358-365.

[3] ONG S L, GARCEA G, THOMASSET S C, et al. Ten-year experience in the management of gallbladder cancer from a single hepatobiliary and pancreatic centre with review of the literature [J]. HPB (Oxford), 2008, 10(6): 446-458.

[4] SHIMADA K, NARA S, ESAKI M, et al. Extended right hemihepatectomy for gallbladder carcinoma involving the hepatic hilum [J]. Br J Surg, 2011, 98(1): 117-123.

[5] SINGH S K, TALWAR R, KANNAN N, et al. Aggressive surgical approach for gallbladder cancer: a single-center experience from northern india [J]. J Gastrointest Cancer, 2015, 46(4): 399-407.

[6] POTTAKKAT B, KAPOOR A, PRAKASH A, et al. Evaluation of a prospective surgical strategy of extended resection to achieve R_0 status in gall bladder cancer [J]. J Gastrointest Cancer, 2013, 44(1): 33-40.

[7] HUNDAL R, SHAFFER E A. Gallbladder cancer: epidemiology and outcome [J]. Clin Epidemiol, 2014, 6: 99-109.

[8] YAMAMOTO Y, SUGIURA T, ASHIDA R, et al. Indications for major hepatectomy and combined procedures for advanced gallbladder cancer [J]. Br J Surg, 2017, 104(3): 257-266.

[9] SIROHI B, MITRA A, JAGANNATH P, et al. Neoadjuvant chemotherapy in patients with locally advanced gallbladder cancer [J].

Future Oncol, 2015, 11 (10): 1501-1509.

［10］ENGINEER R, GOEL M, CHOPRA S, et al. Neoadjuvant chemoradiation followed by surgery for locally advanced gallbladder cancers: a new paradigm［J］. Ann Surg Oncol, 2016, 23 (9): 3009-3015.

［11］KOKUDO N, MAKUUCHI M, NATORI T, et al. Strategies for surgical treatment of gallbladder carcinoma based on information available before resection［J］. Arch Surg, 2003, 138 (7): 741-750; discussion 50.

［12］RUYS A T, VAN BEEM B E, ENGELBRECHT M R, et al. Radiological staging in patients with hilar cholangiocarcinoma: a systematic review and meta-analysis［J］. Br J Radiol, 2012, 85 (1017): 1255-1262.

［13］中华医学会数字医学分会, 中华医学会外科学分会胆道外科学组, 中国研究型医院学会数字医学临床外科专业委员会. 胆囊癌三维可视化诊治专家共识 (2018 版)［J］. 中国实用外科杂志, 2018, 38 (12): 1339-1346.

［14］杨林华, 王坚. 顺逆结合围肝门外科入路与传统手术入路治疗侵犯肝门胆囊癌对比研究［J］. 中国实用外科杂志, 2019, 39 (2): 155-161.

［15］王坚, 陈炜. 围肝门外科技术在胆道外科的应用［J］. 中华消化外科杂志, 2015, 14 (4): 284-287.

［16］王坚. 围肝门外科技术处理围肝门胆道肿瘤［J］. 中华外科杂志, 2018, 56 (5): 332-337.

［17］王坚. 围肝门外科技术在肝门部胆肠吻合的应用［J］. 肝胆外科杂志, 2018, 26 (3): 164-166.

第十四章

胆囊癌的内镜和介入治疗

晚期的胆囊癌常可导致肝门部胆道梗阻,由于肿瘤侵犯肝门及邻近血管、较晚的肿瘤分期及存在的合并症,绝大多数该类患者通常无法接受根治性切除术,且具有较短的生存时间和较差的生活质量。大多数患者需要接受姑息性的胆道引流治疗。迄今为止,已有多种引流技术应用于无法手术切除的胆囊癌所导致的肝门部胆道梗阻患者。内镜下胆道引流技术是当前公认的安全且微创的技术。相较于经皮穿刺、外科手术等引流手段,内镜下胆道引流近年来取得了较大的进步,加之新型引流装置或附件的出现,使内镜下胆道引流逐渐成为各大医疗中心的优选治疗方式。

一、适应证与禁忌证

(一)内镜治疗适应证与禁忌证

晚期胆囊癌导致明显梗阻性黄疸的患者通常合并多种并发症,在有多种合并症或身体一般条件太差无法耐受内镜手术时,不可强行尝试内镜治疗。

1. **适应证**　不能根治性切除且伴有肝门部胆管狭窄或梗阻的胆囊癌患者。

2. **禁忌证**　①严重的心、肺或肾功能不全者;②严重的胆道感染;③对碘对比剂过敏;④凝血功能异常、精神病发作期;⑤急性胰腺炎或慢性胰腺炎急性发作期;⑥存在上消化道梗阻或狭窄,估计十二指肠镜无法到达十二指肠降部者。

ERCP引导下胆道支架置入术已经成为缓解胆囊癌所致肝门部胆管狭窄的标准治疗方式,然而ERCP介导下的胆道支架置入术的成功率为85%~95%,一些特殊情况,如十二指肠乳头插管不成功、十二指肠镜无法到达乳头部位、手术导致解剖结构改变或十二指肠梗阻等可导致ERCP失败。超声内镜引导下的胆管引流(endoscopic ultrasonography-guided biliary drainage,EUS-BD)近年逐渐得到关注。EUS-BD的主要优势在于可以从多个角度进入胆管系统,可通过远端食管或胃进入肝左叶胆管系统,并扩张肝左叶胆管,或通过近端十二指肠穿刺进入胆总管内,支架置入可沿着乳头方向顺行插入或沿着肝内方向逆行插入,根据不同患者的实际情况可具体选择。EUS-BD适用于:胆囊癌侵犯或转移致胆管完全梗阻或中断,以及术后解剖结构改变(如行 Roux-en-Y 吻合术后)等因素致 ERCP 插管失败,或胆囊癌晚期侵犯十二指肠致十二指肠管腔明显狭窄、镜身无法通过狭窄部位,无法完成 ERCP。

(二)介入治疗适应证与禁忌证

胆道介入治疗是建立在经皮经肝胆管造影(percutaneous transhepatic cholangiography,PTC)的基础上的,近年逐步发展到引流、碎石及内镜治疗等。在胆囊癌导致高位胆道梗阻时,ERCP 中导丝不能越过狭窄,而 EUS 介导下的内引流术不能在两个腔隙之间放置支架时,经皮经肝穿刺胆管引流术(percutaneous transhepatic biliary drainage,PTBD)可作为一个重要的补充治疗手段。经股动脉插管肝动脉栓塞化疗术

（transcatheter arterial chemoembolization，TACE）同样可作为不能切除的胆囊癌及胆囊癌伴肝转移的有效的介入治疗方式。

1. 适应证　①适用于胆囊癌侵犯肝门部或肝内外胆管、合并有梗阻性黄疸，以及一般情况较差，不能耐受 ERCP 介导下胆道支架置入术，或行 ERCP 乳头插管失败者；②针对手术方案拟行胆囊癌根治性切除联合大部分肝切除，术前总胆红素超过 171μmol/L，或存在胆道感染且药物治疗无效，建议尽快行 PTBD 胆道引流的患者；③胆囊癌致胆道梗阻引起急性胆道感染，常出现高热、寒战、黄疸、腹痛等症状，往往会合并严重的感染性休克，这种情况下，PTBD 是一种重要的治疗手段；④胆囊癌晚期伴明显的肝转移，患者一般情况尚可时，可行 TACE 治疗。

2. 禁忌证　PTBD 无绝对禁忌证，以下为相对禁忌证：①有出血倾向而未被纠正。由于 PTBD 需要经皮穿刺腹壁、肝，所以如有明显出血倾向需要及时纠正，必要时给患者输注鲜血并给予药物止血。②大量腹水。腹水增加腹腔内出血和胆汁向腹腔内渗漏的风险，大量腹水可腹腔穿刺，给予抽腹水治疗。③严重的肝硬化。若患者有严重的肝硬化，合并大量腹水、肝细胞性黄疸和凝血功能障碍时，PTBD 并发症发生率和死亡率将明显增加。④弥漫性或多发性肝内胆管狭窄。患者存在多发性、广泛性胆管狭窄时，PTBD 难以奏效。⑤生存期不足 1 个月的患者。

二、内镜治疗术式选择及操作技术

（一）内镜治疗常用术式

1. ERCP 引导下胆道内支架置入术　根据不同病情及需要选择置入塑料或金属支架。

2. EUS 引导下胆管（胆总管或肝左管）穿刺引流术　该技术主要包括 EUS 引导的会师技术、EUS 引导的胆总管十二指肠吻合术、EUS 引导下左肝胃吻合术。

3. 内镜引导下光动力疗法　光动力疗法（photodynamic therapy，PDT）是近年发展起来的一种新型肿瘤微创疗法，光敏剂借助外周手段进入患者体内并特异性聚集于肿瘤内，然后通过内镜引导的光纤发出一定范围的特定波长，在充分照射之后，光敏剂就会发生相应光动力学效应，进而促进肿瘤细胞发生坏死及凋亡，最终起到局部治疗效果。

4. 内镜下粒子植入技术　通过 ERCP 胆道支架联合粒子植入，粒子内照射能有效抑制肿瘤细胞生长及杀死肿瘤细胞，明显延长支架通畅时间。

（二）内镜治疗操作技术

1. ERCP 引导下胆道内支架置入术

（1）行 ERCP 前，采用纤维或电子十二指肠侧视镜，选用大活检孔道内镜便于放置支架，如 Olympus TJF-200、TJF-240 等；若选用小孔道内镜则可能无法放置支架。

（2）胆道支架的选择：胆道支架主要有 2 种，固定直径的塑料支架（plastic stent，PS）和自膨式金属支架（self-expanding metallic stent，SEMS）。SEMS 主要用于恶性胆道梗阻，分为全覆膜、部分覆膜和非覆膜 3 种（图 14-1）。如患者生存期有望超过 6 个月，推荐使用 SEMS，而非覆膜 SEMS 适用于减轻恶性胆道梗阻。SEMS 和 PS 都可用于治疗恶性胆道梗阻，PS 安全、有效，较 SEMS 便宜，并且发生堵塞时可被替换，但是，PS 的主要缺点是过早的堵塞。因为较大的内径，SEMS 被用来延长维持胆道引流的时间，因此减少了再次干预的需要。尽管 SEMS 的价格昂贵，但其随后的复发性胆管炎的发作较少，再次行择期和急诊 ERCP 的概率较低，需要反复住院的频率和住院时间减少。美国 Wallstent 多中心研究小组进行的一项随机对照研究提示，PS 的堵塞发生率较金属支架高 3 倍。在笔者的临床实际工作中，通常在如下情况中应用 SEMS 治疗胆囊癌导致的肝门部胆管狭窄或梗阻患者：①最初置入的 PS 发生堵塞；②患者身体状况预示生存期超过 6 个月；③有明确的病理诊断，且胆囊癌侵犯明显或广泛转移，无根治性手术机会。主要推荐使用非覆膜 SEMS。覆膜支架可防止恶性肿瘤和良性增生的上皮组织长入支架内部，从而避免支架过早的堵塞，但覆膜 SEMS 的金属丝并不嵌入组织，致使发生移位的概率较高；而非覆膜的 SEMS 移位概率低，可用于任何部位（包括肝门部胆管）的胆道梗阻，肿瘤内生长与极难取出是非覆膜 SEMS 的缺点。此外，覆膜 SEMS 还可导致对侧肝内胆管或同侧肝内胆管分支的堵塞，不能用来治疗肝门部或肝内梗阻，且

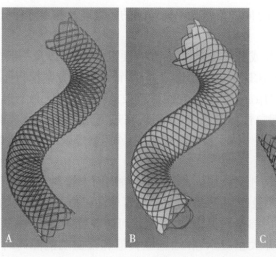
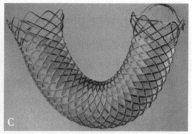

图 14-1　金属胆道支架

A. Wallflex 支架,非覆膜;B. Wallflex 支架,全覆膜;C. Wallflex 支架,部分覆膜。

堵塞胆囊管和胰管开口所致的胆囊炎和胰腺炎的概率也增加。

　　(3) 胆道造影术:高质量的胆道造影对确定胆道梗阻的长度、位置和形状及合适支架的选择均至关重要;在行 ERCP 的同时,结合腹部 MRCP 及增强 CT 扫描肝内外胆管的结果,确定采用单侧或双侧胆道引流。

　　(4) 括约肌切开术:无论 SEMS 在胆道内还是跨乳头置入,都不一定行胆道括约肌切开术,是否进行乳头括约肌切开的主要依据是能否顺利插管(图 14-2)。

　　(5) 狭窄胆管的扩张:不需要常规为了方便置入 SEMS 而对狭窄段行扩张,SEMS 一般预装在小内径的释放装置中,释放装置容易通过狭窄段,SEMS 的扩张力足以使支架在 48 小时内达到完全或近乎完全张开。

　　(6) 支架与导丝的使用:直径 10mm 的 SEMS 最为常用,支架的长度应个体化,取决于狭窄段的长度、位置等,支架的长度在胆道造影后确定,释放并完全扩张的支架应超出狭窄远、近端至少 10mm,以阻止肿瘤过度生长导致再次梗阻,应避免支架末端顶在胆管壁或十二指肠壁上。导丝通常用于越过胆道狭窄,以便于导管插入和在器械交换时维持通路,SEMS 放置装置通过导丝进入并定位于狭窄处,大直径[0.035in(0.89mm)]、附有亲水层的镍钛合金导丝为首选(图 14-3)。

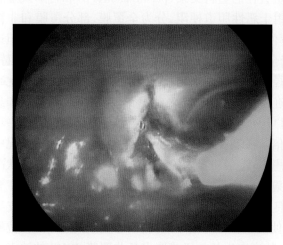
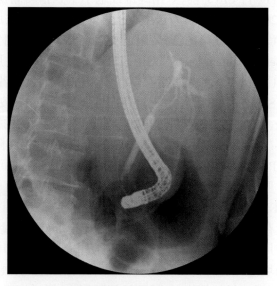

图 14-2　胆囊癌致肝门部胆管狭窄行 ERCP 置入支架,切开奥迪括约肌　　　　图 14-3　胆囊癌致肝门部胆管狭窄行 ERCP 置入支架,导丝越过狭窄至肝内

（7）SEMS 的定位与释放：针对胆囊癌侵犯肝门部所致狭窄或梗阻的患者，SEMS 通常置于乳头上方，由于此时支架的长度不足以跨越壶腹部，支架释放过程通常都需在 X 线透视和内镜监视下进行，以确保 SEMS 位置放置准确。当 SEMS 放置装置到达理想位置时，操作者应逐渐用力退出外鞘管以释放支架，随着外鞘管的退出，支架近端（相对于肝脏）会逐渐张开，此时仍可通过回撤整个支架装置以调整支架向远端移动，释放支架时放松抬钳器以保证外鞘管的顺利回撤，从而完全释放 SEMS，随后移除导管及导丝（图 14-4）。

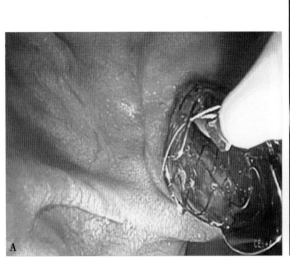
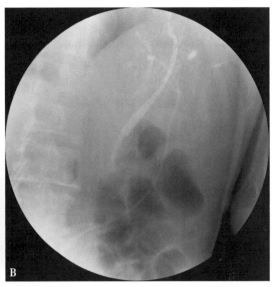

图 14-4　金属胆囊癌支架置入
A. 胆囊癌致肝门部胆管狭窄行 ERCP 置入胆道金属支架；B. 置入胆道金属支架后 X 线片。

2. **EUS 引导的会师技术**　在超声内镜引导下，使用 19G 穿刺针（Echo-19，Cook Endoscopy）经胃壁穿刺入左肝管系统，将大直径[0.035in（0.89mm）]、附有亲水层的镍钛合金导丝插入胆管内穿过梗阻病变，在十二指肠内形成环，退出超声内镜，保留导丝在原位。然后，插入十二指肠镜于十二指肠降段，在十二指肠镜的工作通道中放入息肉圈套器抓取导丝，沿导丝行乳头括约肌切开及支架置入术。

3. **EUS 引导的胆总管十二指肠吻合术**　使 EUS 置入十二指肠降段，在其引导下，将 19G 穿刺针经十二指肠插入胆总管，抽出胆汁，注入对比剂行胆道造影，将 0.89mm 的粗导丝插入胆总管内，利用胆道扩张器（Soehendra，Cook Endoscopy）扩张该隧道，通过该隧道将 7-10Fr 胆道塑料支架或全覆膜 SEMS 置入该吻合口（图 14-5）。

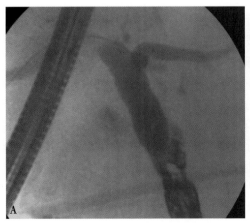
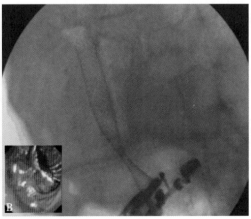

图 14-5　EUS 引导的胆总管十二指肠吻合术
A. EUS 下照片；B. 支架释放后照片。

4. **EUS 引导下肝左管胃吻合术**   将超声内镜置于胃体小弯的中间部分,将 19G 的穿刺针穿过胃壁插入远端的肝左管,注入对比剂显示扩张的胆管及梗阻的胆道。通过穿刺针导入 6.5Fr 带绝缘外鞘的导丝(直径 0.53mm,Terumo 欧洲,Leuven,比利时),采用扩张导管或扩张球囊行胃和肝左管之间的隧道扩张,在扩张胆管的远端与胃的近端形成的隧道内置入 8.5Fr、8cm 长的肝胃型支架或全覆膜 SEMS。为了预防胆瘘,可以通过支架放置 6Fr 或 7Fr 的鼻胆管,进行 48 小时胆管外引流后拔除(图 14-6)。

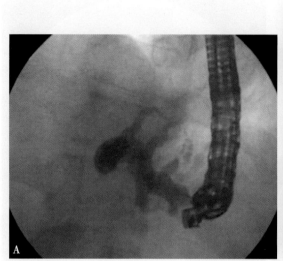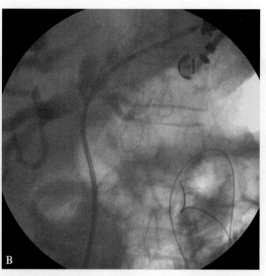

图 14-6   EUS 引导下肝左管胃吻合术

A. EUS 下照片;B. 支架释放后照片。

5. **内镜引导下光动力疗法**   PDT 是近年来新型的治疗肿瘤的微创技术,与手术、放疗、化疗等传统治疗方法相比,PDT 的优势是靶向杀伤肿瘤细胞,而对周边正常的组织损害较小,其原理在于光敏剂注入机体一段时间后,会特异性地聚集在肿瘤组织内,此时以特定波长的光源激发光敏剂,光敏剂发生光动力学反应,吸收光子能量后的激发态光敏剂可产生多种活性氧物质(氧自由基、单线态氧等)与周围细胞发生反应,引起肿瘤细胞坏死和凋亡,从而起到治疗作用。近年来,随着内镜、超声、CT、MRI 引导技术与 PDT 联合运用,PDT 不仅对体表肿瘤具有很好的疗效,而且能治疗腹部实质性脏器、颅内、呼吸道、消化道等深部肿瘤,如在食道肿瘤、胃肿瘤、结直肠癌及肛门肿瘤、胆管肿瘤治疗方面取得较好的效果。近期,有研究以胆囊癌患者为研究对象,评估内镜下 PDT 的临床效果,对照组患者采用内镜下支架置入术,研究组患者在此基础之上采用光动力疗法,研究显示,PDT 能够显著提高患者的生活质量,治疗效果显著,不良反应发生率低,值得在临床上推广应用。

6. **内镜下粒子植入技术**   胆囊癌导致肝门部胆管梗阻而无法手术切除的患者,ERCP 介导下胆道支架置入术是目前非手术治疗的首选方法,然而,胆道支架的置入仅能起到短期内减黄的作用,对肿瘤本身无任何治疗效果,且随着肿瘤的浸润生长,支架可出现狭窄。碘 -125(^{125}I)粒子是一种疗效肯定的低能放射粒子,应用于多种恶性肿瘤的治疗。近年来,在探讨 ^{125}I 粒子在治疗胆管恶性肿瘤效果的研究中,所有患者在放置胆道支架成功后均接受组织间 ^{125}I 粒子的放射治疗,在支架置入后 8~12 天开始植入粒子,粒子植入方式有多种,主要包括 B 超或 CT 引导下经皮穿刺植入、超声内镜下植入及小切口直视下植入。植入过程遵循以下原则:粒子尽量呈直线排列,相互平行,各粒子之间等距离(10~15mm);粒子的分布应周围密集,中央稀少,以免出现中心高剂量区而产生并发症;在中心平面上,各粒子之间的中点剂量率之和的平均值为基础剂量。经 ERCP 胆道支架置入术联合 ^{125}I 粒子是一种崭新的治疗手段,结合了内镜与放疗的特性,充分发挥二者的优势,治疗效果满意,在胆囊癌晚期导致胆道梗阻的患者中,有待开展大样本的随机前瞻性对照研究。

三、介入治疗术式选择及操作技术

(一) 介入治疗的常用术式

1. PTBD 分为单纯外引流、内外引流和支架置入的内引流术。

2. 经股动脉插管肝动脉栓塞化疗术(TACE):是不能手术切除肝癌的常用治疗技术。

(二) 介入治疗的操作技术

1. 经皮经肝胆管穿刺置管引流术　　肝左管穿刺术时,在超声引导下选择剑突下合适进针点,通常在剑突下偏左下方 2~3cm 处,局部消毒铺巾后,在超声图像引导下,以 22G 穿刺针穿刺肝内胆管,一旦穿刺针进入肝内胆管,可用针管抽吸胆汁确认,固定穿刺针,置入 0.018in(0.46mm) 导丝;行右肝穿刺术时,选择右侧腋中线,通常在第 8~9 肋间,超声引导下避开血管行胆管穿刺。通过不同部位穿刺成功并引入导丝后,将 6Fr 同轴扩张管置入并扩张隧道,若导丝不能穿过狭窄处,即可在扩张的胆管处放置 6~10Fr 不同粗细的单猪尾巴 PTBD 引流管行外引流。拟行内外引流时,在超声引导穿刺后,需要 X 线血管造影设备引导导丝的走行,若导丝可穿过狭窄闭塞段而进入十二指肠内时,可更换加硬的粗导丝行内外引流,内外引流管多选用 7~9Fr 的多测孔专用引流管,引流管末端猪尾巴部分置入十二指肠,在成功置入内外引流管后,部分胆汁会由引流管流至十二指肠内。

2. 经皮经肝穿刺胆道支架置入术　　在胆囊癌侵犯肝门部或肝内外胆管的患者中,患者一般身体情况较差,或有明显的胆道感染或肝衰竭时,可先行经皮肝穿刺胆道引流术(percutaneous transhepatic cholangial drainage,PTCD)(图 14-7),再行二期支架置入术。该手术通常需要在 X 线透视设备下完成,胆道支架通常选择非覆膜 SEMS,若梗阻部位较低,支架的末端达到乳头外时可选择全覆膜 SEMS;支架的直径和长度根据病变的部位和长度确定,肝门部病变支架需跨肝左、肝右管和胆总管时,支架多选用直径 8~10mm,长度原则上两端均需超过病变 15mm 以上。支架置入技术与 ERCP 引导下支架置入类似(图 14-8);首先行 PTBD 引流管造影,将导丝经引流管插入十二指肠内(图 14-9),退出引流管,根据狭窄的长度选择非覆膜 SEMS 的长度,沿导丝将支架推送器送入预定的位置,退出外鞘管,完全释放支架后再行胆道造影,以明确支架两端跨过狭窄段。SEMS 具有缓慢扩张的能力,通常在置入支架前不需要行预扩张。

3. 经股动脉插管肝动脉栓塞化疗术(TACE)　　患者取仰卧位,腹股沟区常规消毒、铺巾,局部麻醉后,行右侧股动脉穿刺,穿刺成功后插管进入肝固有动脉行血管造影,显示肿瘤部位及供应血管,可超选至肿瘤的供应分支血管,用氟尿嘧啶、顺铂、吡柔比星联合后行灌注化疗,若肿瘤血管供应丰富,可同时向血管内注入碘油及丝裂霉素的混合乳剂,再注入吸收性明胶海绵颗粒行栓塞治疗,栓塞满意后拔管及动脉鞘,

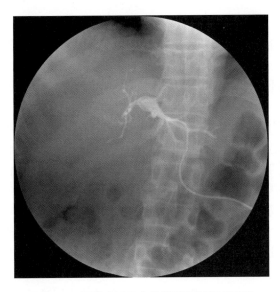

图 14-7　胆囊癌导致高位胆道梗阻行 PTCD

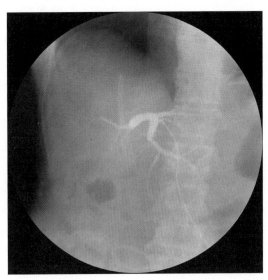

图 14-8　胆囊癌导致高位胆道梗阻,右肝放置支架内引流,左肝行 PTCD

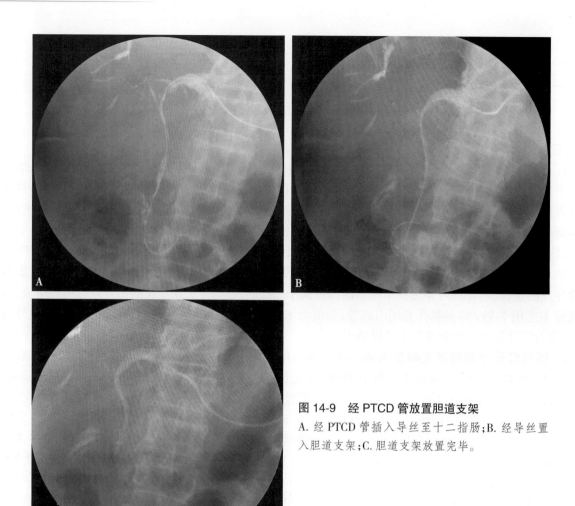

图 14-9　经 PTCD 管放置胆道支架

A. 经 PTCD 管插入导丝至十二指肠;B. 经导丝置入胆道支架;C. 胆道支架放置完毕。

穿刺口行压迫止血。

四、并发症与处理

(一) 内镜治疗并发症与处理

针对 ERCP 引导下胆道支架置入术的并发症可分为 ERCP 相关并发症、早期及后期的 SEMS 失效的并发症。

1. **ERCP 相关并发症**　①ERCP 后胰腺炎(post-ERCP pancreatitis,PEP):作为 ERCP 最常见的并发症,尤其在导丝反复插入主胰管后易发生,发生率在 1%~40%,一般多在 5% 左右。处理:胰管支架置入术可有效降低或预防 PEP 的发生,在术后几小时检测血清淀粉酶等指标可观察是否有 PEP 发生,可使用加贝酯或生长抑素等药物对症治疗。②出血:在 SEMS 放置过程中,行括约肌切开术后可发生术中出血或术后的迟发出血。处理:内镜下注射稀释的肾上腺素一般可控制出血,用扩张球囊压迫常可临时止血,临床中,更常用的手段为双极电凝止血或止血夹止血。③穿孔:术后穿孔的治疗因穿孔类型、渗出的严重程度及临床表现而不同。一旦怀疑有任何类型的穿孔,应立即行腹部 CT 扫描明确有无对比剂外渗,腹膜内及腹膜后有无积气。处理:肠道穿孔通常必须外科手术治疗,而导丝及支架相关的穿孔常通过内镜给予适当的引流治疗即可,有明确的漏口可进行内镜下钳夹封闭,或采用放置鼻胆管或支架行引流术,同时行持续胃肠减压、严格禁食禁水等处理。

2. **早期及后期的 SEMS 失效的并发症**　①支架移位:SEMS 移位常由于操作者的失误造成,非覆膜 SEMS 一旦释放后很少发生移位。处理:如果支架的位置不满意,可考虑置入另一根支架,也可以完全取出支架。可用圈套器或抓取钳完整取出,非覆膜支架的取出最好在置入 48 小时内进行。②支架堵塞:SEMS 植入术最常见的远期并发症是支架堵塞,支架堵塞的原因主要包括肿瘤长入支架及肿瘤过度生长、胆泥淤积及反流的食物等;而非 SEMS 堵塞的最常见原因是肿瘤或上皮通过支架网眼向支架内生长。处理:支架堵塞可通过在 SEMS 内置入一根塑料支架或另一根金属支架或通过机械疏通来处理,有选择地在发生堵塞的 SEMS 支架里置入全覆膜支架是一种有前景的方法,若支架发生堵塞后无法取出又不能置入新的支架,可行 PTBD 穿刺引流术以解除胆道梗阻,因此,对 SEMS 堵塞的处理应做到个体化,需要考虑患者的总体预后。

3. 针对 EUS 引导下左肝胃吻合术的并发症　①支架移位:胃壁和肝左叶位置相对不固定,连接胃壁和肝内胆管的穿刺点存在位移的可能,在置入支架后可能导致支架移位。处理:可尝试使用非覆膜 SEMS 放置于肝胃之间。②胆瘘:非覆膜 SEMS 置入肝胃之间后可能有胆瘘的风险,严重时可导致胆汁性腹膜炎。处理:在肝胃吻合之间放置非覆膜 SEMS 后,通过该支架再将全覆膜支架置入该吻合口,全覆膜 SEMS 完全张开后有效封闭了扩张的穿刺道,理论上防止了胆瘘。③支架堵塞:肿瘤的内生长或胆汁淤积可导致支架堵塞。处理:可通过已经堵塞的 SEMS 直接插入新的支架(塑料或 SEMS)。

(二) 介入治疗并发症与处理

1. 针对 PTBD 术的并发症　①出血:行经皮经肝穿刺过程中,穿刺针伤及肝门部或肝内血管时,或者多次穿刺肝脏包膜,均有可能导致腹腔内或引流管内出血。处理:少量出血可在使用止血药物后很快消退,若出血明显,伴有明显的腹腔内出血时,可行动脉造影栓塞,必要时行剖腹探查及止血治疗。②胆瘘:反复穿刺肝被膜,未能顺利置管引流时,可有胆汁漏入腹腔内引起胆汁性腹膜炎,患者会出现剧烈腹痛等表现。处理:若患者出现胆瘘,积极行镇痛等对症治疗。另外,应当在超声引导下,一次性穿刺成功并置管,避免反复穿刺。③胆道感染:在支架堵塞或引流管不通畅、夹闭引流管时,容易发生胆道感染,表现为急性胆管炎,患者可出现寒战、高热、腹痛等。处理:保持引流管通畅,打开夹闭的引流管,行支架的更换或再通术,治疗上给予强力抗生素抗感染治疗。④支架再狭窄:由于肿瘤的内生长,支架内引流的患者可能出现支架的再狭窄,造成胆道感染或梗阻性黄疸。处理:置入非覆膜 SEMS 难以再取出时,可行支架的球囊扩张术,或再行 PTBD 以退黄治疗。

2. 针对 TACE 治疗的并发症　①栓塞术后综合征:是较为常见的并发症。术后患者通常表现为发热、恶心、呕吐、右上腹腹痛及转氨酶持续升高。处理:该并发症多为自限性,通过退热、消炎、保肝等对症治疗后患者多可自行缓解。②肝衰竭:为 TACE 后最严重的并发症,其诱发因素通常为肝功能较差,伴有明显的高胆红素血症,以及大剂量抗肿瘤药物的应用。处理:积极对症治疗,治疗肝衰竭。针对肝功能较差的患者,行 TACE 时要慎重选择药物及剂量,是否行栓塞术应个体化。③骨髓抑制表现:少部分患者对化疗药物敏感,在大剂量给予抗肿瘤药物后,患者出现明显的三系减少,伴有持续的发热等表现。处理:积极给予升白细胞等对抗骨髓抑制的治疗,预防患者发生感染,并根据患者身体状况,个体化选择抗肿瘤药物剂量。

(李　靖)

参考文献

[1] KAWAKAMI H, ITOI T, KUWATANI M, et al. Technical tips and troubleshooting of endoscopic biliary drainage for unresectable malignant hilar biliary obstruction [J]. J Hepatobiliary Pancreat Sci, 2015, 22(4):E12-E21.

[2] DHIR V, ARTIFON E L A, GUPTA K, et al. Multicenter study on endoscopic ultrasound-guided expandable biliary metal stent placement: Choice of access route, direction of stent insertion, and drainage route [J]. Dig Endosc, 2014, 26(3):430-435.

[3] SARKARIA S, LEE H S, GAIDHANE M, et al. Advances in endoscopic ultrasound-guided biliary drainage: a Comprehensive Review [J]. Gut Liver, 2013, 7(2):129-136.

[4] ARTIFON E L, FERREIRA F C, OTOCH J P, et al. EUS-guided biliary drainage: a review article [J]. JOP, 2012, 13(1):7-17.

[5] BARON T H, KOZAREK R A. 内镜逆行胰胆管造影 [M]. 郭学刚, 吴开春, 译. 2 版. 北京:人民军医出版社, 2015.

[6] 中国抗癌协会. 胆囊癌规范化诊治专家共识(2016) [J]. 临床肝胆病杂志, 2017, 22(4):611-620.

[7] 张卫平, 戈伟. 介入治疗联合 TACE 治疗恶性梗阻性黄疸的临床研究 [J]. 临床和实验医学杂志, 2014, 13(13):1096-

　　1099.

[8] YANG S,LI N,LIU Z,et al. Amphiphilic copolymer coated upconversion nanoparticles for near-infrared light-triggered dual anticancer treatment [J]. Nanoscale,2014,6(24):14903-14910.

[9] ZHANG C,ZHAO K,BU W,et al. Marriage of scintillator and semiconductor for synchronous radiotherapy and deep photodynamic therapy with diminished oxygen dependence [J]. Angew Chem Int Ed Engl,2015,54(6):1770-1774.

[10] LUKE R,SERGEEVA N N,EDYTA P,et al. Lead structures for applications in photodynamic therapy 6 temoporfin anti-inflammatory conjugates to target the tumor microenvironment for in vitro PDT [J]. PLOS ONE,2015,10(5):e0125372.

[11] 李宏伟,刘川,王朗,等. 光动力疗法在消化道恶性肿瘤中的研究进展[J]. 实用肿瘤学杂志,2018,32(1):77-81.

[12] LING C C. Permanent implants using Au-198,Pd-103 and I-125:Radiobiological considerations based on the linear quadratic model [J]. Int J Radiat Oncol Biol Phys,1992,23(1):81-87.

[13] 赵亚军,赵旭辉,王成,等. 经 ERCP 胆道支架置入术联合碘 -125 粒子植入治疗恶性梗阻性黄疸的临床应用[J]. 肝胆外科杂志,2015,23(4):289-291.

第十五章

腹腔镜技术在胆囊癌诊治中的作用

第一节　腹腔镜探查在胆囊癌诊治中的价值

胆囊癌（gallbladder cancer）是临床中较为常见的胆道恶性肿瘤之一，且发病率正在逐年升高。由于胆囊癌发病隐匿，早期诊断率较低，且侵袭性强，常发生局部侵袭或远处转移，大部分患者初次就诊时已为晚期。胆囊与肝脏紧密相连，胆囊癌常侵犯肝脏或侵袭并突出浆膜而出现腹腔内的播散性转移与淋巴结转移。

尽管目前多种先进辅助检查方法对胆囊癌的术前诊断及分期起到了一定的作用，但仍无法对转移病变做出系统的定位或定性的诊断。通过多中心的回顾性研究表明，即使术前经过相应肿瘤指标检测及CT、MRI等影像学检查，并通过术前多学科专家组（包括外科、影像科）共同会诊，初步诊断为胆囊癌并初步确认肿瘤无远处转移和无明显肝动脉、门静脉等血管侵犯，存在手术切除可能的患者，在术中还是发现具有肝脏和/或腹腔内弥漫性播散转移，已无手术切除可能而终止手术的比例仍高达41%~52%。该部分胆囊癌患者进行了非治疗性的剖腹探查手术，增加了不必要的术后痛苦、住院时间，同时也增加了术后并发症发生率和死亡率，所以，科学规范地减少非治疗性的剖腹探查手术显得非常有意义。

腹腔镜探查可以及时、准确地发现位于肝脏和腹膜等位置的肿瘤转移灶，并取病灶组织进行术中冰冻病理检查，对胆囊癌的诊断、分期、可切除性评估均具有较大的意义。研究表明，在胆囊癌患者中，腹腔镜探查与剖腹探查两种方式在发现肝脏转移率、腹膜广泛转移率、主要血管侵犯及肝外脏器侵犯等方面均无统计学差异，但在手术时间、术后住院时间、术后下床活动时间、术后疼痛评分项目方面，腹腔镜组均显著的低于开腹组且差异均具有统计学意义。通过腹腔镜探查，能够发现肝转移和/或腹腔种植转移而终止手术操作，避免不必要的手术创伤，减少术后疼痛及术后并发症的发生率，从而有利于患者术后康复；而且腹腔镜探查在缩短患者术后康复时间的同时，更为重要的是可以更快地进行其他非手术综合治疗。

综上所述，与开腹探查相比，腹腔镜探查创伤更小、术后恢复更快，从而可以更早地开始下一步治疗，且两种探查方式对肿瘤的诊断、分期具有相似效果，因此腹腔镜探查在胆囊癌诊治中具有较高的临床价值。

第二节　腹腔镜胆囊癌根治术的适应证与争议

腹腔镜根治术在胃肠道恶性肿瘤的治疗中已经得到广泛的使用，高质量的前瞻性研究已经表明，腹腔镜根治术并不会增加结肠癌和胃癌患者肿瘤的腹腔种植或播散转移。因此，腹腔镜下结肠癌根治术和胃癌根治术已经被广泛接受。但由于对腹腔镜下胆囊癌根治术仍缺乏高质量的临床研究，对于该术式是否会促进胆囊癌播散转移在国际上仍存在较多的争论。

前期研究结果证实：Tis 期或 T_{1a} 期胆囊癌患者，只要手术过程中无胆囊破溃、胆囊管切缘阴性，无论是开腹手术还是腹腔镜手术，术后 5 年生存率均可达到 100%。

对于术前影像学评估考虑为 T_{1b} 或 T_2 期的胆囊癌患者，术后病理证实为 T_{1b} 或 T_2 期者，是否进行腹腔镜根治术仍存在较大的争议。前期研究表明，胆囊癌腹腔镜手术较开腹手术容易引起胆囊破溃、胆汁泄漏及气腹下"烟囱效应"等，均有增加腹膜播散及穿刺孔种植转移的风险。近年来，虽然有关 T_{1b} 或 T_2 期胆囊癌行腹腔镜胆囊癌根治术的报道逐渐增多，但缺乏高质量的临床研究及证据，其安全性及有效性有待进一步评估。因此，对于 T_{1b} 或 T_2 期的胆囊癌患者，腹腔镜根治术仅建议作为探索性研究，且仅限于能同时达到以下 4 个条件的医疗中心进行：①可腹腔镜下进行区域淋巴结清扫，取得包括胰头后上方(13a 组)及腹主动脉旁(16 组)淋巴结在内的足够的门静脉旁及腹主动脉 - 腔静脉旁淋巴结样本；②能熟练完成腹腔镜下肝切除，并确保肝脏及胆管切缘阴性；③可在腹腔镜下行肝总管或胆总管切除及胆肠 Roux-en-Y 吻合重建；④能进行行术中标本冰冻病理检查并确定胆囊癌病理学分期。

对于 T 分期在 T_3 期及以上的胆囊癌患者，因根治性手术范围更大，甚至需行联合脏器切除或血管切除重建等扩大根治术，难以确保在腹腔镜下达到上述 4 项条件。因此，目前对术前怀疑或确诊为 T_3 期及以上的胆囊癌患者，建议行开腹手术。

第三节　腹腔镜胆囊癌根治术关键技术和步骤

1. **体位及穿刺布孔**　患者取仰卧位，术者站在患者两腿中间、第一助手和扶镜手分站患者两侧，脐部及脐上 2cm 左右锁骨中线各布 12mm 大 Trocar 孔，剑突下及右肋缘下布 5mm 小 Trocar 孔 (图 15-1)。

2. **探查**　排除肝脏多发转移和腹腔内广泛转移。

3. **淋巴结切除活检**　打开 Kocher 切口，术中常规切除腹主动脉旁(16 组)淋巴结(图 15-2)、胰头后上方(13a 组)淋巴结(图 15-3) 行快速冰冻病理检查，以明确淋巴结转移情况及决定淋巴结清扫范围。①腹主动脉旁淋巴结是胆囊癌淋巴结转移的终点，其阳性即视为有远处转移，可作为放弃根治性手术的依据；②胰头后上方淋巴结是胆囊癌淋巴结转移第一站和第二站的分界点，其阳性提示第二站淋巴结有转移，应行第二站淋巴结清扫。术中为获取胆囊癌的精确分期，应清扫至少 6 枚淋巴结。

4. 靠近胆总管离断胆囊管，胆囊管断端送术中快速冰冻病理检查 (图 15-4)。

5. **区域淋巴结清扫**　①第 8 组淋巴结清扫(图 15-5)。②肝十二

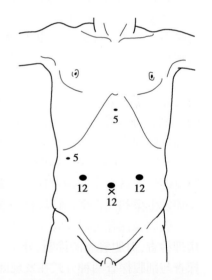

图 15-1　腹腔镜胆囊癌根治术穿刺孔位置

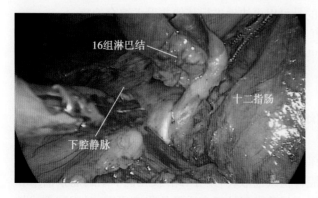

图 15-2　切除 16 组淋巴结送术中冰冻病理检查

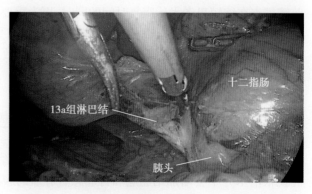

图 15-3　切除 13a 组淋巴结送术中冰冻病理检查

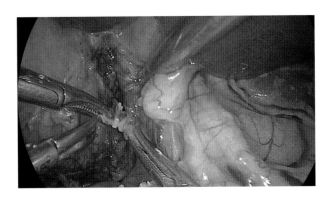

图 15-4　切除胆囊管断端送术中冰冻病理检查

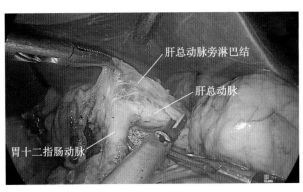

图 15-5　肝总动脉旁淋巴结清扫

指肠韧带骨骼化。从肝十二指肠韧带内分离出肝动脉、门静脉、胆总管，吊带牵起，沿血管走行解剖出肝门区主要血管及其分支，清扫肝十二指肠韧带淋巴结（图 15-6）。

6.**胆囊及肝 S_{4b}+S_5 段肝组织整块切除**　①T_{1b}期胆囊癌侵犯胆囊肌层，由于胆囊床侧胆囊没有浆膜层，肿瘤细胞可通过胆囊静脉回流入肝，造成肝床的微转移。研究表明，T_{1b} 期肿瘤细胞肝床微转移距离不超过 16mm，故需行距胆囊床 2cm 以上的肝楔形切除。②T_2 期胆囊癌侵犯胆囊肌层周围结缔组织，未突破浆膜层或未侵犯肝脏。此期肿瘤细

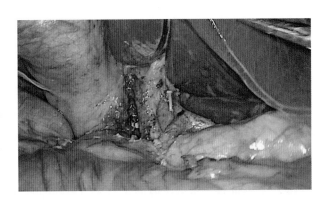

图 15-6　肝十二指肠韧带骨骼化

胞经胆囊静脉流入肝范围平均距离胆囊床 2~5cm，且至少有 1 个方向范围 >4cm，仅行肝楔形切除术不能达到 R_0 切除的目的，因此应至少行肝 S_{4b}+S_5 段切除术。因为术中无法明确肿瘤浸润胆囊壁深度，所以对于术前怀疑为 T_{1b} 或 T_2 期的胆囊癌患者，建议行胆囊及肝 S_{4b}+S_5 段的整块切除。

在肝切除过程中需注意以下关键点：①强调整块肝组织切除。切除过程中不接触胆囊，特别不牵扯胆囊壁。②个体化治疗原则。术前肝脏血管 3D 重建及流域重建，明确患者肝内血管分支情况，确定术中需要离断的血管（图 15-7）。③沿肝圆韧带分离肝实质，游离并结扎肝 S_{4b} 段肝蒂（图 15-8）。④仔细分离肝组织，游离结扎并横断肝中静脉（图 15-9）。⑤沿门静脉右支往上，游离并结扎离断肝 S_5 段肝蒂（图 15-10），注意保护 S_8 段肝蒂。

7.**重建**　肝外胆管处理，如果术中胆囊管切缘活检组织结果为阳性，则需联合行肝外胆管切除，范围从胰头后上方至第一肝门处，直至胆总管 / 肝总管切缘冰冻结果为阴性后，行胆管空肠 Roux-en-Y 吻合。若胆囊管切缘阴性者，不建议常规行肝外胆管切除。必要时行血管切除重建。

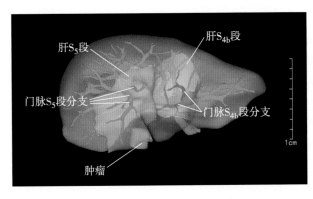

图 15-7　肝内血管 3D 重建及门静脉流域重建

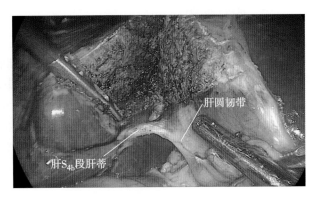

图 15-8　游离并结扎肝 S_{4b} 段肝蒂

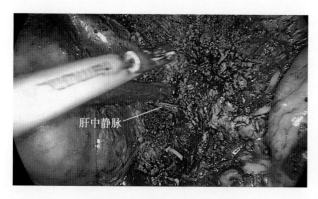
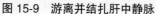

图 15-9　游离并结扎肝中静脉

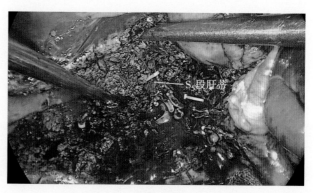

图 15-10　游离并结扎肝 S₅ 段肝蒂

8. **腹腔灌洗**　术后蒸馏水灌洗腹腔。

9. **注意切口保护**　必要时行无水酒精纱球浸泡切口。

10. **留置引流**　肝创面或胆肠吻合口下方(如行肝外胆道重建者)留置引流管一条。关闭气腹后取正中小切口或耻骨联合上方横切口,置入切口保护套后取出标本。

第四节　腹腔镜胆囊癌根治术术后管理

1. **术后镇痛**　由于手术取标本切口及创面较大,患者术后会有痛感,因此良好的术后镇痛对患者术后恢复尤为重要。术后应遵循多模式镇痛的原则,以帮助患者尽早下床活动。使用非甾体抗炎药和 / 或阿片类药物联合周围神经阻滞或切口浸润麻醉是肝脏切除手术患者术后镇痛的有效方法。

2. **引流管的管理**　术后密切观察引流液的颜色、性状及引流量,判断有无胆瘘或出血,若无胆瘘、出血等并发症,应尽早拔除腹腔引流管。

3. **胃管及导尿管的管理**　不常规留置胃管,若有特殊情况须留胃管,建议在麻醉清醒前拔除。术后尽早拔除尿管,如无合并前列腺肥大等易导致尿道狭窄的疾病,无须常规行膀胱锻炼后再拔除尿管。

4. **早期活动和进食**　麻醉清醒后,术后当天可饮水,术后 12 小时可予流质饮食,术后第 1 天可下床活动。

5. **出院标准**　①一般情况良好,患者生活能基本自理,能正常进食,排气、排便正常,精神可;②无发热,无诉明显腹痛或口服 NSAID 类药物可缓解疼痛,切口愈合良好、无感染(无须等待拆线后出院);③实验室指标:白细胞计数、血清总胆红素等结果基本正常。

第五节　腹腔镜胆囊癌根治术常见并发症及处理

一、胆管损伤

胆管损伤是腹腔镜手术常见的并发症之一,也是腹腔镜手术最严重的并发症之一。胆管损伤主要原因包括①对胆囊三角解剖不清,不能正确分辨胆囊管和胆总管,误把胆总管当成胆囊管切断;②因过度牵拉胆囊管致使胆总管成角而被误伤。因此,在手术过程中,应保持术野的清楚,注意辨认胆总管,手术操作要规范化,操作要轻柔,避免过分牵拉。如术中发现胆管损伤,可按照术中胆管损伤的情况,腹腔镜下行肝总管或胆总管修整及胆肠 Roux-en-Y 吻合重建。如术后发现胆管损伤,则应完善相关检查,明确损伤类型,并按照损伤类型、发现早晚、局部炎症情况及术者腔镜技术熟练程度选择腔镜下二次手术或开腹二次手术。

二、胆瘘

胆囊破裂、肝外胆管损伤、胆囊管结扎或夹闭不牢固、胆道梗阻引起胆管压力增大、奥迪括约肌痉挛均可导致胆瘘。若手术过程中发生胆囊破裂,由于胆汁中可能含脱落肿瘤细胞,可导致胆囊癌的腹腔种植扩散,因此为了防止肿瘤细胞播散转移,应中转开腹。术后胆汁渗漏可导致胆汁性腹膜炎,当发现胆瘘后应保持引流管通畅,如患者出现发热、腹痛等症状,应进行引流管冲洗,绝大部分的胆瘘可通过非手术方法治愈。经久不愈的胆瘘应进行引流管造影,明确胆瘘类型而选择相应治疗方式。

三、血管损伤

在放置气腹针和套管针时,针尖损伤肠系膜血管、腹主动脉、下腔静脉、髂动静脉可引起大出血。因此在放入腹腔镜后应将全腹扫视一遍以防遗漏血管损伤。肝门部解剖不清或因胆囊动脉出血时误钳夹肝右动脉或肝固有动脉,也可造成血管损伤。如出现术中血管损伤,应按照血管损伤情况及术者腔镜技术选择腔镜下修补或开腹修补。

四、内脏损伤

胃肠道损伤多为高频电刀或超声刀的误伤所致,一旦确诊应术中腔镜下行胃肠修补手术。如术后发现内脏损伤,则应完善相关检查,明确损伤类型,并按照损伤类型、发现早晚、局部炎症情况及术者腔镜技术熟练程度选择腔镜下二次手术或开腹二次手术。

五、肿瘤切口种植转移

有研究表明,腹腔镜操作过程中的"烟囱效应"(腹腔内游离的恶性肿瘤细胞在气腹压力的作用下通过套管针与腹壁切口之间的缝隙侵入腹壁切口形成穿刺部位转移或通过腹膜裂隙侵入腹壁、腹腔器官表面或实质内形成转移病灶)可增加穿刺口种植及腹膜转移的风险。如出现切口种植转移,应及时行切口转移灶切除术。

六、皮下气肿

腹腔镜手术制造气腹时,气腹针没有穿透腹壁,高压二氧化碳进入皮下;或者是套管针嵌得很紧而腹膜戳孔较松软,术中二氧化碳漏进皮下。术后按压腹部皮下具有捻发感,一般不需特殊处理。

(陈亚进)

参考文献

[1] BRAY F,FERLAY J,SOERJOMATARAM I,et al. Global cancer statistics 2018:GLOBOCAN estimates of incidence and mortality worldwide for 36 cancers in 185 countries [J]. CA Cancer J Clin,2018,68(6):394-424.

[2] AGARWAL A K,KALAYARASAN R,JAVED A,et al. The role of staging laparoscopy in primary gall bladder cancer-an analysis of 409 patients:a prospective study to evaluate the role of staging laparoscopy in the management of gallbladder cancer [J]. Ann Surg,2013,258(2):318-323.

[3] JIANG C Y,XU Z S,ZHANG X P,et al. Laparoendoscopic single-site cholecystectomy vs three-port laparoscopic cholecystectomy:a large-scale retrospective study [J]. World J Gastroenterol,2013,19(26):4209-4213.

[4] KHAWAR K,AFRIDI Z U,MUQIM R U,et al. Does sex affect the outcome of laparoscopic cholecystectomy? A retrospective analysis of single center experience [J]. Asian J Endosc Surg,2013,6(1):21-25.

[5] OZKARDES A B,TOKAC M,DUMLU E G,et al. Early versus delayed laparoscopic cholecystectomy for acute cholecystitis:a prospective,randomized study [J]. Int Surg,2014,99(1):56-61.

[6] 汤朝晖,刘颖斌,全志伟,等.腹腔镜探查判断胆囊癌可切除性的临床意义[J].中华普通外科杂志,2011,26(1):33-36.

[7] 燕重远,丁俊杰,王淳.腹腔镜探查在胆囊癌外科治疗中的应用[J].中国普通外科杂志,2017,26(8):1071-1075.

[8] HAN H S,YOON Y S,AGARWAL A K,et al. Laparoscopic surgery for gallbladder cancer:an expert consensus statement [J]. Dig Surg,2019,36(1):1-6.

[9] KIM Y W,YOON H M,YUN Y H,et al. Long-term outcomes of laparoscopy-assisted distal gastrectomy for early gastric cancer:result of a randomized controlled trial(COACT 0301)[J]. Surg Endosc,2013,27(11):4267-4276.

[10] LACY A M,GARCIA-VALDECASAS J C,DELGADO S,et al. Laparoscopy-assisted colectomy versus open colectomy for

treatment of non-metastatic colon cancer：a randomised trial［J］. Lancet，2002，359（9325）：2224-2229.

［11］中华医学会外科学分会胆道外科学组 . 胆囊癌诊断和治疗指南（2019 版）［J］. 中华外科杂志，2020，58（4）：243-251.

［12］BENSON A B，D'ANGELICA M I，ABBOTT D E，et al. NCCN Guidelines Insights：Hepatobiliary Cancers，Version 1 2017［J］. J Natl Compr Canc Netw，2017，15（5）：563-573.

［13］HUNDAL R，SHAFFER E A. Gallbladder cancer：epidemiology and outcome［J］. Clin Epidemiol，2014，6：99-109.

［14］LEE S E，JANG J Y，LIM C S，et al. Systematic review on the surgical treatment for T_1 gallbladder cancer［J］. World J Gastroenterol，2011，17（2）：174-180.

［15］HUEMAN M T，VOLLMER C J，PAWLIK T M. Evolving treatment strategies for gallbladder cancer［J］. Ann Surg Oncol，2009，16（8）：2101-2115.

［16］KONDO S，TAKADA T，MIYAZAKI M，et al. Guidelines for the management of biliary tract and ampullary carcinomas：surgical treatment［J］. J Hepatobiliary Pancreat Surg，2008，15（1）：41-54.

［17］ISAMBERT M，LEUX C，METAIRIR S，et al. Incidentally-discovered gallbladder cancer：When，why and which reoperation？［J］. J Visc Surg，2011，148（2）：e77-84.

［18］GOETZE T O，PAOLUCCI V. The prognostic impact of positive lymph nodes in stages T_1 to T_3 incidental gallbladder carcinoma：results of the German Registry［J］. Surg Endosc，2012，26（5）：1382-1389.

［19］ARAIDA T，HIGUCHI R，HAMANO M，et al. Should the extrahepatic bile duct be resected or preserved in R_0 radical surgery for advanced gallbladder carcinoma？ Results of a Japanese Society of Biliary Surgery Survey：a multicenter study［J］. Surg Today，2009，39（9）：770-779.

［20］陈亚进，徐鋆耀 . 腹腔镜技术在胆囊癌根治术中的应用评价［J］. 中国实用外科杂志，2016，36（10）：1040-1044.

［21］中华医学会外科学分会，中华医学会麻醉学分会 . 加速康复外科中国专家共识及路径管理指南（2018 版）［J］. 中国实用外科杂志，2018，38（1）：1-20.

第十六章

机器人技术在胆囊癌诊治中的作用

第一节　机器人胆囊癌根治术的适应证与争议

一、患者的选择

1. 患者一般情况及术前纠正　术前应积极纠正患者的一般情况,根据具体实验室检查结果,如血红蛋白、白蛋白等,逐渐调整至能够耐受手术的状态。若术前患者合并黄疸并造成肝功能损害时,应积极行ERCP 或 PTCD 等减黄治疗;若术前患者合并糖尿病,因血糖升高可造成组织愈合缓慢、机体免疫力降低,因此术前应尽可能将患者血糖调整至正常水平。

2. 无严重的内外科疾病　长时间的机器人手术对患者的心肺功能有一定的要求,对于有严重基础疾病的患者来说是一种考验。患者若合并其他内科疾病,应积极评估合并症,排除机器人手术禁忌证;若合并需急诊处理的外科疾病,如肠梗阻等急腹症,并不推荐机器人辅助系统作为其手术方式。

3. 改善体重指数　患者体重指数对机器人手术也有一定影响。虽然一般认为肥胖的患者更适合微创手术。但对于体重指数过大的患者,易合并多种内科疾病,需纠正后再行手术,但体重指数增高并不作为手术的绝对禁忌证。

4. 无腹腔粘连　对于机器人辅助腹腔镜手术来说,腹腔内存在粘连会对手术造成影响,增加手术难度,因此对于既往有腹部手术史的患者需评估患者腹腔内粘连情况。如考虑既往腹部手术存在较重腹腔内粘连,或为特发性硬化性腹膜炎患者,要避免选择机器人辅助手术。

二、术前准备

1. 心理准备　患者术前难免有紧张焦虑等情绪,医务人员应给予关怀鼓励,使患者以积极的心态配合手术治疗,同时向患者家属做详细的介绍和解释,取得家属的信任和支持,协助做好患者的心理疏导。

2. 生理准备

(1) 术前锻炼:为使患者更好地适应术后恢复期,术前应尽可能做一些适应术后卧床生活的练习,包括在床上大小便、学会正确的咳嗽咳痰方法、鼓励患者做深呼吸、术前 2 周停止吸烟。

(2) 营养支持:胆囊恶性肿瘤患者多出现营养不良,可有贫血及低蛋白血症等。营养不良可造成术后发生并发症(如切口感染等)的概率增加。因此对术前营养不良的患者应给予必要的肠内外营养。

(3) 内科治疗:对于合并心脑肾等疾病的患者,尤其是老年患者,术前应给予仔细检查,评估手术风险及手术耐受力。同时积极控制心肺肝肾脑合并症。

(4) 支持治疗:术前积极纠正水、电解质及酸碱平衡失调,必要时输注血液制品以纠正贫血、低蛋白血症。

3. 其他准备

（1）术前减黄：若术前出现梗阻性黄疸，则可伴有不同程度的肝功能损害，进而增加术后发生并发症概率。但减黄操作可能会并发腹腔出血、胆道逆行感染等，可能延误手术时间，进而会导致肿瘤进展。虽然目前对术前是否减黄国内外存在一定的争议，但对于黄疸时间长、肝功能较差的患者进行术前减黄治疗是非常必要的。胆囊癌术前减黄需根据黄疸程度、黄疸持续时间、患者全身情况（体力、白蛋白、心肺功能等）以及预计残留肝体积等综合考虑。

（2）减黄方式的选择：对于梗阻性黄疸，应首选 ERCP。同时，通过 ERCP 进一步明确病变位置。对不能行 ERCP 的患者，可选择 PTCD。对严重黄疸患者，术前可给予维生素 K_1 以改善凝血功能。

三、适应证

建议拟行机器人胆囊癌根治术的患者常规进行术前多学科团队协作讨论，评估 TNM 分期。早期宜开展 T_1、T_2 等未穿透浆膜侵犯肝脏或邻近器官或结构的机器人胆囊癌根治术；对于 T_3 期及以上分期的胆囊癌或术前考虑存在淋巴结转移的患者（N_1 或 N_2 的 ⅢB 期以上患者），不推荐机器人胆囊癌根治术。

四、争议

关于机器人胆囊癌根治术的术后并发症尚存争议。有研究指出，机器人手术有助于减少胆囊癌根治术后的相关并发症风险，也有研究报道机器人手术与传统开腹手术在严重并发症风险和住院时间上并无显著差异，但机器人手术能显著减少术中出血。

另外，在机器人胆囊癌根治术中，腹腔中脱落的肿瘤细胞在气腹压力作用下可通过套管针与腹壁切口之间的缝隙形成穿刺部位的转移，或通过腹膜间隙转移至其他腹腔器官表面或实质内形成转移灶。胆囊癌患者在腹腔镜胆囊根治术后通过 Trocar 孔形成转移的发生率为 3%~14%，且胆囊壁破裂会大幅增加切口转移率。术中应强调无瘤原则，避免胆囊破裂，防止肿瘤的切口及穿刺部位的种植转移，同时行规范的区域淋巴结清扫，务必做到 R_0 切除。

第二节 机器人胆囊癌根治术关键技术

机器人胆囊癌根治术的关键技术依旧是保证 R_0 切除及淋巴结的彻底清扫。标准的胆囊癌根治术范围包括胆囊、胆囊窝部分的肝组织及相应区域淋巴结的清扫，而术中保证切缘阴性是使患者最大获益的基础。其中，尤其要注意肝脏切除范围的界定，这也是争议的热点之一。传统观念认为，应做到解剖性切除，即完整切除Ⅳb 及 V 段肝脏。笔者认为，机器人辅助系统的高清 3D 成像技术能够提供更为清晰的术区图像，功能强大的机械臂系统也更贴近于人体，这些都有利于切除的范围选择及实施，较传统腹腔镜系统存在明显优势。虽然机器人辅助系统并不能如开腹手术一般提供手的直接触感，但上海交通大学医学院附属瑞金医院彭承宏教授提出的"视觉力反馈"理念可在一定程度上弥补此缺陷。总体而言，肝脏楔形切除的范围至少距肿瘤 2cm，并且术中组织标本常规进行快速病理检查。

淋巴结转移与否对患者预后的影响至关重要。Tis 或 T_{1a} 期胆囊癌可无须行区域淋巴结清扫；而对于 T_{1b} 及 T_2 期胆囊癌，建议机器人辅助下完成 Kocher 切口，并清扫 13 组淋巴结，并根据 13a 组淋巴结冰冻病理是否为阳性，选择标准淋巴结清扫（肝十二指肠韧带、肝动脉旁淋巴结）或扩大淋巴结清扫（标准淋巴结清扫外，增加 13 组、9 组淋巴结的廓清）。16 组冰冻病理检查如为阳性，不建议行根治性手术治疗；16组如为阴性，常规行扩大淋巴结清扫。需特别注意，机器人胆囊癌手术中，在清扫 13 组、16 组淋巴结时，需完成 Kocher 切口游离，应避免机械臂抓持导致十二指肠损伤。有学者提出了整块切除淋巴结的理念，在保证清扫范围的前提下，简化了操作步骤，降低了手术难度。机器人辅助系统在传统腔镜技术的基础上，优化了术野，灵活机械臂更加利于暴露和分离，模拟手腕设计也更加便于缝合操作的实施，多方面技术革新，使机器人应用于胆囊癌根治术中前景广阔。

第三节 机器人胆囊癌根治术的主要步骤

1. **术前准备及麻醉** 一般手术前准备及麻醉,取分腿头高30°体位进行手术操作。
2. **机器人辅助系统装机** 在左侧锁骨中线与肋弓交界处沿肋弓下缘行穿刺建立二氧化碳气腹。
3. **穿刺操作孔布局** 遵循"5孔法"标准(图16-1)。
4. **置入机械臂**
5. **探查** 沿胆囊癌淋巴结转移途径探查肿瘤转移与否。第一步:肝十二指肠韧带内,肝动脉、门静脉、胆总管周围淋巴结;第二步:游离十二指肠,十二指肠降段及胰头后方淋巴结;第三步:肝十二指肠韧带左侧缘、肝总动脉、腹腔干周围淋巴结。
6. **游离胆囊动脉及胆囊管** 游离胆囊三角,吸收夹夹闭并离断胆囊动脉,靠近胆总管处离断胆囊管。切缘送冰冻病理检查。
7. **淋巴结清扫** 第一步:游离十二指肠,完成Kocher切口,清扫胰头后方13a组淋巴结(T$_3$、T$_4$期患者进一步分离至左肾静脉水平,清扫16组淋巴结),根据冰冻病理结果确定清扫范围;第二步:沿肝动脉分离肝十二指肠韧带内组织,并逐步游离肝外胆管;第三步:游离门静脉,最后联合胰头后方的13组淋巴结整块切除,并完成肝十二指肠韧带骨骼化;第四步:超声刀沿肝总动脉分离廓清第8组淋巴结,扩大清扫时直至腹腔干根部水平,完成第9组淋巴结廓清(图16-2)。

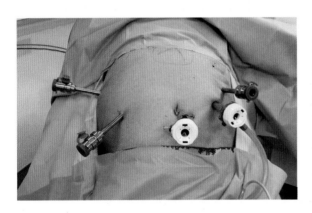

图16-1 穿刺操作孔位置

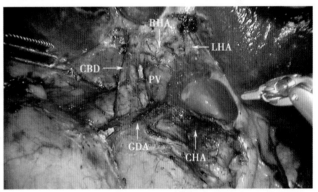

图16-2 机器人胆囊癌根治术后全景

LHA.肝左动脉;RHA.肝右动脉;CBD.胆总管;GDA.胃十二指肠动脉;CHA.肝总动脉。

8. **胆囊及胆囊床肝组织切除或联合半肝及肝中叶切除** 肝脏的切除范围距胆囊床不应<2cm。切肝过程中,需用Hemolock夹夹闭并离断较大管道,必要时需用5-0 Prolene缝扎止血。

第四节 机器人胆囊癌根治术的特殊并发症

一、癌细胞腹膜播散

1. **二氧化碳气腹** 手术期间,二氧化碳"涡流"作用可能造成癌细胞在腹腔内种植转移。此外,二氧化碳可能对肿瘤生长有刺激作用。有学者评估了癌细胞暴露于二氧化碳或氦气的结肠腺癌的体外生长,当冲入氦气时,肿瘤生长明显减少,而冲入二氧化碳时肿瘤生长增加。

2. **不适当的手术操作** 由于胆道系统的特殊生理学特征,在处理胆囊恶性肿瘤时,会导致意外的胆汁泄漏等问题,癌细胞随泄漏的胆汁流入腹腔,进而造成癌细胞的腹腔播散。因此,越来越多的证据表明正确适当地处理胆囊及使用标本袋进行标本提取可以一定程度上降低切口部位和腹膜肿瘤植入率。

3. **烟囱效应**   气体可通过穿刺套管针和穿刺套管周围泄漏,这种泄漏可能导致穿刺套管切口部位的癌细胞种植转移,称为"烟囱效应"。

二、穿刺孔种植转移

若术中操作违反无瘤原则或术中胆囊破溃导致胆汁渗漏入腹腔,容易导致腹盆腔和穿刺切口肿瘤种植和转移,使 T_1 期胆囊癌直接上升为 T_3 期,显著影响预后。

(邓侠兴)

参考文献

[1] PALANISAMY S,PATEL N,SABNIS S,et al. Laparoscopic radical cholecystectomy for suspected early gall bladder carcinoma:thinking beyond convention [J]. Surg Endosc,2016,30(6):2442-2448.

[2] SHEN B Y,ZHAN Q,DENG X X,et al. Radical resection of gallbladder cancer:could it be robotic? [J]. Surg Endosc,2012,26(11):3245-3250.

[3] 李斌,刘辰,姜小清.胆囊癌规范化诊治专家共识(2016)[J].临床肝胆病杂志,2017,33(4):611-620.

[4] 王健东,全志伟,杨勇,等.胆囊癌临床分期及手术方式与预后的关系[J].肝胆胰外科杂志,2009,21(4):257-259.

[5] ISAMBERT M,LEUX C,METAIRIE S,et al. Incidentally discovered gallbladder cancer:When,why and which reoperation[J]. J Visc Surg,2011,148(2):77-88.

[6] 彭承宏.视觉力反馈与机器人辅助外科手术取得进展[J].中华医学杂志,2014,94(3):211.

[7] EBATA T,ERCOLANI G,ALVARO D,et al. Current status on cholan-giocarcinoma and gallbladder cancer [J]. Liver Cancer,2017,6(1):59-65.

[8] 中华医学会外科学分会胆道外科学组,中国医师协会外科医师分会胆道外科专业委员会.胆囊癌诊断和治疗指南(2019版)[J].中华外科杂志,2020,58(4):243-251.

[9] 刘东斌,徐大华.腹腔镜胆囊癌根治术的研究进展[J].中华肝脏外科手术学电子杂志,2017,6(2):77-80.

[10] 刘全达,许小亚,周宁新.从穿刺孔转移思考腹腔镜机器人胆道肿瘤外科[J].中华腔镜外科杂志,2013,6(5):373-376.

第十七章

"意外胆囊癌"诊断命名的纠正与规范

第一节　规范"意外胆囊癌"诊断命名的重要意义

胆囊良性疾病主要包括胆囊结石、胆囊息肉样变和胆囊腺肌症等,是最为常见的外科疾病之一,与胆囊癌的发生关系密切。胆囊切除术是治疗胆囊良性疾病的最佳方法,术前被诊断为胆囊良性疾病而行胆囊切除术,但在术中或术后被病理确诊的胆囊癌,统称为意外胆囊癌(incidental gallbladder cancer,IGBC)。对于该类胆囊癌的名称和定义在国内外仍存在争议,非显性胆囊癌(inapparent GBC)、隐匿性胆囊癌(occult GBC)、亚临床胆囊癌(subclinical GBC)、未预料的胆囊癌(unsuspected GBC)等名称均有学者使用。目前,意外胆囊癌(IGBC)仍然是国内外使用最为普遍的名称。但笔者认为:不论对"意外胆囊癌"如何命名,都是不规范的医学术语,其他任何实体恶性肿瘤都没有如此命名,因此必须把"意外胆囊癌"的诊断命名予以纠正,回归到正常医学诊断术语。中华医学会外科学分会胆道外科学组、中国医师协会外科医师分会胆道外科医师委员会多次组织专家讨论,决定摒弃"意外胆囊癌"的概念,遵循腹部外科实体肿瘤 TNM 分期的定义,使用"早期、进展期或晚期胆囊癌"。

规范"意外胆囊癌"诊断命名的重要意义:①提高胆囊癌术前诊断率。根据常见肿瘤 AJCC 分期手册(第 8 版)胆囊癌 TNM 分期和现代影像学检查,T_1 期胆囊癌影像学检查只要分辨率高,仔细读片在术前就能够获得临床诊断,T_2 期及以上分期的胆囊癌影像学检查是容易发现的,而文献报道"意外胆囊癌"T 分期在 T_2-T_3 期的病例占 60% 以上,因此"意外胆囊癌"实质是临床医师重视不够而误诊或漏诊的胆囊癌,主要原因是临床医师对患者胆囊良性疾病病史、临床症状、体征不够重视,术前检查不仔细,对可疑癌变的胆囊良性疾病没有进一步行增强 CT 或增强 MR 检查,或手术医师术中没有仔细检查标本等客观原因造成的。摒弃"意外胆囊癌"的概念,规范其诊断命名,可以提高临床医师和放射科医师对胆囊癌的警惕性,高度重视胆囊结石、胆囊息肉样变等良性疾病的癌变性,从而提高胆囊癌的术前诊断率。②提高胆囊癌外科治疗效果。"意外胆囊癌"因术前被误诊为胆囊良性疾病一般选择腹腔镜胆囊切除术。数据显示,统计"意外胆囊癌"在 LC 的发生率为 0.5%~2.1%,由于胆囊良性疾病行 LC 基数大,约 1% 的发生率预示着每年"意外胆囊癌"的数量不可小觑。影响"意外胆囊癌"外科治疗效果的原因有:避免中晚期胆囊癌因误诊为胆囊良性疾病而在基层医院错误地实施腹腔镜胆囊切除术,因为术前获得诊断后可以转诊到上级医院实施规范的胆囊癌根治术;避免腹腔镜胆囊切除术术中胆囊破损、胆汁外漏至腹腔的风险,胆囊破裂可使 T_1 期胆囊癌直接升至 T_3 期以上,避免气腹可能造成的腹腔及切口种植转移等,这些均显著影响患者的预后。③避免补救性胆囊癌根治术。既往对于术后诊断的 T_2 期及以上分期的"意外胆囊癌"需要进行二次补救性胆囊癌根治术。摒弃"意外胆囊癌"的概念,可以提高临床医师的责任心,杜绝术前 T_2 期及以上分期的胆囊癌的误诊,从而避免二次补救性胆囊癌根治术给患者带来的痛苦和经济损失,避免二次手术窗口期肿瘤进展,或肿瘤种植转移。当然,对于部分 T_1 期胆囊癌,术前影像学检查很难获得诊断,术中或术后才能获得诊断,但只要在腹腔镜胆囊切除术中胆囊没有破裂,便不会影响预后。T_{1a} 不需要再次手术,腹腔镜胆囊切除术可以达到根治水平,T_{1b} 期是否需要再次手术仍有争议,即使手术,可行补救性腹腔镜胆囊床 2cm 以上的肝组织楔形切除和区域淋巴结清扫,并不影响预后。④有利于规范胆囊癌根治术的开展和普及。能够基于胆囊癌 TNM 分期、肿瘤生长方式和生长部位实施规范胆囊癌根治术的前提是术前必须了解这些信息。术中诊断的"意外胆囊癌"实施补救性胆囊癌根治术,由于术前误诊为胆囊良性疾病,一般术前没有系统而精准的胆囊癌评估,故无从了解这些信息;术后诊断的"意外胆囊癌"实施补救性胆囊癌根治术,虽然二次术前能够完善各种影像学评估检查,但由于第一次手术形成的炎症及潜在的肿瘤微小种植转移,进而影响补救性胆囊癌根治术的精准评估。

第二节　术中或术后诊断的胆囊癌的处理原则

术中或术后诊断的胆囊癌仍然需要按照胆囊癌的 TNM 分期标准来判断分期和选择治疗方案。据美国 10 余个中心报道,术中或术后诊断的胆囊癌往往 TNM 分期更早,肝脏、血管、胆管的侵犯率和淋巴结转移率更低。据文献报道,T 分期在 $T_2 \sim T_3$ 期的病例占 60% 以上,往往都需要再次行根治性手术,且与一次性根治性手术在处理上有所不同。特别是目前腹腔镜胆囊切除术的普及,除气腹的因素外存在更高的术中胆囊破损、胆汁外漏至腹腔的风险,可使 T_1 期胆囊癌直接升至 T_3 期以上,从而造成腹腔及切口种植转移的可能,如果治疗不及时或不规范,将会导致肿瘤扩散,严重影响患者预后。

一、术中诊断的胆囊癌的处理原则

术中应常规剖检胆囊,对胆囊息肉样变、胆囊壁增厚等行快速病理检查,一旦确诊为胆囊癌,在评估患者一般情况后,在具有根治性手术条件的前提下,根据 TNM 分期行标准的胆囊癌根治术,包括距离胆囊床 2cm 以内的肝脏楔形切除(甚至Ⅳb+Ⅴ肝段切除)、区域淋巴结清扫、胆囊管切缘阴性的确定等。而胆囊管切缘如呈阳性,则需行肝外胆管切除及胆肠吻合。而对于术中快速病理提示 T_{1a} 及更早的情况下,单纯的胆囊切除术及术后的密切随访也是一种合适的选择。但要注意术后的病理报告是否与术中快速病理检查结果一致。

二、术后诊断的胆囊癌的处理原则

(一)术前评估

术后诊断的胆囊癌是否需要行补救性手术,取决于患者的一般情况、肿瘤的 T 分期、胆囊切除的术中情况。而首次手术的相关信息极为重要,包括病史、术前的影像学检查资料、术中胆囊是否破损、取出胆囊的穿刺孔部位、是否使用标本袋装袋取出等。还需请专业的胆道病理学医师重新核片,明确肿瘤的 T 分期,胆囊管切缘及肝脏切缘是否阳性。同时完善影像学检查,包括增强 CT 及 MRI、胸部 CT,甚至 PET-CT/MR 等,明确有无肝脏侵犯和肝内转移,以及是否存在腹膜后、纵隔和锁骨上淋巴结转移等。

由于 Tis 和 T_{1a} 期肿瘤仅局限于黏膜层,单纯胆囊切除术后 5 年生存率接近 100%,因此不需要行补救性手术。但在详细了解患者病史及首次手术术中情况后,对于术中发生胆囊破损存在胆瘘、术中探查胆管、术前曾行 PTBD 或 PTGBD、术后病理证实胆囊管切缘阳性和 12c 组淋巴结阳性的 T_{1a} 患者,均建议进行补救性手术。

T_{1b} 期肿瘤是否行补救性手术,目前仍存在争议。有不少研究认为,对于 T_{1b} 期的胆囊癌患者,单纯胆囊切除术与根治术相比,长期预后并无明显差异。但有研究却指出补救性手术能显著提高 T_{1b} 期患者的 5 年生存率,考虑到胆囊癌恶性程度极高,预后差,对于有手术条件的患者,仍推荐积极行补救性手术治疗。

T_2 期及以上的患者,通过术前评估如能达到 R_0 切除,建议积极行补救性手术,并根据最终的病理分期联合术后辅助化疗。特别是对于 T_2 期的患者,补救性手术后患者预后明显优于单纯胆囊切除术的患者,

但对于 T_3 期及 T_4 期患者,因往往伴有肝脏侵犯、肝内转移,以及广泛腹膜后淋巴结转移等,可达到术前评估 R_0 切除的比例仅为 28.6% 和 4.2%。

(二) 手术时机

对于补救性手术的手术时机,目前尚无统一的标准。近年来,有研究将手术时机分为 4 周以内、4~8 周、8 周以后三个阶段。通过回顾性分析发现,4~8 周内行补救性手术的患者预后最佳,而 4 周内术前评估尚不充分,局部粘连严重,8 周以后肿瘤则存在进展风险。但还有研究表明,更短的手术间隔(2 周以内)可能有更好的预后。

(三) 手术方式

胆囊癌恶性程度高,易发生复发转移,因此在手术治疗时更应注意无瘤操作,重视切口保护及肿瘤的整块切除,同时由于二次手术必然会面临网膜、肠壁等组织粘连至胆囊床的问题,手术过程中应避免分离粘连组织,而应遵循"从外到内、由远及近、整块切除"的原则,将粘连的网膜等组织与肝脏整块切除,防止癌细胞的扩散。此外,在穿刺孔是否切除、胆外胆管是否切除、肝脏切除范围、淋巴结清扫范围等方面仍存争议。

1. 穿刺孔是否切除 对于首次手术为腹腔镜手术的患者而言,由于腹腔镜排气、被肿瘤污染的手术器械经过、胆囊取出时未经标本袋保护等原因,穿刺孔部位特别是取出胆囊的穿刺孔易发生肿瘤种植,可予以切除行快速病理检查,如发生转移,可放弃根治性手术。对行 PTBD 或 PTGBD 或胆管探查放置 T 管的患者,其相应的窦道同样存在肿瘤种植的风险,应切除相应的腹壁窦道,但目前尚无高质量的研究支持。

2. 肝外胆管是否切除 目前胆囊癌是否常规行肝外胆管切除还存在一定的争议,有研究认为扩大根治性手术并不能改善患者的预后,而且显著增加手术并发症。因此,补救性手术时仍应再次进行胆囊管切缘的快速病理检查,对胆囊管切缘阳性、放置 T 管、肝外胆管受侵犯、周围神经受侵犯等情况,在评估可达到 R_0 切除且手术条件允许时,推荐联合切除肝外胆管。

3. 肝胰十二指肠切除术(HPD) 扩大的外科手术将增加术后并发症发生率和患者死亡率,是否能改善进展期胆囊癌的预后,尚无高质量的循证学依据支持。目前仅对肝外胆管下切缘阳性,以及能达到 R_0 根治性切除时才可考虑。

4. 肝脏切除范围 应根据术前评估情况,特别是 T 分期而定。由于胆囊癌,特别是 T_{2b} 期胆囊癌,其癌细胞可发生肝床微转移,因此胆囊癌的根治性切除应常规切除部分肝脏,但目前对于肝脏切除范围仍存在争议。有研究认为,对于 T_{1b} 期的患者可考虑仅行胆囊床以远 2cm 内的肝脏楔形切除,T_2 期以上推荐Ⅳb+Ⅴ段肝切除,或者更大范围以达到阴性切缘。

5. 淋巴结清扫范围 淋巴结转移是胆囊癌重要的转移途径,是影响预后的关键因素之一。胆囊癌早期即容易发生淋巴结转移,其淋巴结转移与 T 分期成正相关,T_{1b} 期以上的胆囊癌均需行淋巴结清扫,推荐行 N_1+N_2 清扫。N_1:肝十二指肠韧带淋巴结(12 组),根据周围的关系分为胆囊管旁(12c 组)、胆总管旁(12b 组)、门静脉后(12p 组)、肝固有动脉旁(12a 组)、肝门区左右肝管汇合处(12h 组)。N_2:胰腺后上(13a 组)和肝总动脉旁淋巴结(8 组)。尽量增加淋巴结检出的数目,提高病理分期的准确性,以帮助判断预后。

(四) 综合治疗

进展期术中或术后诊断的胆囊癌综合治疗可选择以吉西他滨或氟尿嘧啶或铂类为基础的化疗方案,因是二次补救性手术,多推荐联合放化疗。具体方案应根据手术情况、肿瘤类型、病理分期、基因分型等因素,在多学科诊疗模式下制订。对部分局部进展期的意外胆囊癌患者,是否可在术前行新辅助治疗,尚无循证学依据。

第三节 胆囊癌术前误诊的预防

造成胆囊癌在术前或术中误诊的主要原因是:日间手术的快节奏,临床医师对病史、体检不重视,术前肿瘤标志物检查或影像学资料不完善,满足于 B 超报告胆囊结石、胆囊息肉样变等良性疾病就实施腹腔镜胆囊切除术;或因影像学医师(包括手术医师)等经验不足,影像学检查已提示胆囊癌而未能诊断出来(文献报道:部分意外胆囊癌已是 T_3 期以上,甚至伴有腹膜后淋巴结转移)。手术医师术中未按常规剖检胆囊,未及时行快速病理检查,或不具备快速病理检查的条件等。早期胆囊癌虽然术前很难获得诊断,但手术医师术中仔细剖检胆囊,对可疑癌变的胆囊送快速病理检查就能术中获得诊断,避免术后诊断。因为早期胆囊癌实施腹腔镜手术,只要胆囊不破裂并不影响预后,因此,如何避免进展期胆囊癌术前、术中误诊是重中之重。

一、术前预防

重视患者的病史和体格检查。完善术前实验室检查,包括肿瘤标志物 CA19-9、CA125、CEA 等。在影像学检查方面,除常规超声检查外,对胆囊壁增厚、胆囊息肉样变等,可进一步行超声造影、增强 CT、增强 MRI 检查等。对于高度怀疑为胆囊癌的患者,PET/CT 检查对判断良恶性,以及有无肿瘤远处转移等具有较高价值,可为后续治疗方案的制订提供依据。

二、术中预防

1. 常规全腹腔和盆腔探查　对每例因胆囊良性疾病实施腹腔镜或开腹胆囊切除术的患者,手术医师应培养常规探查全腹腔和盆腔的良好习惯,避免漏诊伴发疾病和肝微小转移灶、腹腔或盆腔种植转移灶。

2. 术中精细操作,避免胆囊破损　在胆囊切除过程中,手术操作应极为精细,应确保完整切除胆囊,勿挤压胆囊,避免胆囊破损、胆汁外溢。需清晰解剖胆囊三角,胆囊管切断处的近远端均应予以结扎或夹闭,以避免胆囊内胆汁外溢增加肿瘤扩散种植的风险。在腹腔镜胆囊切除术中,如发现胆囊壁存在浸润、局部可及乳头样隆起病灶或不规则的增厚、胆囊不明原因肿大、肝门区或远处发现明显的肿大淋巴结等情况时,应高度警惕胆囊癌的可能,及时中转开腹手术。

3. 腹腔镜胆囊切除术常规使用标本袋取胆囊　对腹腔镜胆囊切除术切除的胆囊,手术医师应该常规将切除的胆囊放入标本袋,抽紧标本袋后从穿刺孔取出标本。在取出标本过程中,避免切口过小,使标本袋破裂,导致标本污染切口。

4. 手术医师常规剖检胆囊,及时行快速病理检查　手术医师对取出的胆囊应常规剖检,检查胆囊壁是否增厚、黏膜面是否光整、是否有新生物等。对术前诊断为胆囊息肉样变、胆囊腺肌症或影像学检查发现胆囊壁增厚的患者,或术中胆囊黏膜可能癌变的患者必须行快速病理检查。如术中病理明确诊断为胆囊癌,快速病理检查还应包括胆囊管及其切缘,并明确胆囊癌 T 分期,以及进行淋巴结活检。术中快速切片检查无法明确 T 分期的,应实施标准胆囊癌根治术。术中可以明确 T 分期和 N 分期的,根据胆囊癌 T 分期和肿瘤生长部位、N 分期实施胆囊癌根治术。

如不具备术中快速病理检查条件或不具备根治性手术能力,应告知患者家属,转至具备条件的上级医院完成根治性切除术。

5. 对术前影像学检查怀疑为胆囊癌的患者,可实施腹腔镜探查,目前 T_3 期及其以上分期不推荐腹腔镜手术,以减少肿瘤扩散的风险。

三、关注术后病理检查结果,术后密切随访

在胆囊炎症明显,特别是黄色肉芽肿性胆囊炎,病理科医师经验不足发生取材部位偏移及读片不准确等情况下,术中快速病理检查也存在一定的误诊率,文献报道为 1%~5%,因此在术后应密切关注最终的病理结果。对术中快速病理诊断为良性而术后病理确诊为胆囊癌,应按术后诊断的胆囊癌的处理原则进行评估和处理。对无须行补救性手术的胆囊癌患者,以及经术后病理诊断为胆囊良性肿瘤的患者,术后密切随访和定期检查是必要的。

(刘厚宝)

参考文献

[1] BEHARI A,KAPOOR V K. Incidental gallbladder cancer [J]. Adv Surg,2013,47:227-249.

[2] YAMAMOTO H,HAYAKAWA H,KITAGAWA Y,et al. Unsuspected gallbladder carcinoma after laparoscopic cholecystectomy [J]. J Hepatobiliary Pancreat Surg,2005,12(5):391-398.

[3] BRIDGEWATER J A,GOODMAN K A,KALYAN A,et al. Biliary tract cancer:epidemiology,radiotherapy,and molecular profiling [J]. Am Soc Clin Oncol Educ Book,2016,35:e194-203.

[4] ETHUN C G,LE N,LOPEZ-AGUIAR A G,et al. Pathologic and prognostic implications of incidental versus nonincidental gallbladder cancer:a 10-institution study from the united states extrahepatic biliary malignancy consortium [J]. Am Surg, 2017,83(7):679-686.

[5] SØREIDE K,GUEST R V,HARRISON E M,et al. Systematic review of management of incidental gallbladder cancer after cholecystectomy [J]. Br J Surg,2019,106(1):32-45.

[6] KWON A H,IMAMURA A,KITADE H,et al. Unsuspected gallbladder cancer diagnosed during or after laparoscopic cholecystectomy [J]. J Surg Oncol,2008,97(3):241-245.

[7] LEE H,KWON W,HAN Y,et al. Optimal extent of surgery for early gallbladder cancer with regard to long-term survival:a meta-analysis [J]. J Hepatobiliary Pancreat Sci,2018,25(2):131-141.

[8] JANG J Y,HEO J S,HAN Y,et al. Impact of type of surgery on survival outcome in patients with early gallbladder cancer in the era of minimally invasive surgery:oncologic safety of laparoscopic surgery [J]. Medicine(Baltimore),2016,95(22):e3675.

[9] ADDEO P,CENTONZE L,LOCICERO A,et al. Incidental Gallbladder Carcinoma Discovered after Laparoscopic Cholecystectomy:Identifying Patients Who will Benefit from Reoperation [J]. J Gastrointest Surg,2018,22(4):606-614.

[10] KIM H S,PARK J W,KIM H,et al. Optimal surgical treatment in patients with T_{1b} gallbladder cancer:An international multicenter study [J].J Hepatobiliary Pancreat Sci,2018,25(12):533-543.

[11] GOETZE T O,PAOLUCCI V. Immediate radical re-resection of incidental T_{1b} gallbladder cancer and the problem of an adequate extent of resection(Results of the German Registry "Incidental gallbladder cancer")[J]. Zentralbl Chir,2014,139 (Suppl2):e43-48.

[12] VEGA E A,VINUELA E,SANHUEZA M,et al. Positive cystic duct margin at index cholecystectomy in incidental gallbladder cancer is an important negative prognosticator [J]. Eur J Surg Oncol,2019,45(6):1061-1068.

[13] LEE S E,KIM S W,HAN H S,et al. Surgical strategy for T_2 gallbladder cancer:nationwide multicenter survey in Korea [J]. J Korean Med Sci,2018,33(28):e186.

[14] D'HONDT M,LAPOINTE R,BENAMIRA Z,et al. Carcinoma of the gallbladder:patterns of presentation,prognostic factors and survival rate,An 11-year single center experience [J]. Eur J Surg Oncol,2013,39(6):548-553.

[15] MANTEROLA C,GRANDE L,OTZEN T,et al. Extension of surgical treatment and adjuvant chemotherapy in patients with incidental gallbladder cancer [J]. Cir Cir,2019,87(3):313-320.

[16] ETHUN C G,POSTLEWAIT L M,LE N,et al. Association of optimal time interval to re-resection for incidental gallbladder cancer with overall survival:A multi-institution analysis from the US extrahepatic biliary malignancy consortium [J].JAMA Surg,2017,152(2):143-149.

[17] ETHUN C G,POSTLEWAIT L M,LE N,et al. Routine port-site excision in incidentally discovered gallbladder cancer is not associated with improved survival:A multi-institution analysis from the US extrahepatic biliary malignancy consortium [J]. J Surg Oncol,2017,115(7):805-811.

[18] LUNDGREN L,MUSZYNSKA C,ROS A,et al. Management of incidental gallbladder cancer in a national cohort [J]. Br J Surg,2019,106(9):1216-1227.

[19] VEGA E A,VINUELA E,YAMASHITA S,et al. Extended Lymphadenectomy Is Required for Incidental Gallbladder Cancer Independent of Cystic Duct Lymph Node Status [J]. J Gastrointest Surg,2018,22(1):43-51.

[20] RATHANASWAMY S,MISRA S,KUMAR V,et al. Incidentally detected gallbladder cancer-the controversies and algorithmic approach to management [J]. Indian J Surg,2012,74(3):248-254.

[21] PICCOLO G,PIOZZI G N. Laparoscopic radical cholecystectomy for primary or incidental early gallbladder cancer:the new

rules governing the treatment of gallbladder cancer［J］. Gastroenterol Res Pract, 2017: 1-10. DOI: 10.1155/2017/8570502.

［22］CHERKASSKY L, JARNAGIN W. Selecting treatment sequence for patients with incidental gallbladder cancer: a neoadjuvant approach versus upfront surgery［J］. Updates Surg, 2019, 71 (2): 217-225.

［23］中华医学会外科学分会胆道外科学组, 中国医师协会外科医师分会胆道外科专业委员会. 胆囊癌诊断和治疗指南 (2019 版)［J］. 中华外科杂志, 2020, 58 (4): 243-251.

第十八章

胆囊癌外科手术并发症及处理原则

第一节　概　　述

由于根治性切除是唯一可能治愈胆囊癌的手段,并且随着肝胆胰外科手术技术的不断提高和手术器械的不断改进,积极实施根治性手术切除是目前治疗胆囊癌的主要方式。虽然腹腔镜胆囊切除术的普及使早期胆囊癌的确诊率增高,但由于胆囊癌生物学行为极差,早期缺乏特异性症状,多数胆囊癌就诊时已是中晚期,因此胆囊癌根治术的含义极为广阔,从单纯胆囊切除术、标准胆囊癌根治术到胆囊癌扩大根治术。胆囊癌侵犯肝脏、肝外胆管至胰头段或胰头后淋巴结常需要行肝胰十二指肠切除术(hepatopancreaticodudenectomy,HPD),即切除整个肝外胆管、附属累及肝脏(半肝以上)、胰头及十二指肠。早在 1976 年 Kasumi 等为 1 例晚期胆囊癌实施了 HPD,1980 年 Takasaki 等首先报道 HPD 应用于进展期胆囊癌的临床研究,但至今 HPD 仍是危险性极高的手术。术前黄疸、大范围肝体积切除、胰瘘导致的肝衰竭、腹腔感染是术后患者主要死亡原因。

由于胆囊癌根治术含义广,如 HPD 涉及肝脏、胆道、胰腺,并发症不仅复杂,而且发生率 >50%。主要并发症包括胆瘘、出血、腹腔感染、肝衰竭、胰瘘、乳糜漏、腹水、肿瘤种植转移等。为了客观评价并发症的严重程度,目前国际上主要采用 Clavien-Dindo 并发症分级(表 18-1)。

表 18-1　Clavien-Dindo 并发症分级

分级	标准
I	不需要特殊药物、外科、内镜和治疗介入,但允许使用一些基本药物,如止吐药、解热药、镇痛药和利尿药,以及电解质、理疗等。也包括切口感染。
II	需要使用除 I 级并发症以外的特殊药物治疗,包括输血和肠外营养
III	需要外科、内镜、放射治疗介入
IIIa	介入不需要在全身麻醉下进行
IIIb	介入需要在全身麻醉下进行
IV	威胁生命的并发症(包括中枢神经系统并发症),需要间断监护或 ICU 处理
IVa	一个器官功能不全(包括透析)
IVb	MOF
V	死亡

注:MOF(multiple organ failure),多器官功能衰竭。

第二节　胰　瘘

一、定义及分级

胰瘘即"胰腺导管系统和另一个上皮表面之间形成的富含胰腺来源酶液体的异常通道"。文献有关"胰瘘"的描述有胰瘘、胰漏、吻合失败等不同的名称。David 等认为胰漏是指急性期胰液的渗漏,被控制后转为慢性则称为胰瘘,是同一并发症的不同发展阶段。由于二者很难区分,因此文献所指二者的概念相同。2005 年由意大利胰腺外科专家 Bassi 等组织的国际胰瘘研究小组(International Study Group on Pancreatic Fistula,ISGPF)认为胰瘘更能描述这个并发症,把其命名为术后胰瘘(postoperative pancreatic fistula,POPF)。ISGPF 将术后胰瘘定义为:术后 3 天起从术中或术后放置的腹腔引流管引出淀粉酶大于正常血清淀粉酶水平 3 倍的液体且引流量可计;并根据胰瘘对患者临床影响分为 A、B、C 三级。

在随后 11 年中,该定义和分级系统在临床实践和科学研究中得到了广泛应用。至 2015 年 12 月,其引用次数超过 1 700 次,应用于 32 万余例患者的临床研究分析。2005 版存在一些问题和不足,例如:"没有胰瘘"和"A 级胰瘘"间并不存在明显的预后差异,但纳入与不纳入 A 级胰瘘会对胰瘘率的计算带来巨大差异,在一项研究中,纳入与不纳入 A 级胰瘘的术后胰瘘发生率分别为 19.2% 和 11.1%。国际胰腺外科研究学组(International Study Group on Pancreatic Surgery,ISGPS)(前身即为 ISGPF)根据新的证据和意见,组织专家对术后胰瘘的定义和分级系统做了更新,形成 2016 版术后胰瘘定义和分级系统(表 18-2),临床相关的术后胰瘘被定义为引流液淀粉酶含量大于血清淀粉酶正常值上限的 3 倍,且发生了与术后胰瘘直接相关的临床状态及预后改变,2005 版的 A 级胰瘘不再计入胰瘘,更新为生化漏。

表 18-2　2016 版术后胰瘘分级临床评估表

	引流液淀粉酶含量大于血清淀粉酶正常值上限的 3 倍	胰周持续引流 >3 周	临床相关的胰瘘治疗措施改变 [2]	经皮或内镜下穿刺引流	血管造影介入治疗术后胰瘘相关出血
BL(生化漏)	是	否	否	否	否
B 级术后胰瘘 [1]	是	是	是	是	是
C 级术后胰瘘 [1]	是	是	是	是	是

	二次手术	术后胰瘘相关感染征象	术后胰瘘相关器官衰竭 [3]	术后胰瘘相关死亡
BL(生化漏)	否	否	否	否
B 级术后胰瘘 [1]	否	是,但未出现器官衰竭	否	否
C 级术后胰瘘 [1]	是	是,出现器官功能衰竭	是	是

注:[1] 临床相关的术后胰瘘被定义为引流液淀粉酶含量大于血清淀粉酶正常值上限的 3 倍且发生了与术后胰瘘直接相关的临床状态及预后改变;[2] 表示住院或重症监护室停留时间延长,采取治疗胰瘘的一些相关措施,包括使用生长抑素类似物、完全肠内或肠外营养、输注血制品或其他药物治疗;[3] 术后器官衰竭被定义为呼吸功能障碍发展到需要再插管、肾功能不全发展到需要血液透析、心功能不全发展到需要使用强心药物。

BL:biochemistry leakage,生化漏,不应计入术后胰瘘。

二、术后胰瘘来源分类

1. **吻合口瘘或混合瘘**　源于胰肠或胰胃吻合口的胰瘘,或源于紧邻胰肠吻合口的胆肠吻合口瘘。由于受胆汁或小肠液激活的胰酶漏入腹腔,腐蚀和消化周围组织,如吻合口、血管、脏器等,引起一系列炎性反应,造成腹腔内和 / 或消化道出血、腹腔脓肿、胃排空障碍等,进一步导致脓毒血症、感染性休克、多器官功能衰竭甚至死亡。

2. **单纯漏或胰创面漏**　吻合口以外由游离胰腺残端时损伤胰腺、胰腺断面副胰管未缝扎或缝合的针眼等原因引起,往往没有临床症状,为生化漏。但应保持引流通畅,预防继发感染、向临床胰瘘转化。

三、术后发生胰瘘的危险因素

1. **患者相关危险因素** 常见因素有性别、年龄、种族及低白蛋白血症、黄疸程度、BMI 等。
2. **手术危险因素** 如手术时间、出血量、输血量、胰消化道吻合方式、胰管支架及手术医师经验等。虽然胰 - 消化道重建术式众多，但基本术式是传统胰管空肠黏膜吻合术、套入式胰肠吻合术、胰胃吻合术。行胰管空肠黏膜吻合术时，胰腺残端不接触消化液，不会被腐蚀引起消化道出血，远期通畅性好，在技术上胰腺残端只需游离 1cm 即可；反之，套入式胰肠吻合术、胰胃吻合术的胰腺残端接触消化液，容易被腐蚀引起消化道出血，胰胃吻合术发生消化道出血的概率更高，在技术上胰腺残端需游离 3cm 左右。因此，胰管空肠黏膜吻合术是目前国际上胰腺外科主流的胰消化道重建术式。也与手术医生的经验和技术密切相关，文献报道，每年胰十二指肠切除术超过 20 例的外科医师实施胰十二指肠切除术，术后并发症发生率和死亡率明显下降。
3. **胰腺或疾病因素** 胰腺质地、胰管直径、病理类型等。

Callery 等于 2013 年总结出一套术后胰瘘风险评分系统（表 18-3），是目前较为准确和具有临床操作性的术后胰瘘预测工具。此系统纳入 4 个术后胰瘘相关因素并赋予相应分值。总分 0~10 分，0 分为无风险，1~2 分为低风险，3~6 分为中风险，7~10 分为高风险。

表 18-3 术后胰瘘风险评分

风险因素	参数	分值 / 分
胰腺残端质地	质地硬	0
	质地软	2
病理学诊断	胰腺癌或胰腺炎	0
	壶腹部、十二指肠、胰岛细胞病变或囊肿	1
胰管直径	≥5mm	0
	4mm	1
	3mm	2
	2mm	3
	≤1mm	4
出血量	≤400ml	0
	401~700ml	1
	701~1 000ml	2
	>1 000ml	3

综合文献分析，胰腺质地、胰管直径、BMI 显著影响术后胰瘘的发生。对于胆囊癌而言，胰腺质地软，胰管细小，实施 HPD 或 PD 容易发生胰瘘。洪德飞在国际上首先提出胰肠吻合口"瘘管愈合学说"，并根据该学说创建了洪氏胰肠吻合术。洪德飞认为：胰肠或胰胃吻合口主要通过缓慢的粘连性愈合以形成"瘘管"完成"吻合口"的愈合。只有主胰管明显扩大，胰腺实质萎缩，胰腺断端以"口"为主，才能实施"口对口"吻合，即吻合口；主胰管细小，胰腺实质厚，胰腺断端以"实质"为主，"吻合口"应该视为"瘘管"，技术上应以引流胰液为主，简单组织对合即可，符合胰肠吻合口以粘连性愈合为主的自然规律，从而从吻合口愈合机制上预防胰肠吻合口瘘。

由于洪氏胰肠吻合术具有临床胰瘘率低、B 级胰瘘约 7%、C 级胰瘘低于 1%、缝合简便、速度快，不受胰管直径细小限制，学习曲线短，适合开腹、腹腔镜、机器人下操作等优点，目前已被国内 250 家以上医院应用。笔者中心开腹、腹腔镜、机器人胰消化道重建一般都选用洪氏胰肠吻合术。

四、诊断

POPF 缺乏特异性的症状、体征。早期可无症状和明显体征，出现腹腔积液伴感染时可表现腹痛、腹胀、气急、呕吐、发热、白细胞升高、腹腔引流管引出血性液体等,严重者可出现感染性休克和呼吸衰竭。体格检查可见呼吸、心率加快,腹膨隆,局部压痛、反跳痛,肠鸣音消失等。诊断主要依赖于对临床表现、体征、腹腔引流液淀粉酶检查和影像学检查。单纯的胰瘘腹腔引流液可以是牛奶样、清亮(纯胰液),伴感染时可呈咖啡色浑浊液体,混有胆汁时可表现为绿色,吻合口瘘还可混有小肠液。密切监测腹腔引流液淀粉酶对早期诊断 POPF 至关重要,有研究显示术后第一天腹腔引流液淀粉酶含量 >5 000U/ml 是发生 POPF 的危险因素。

CT 或彩超等影像学检查有助于明确有无腹腔积液及脓肿,当显示胰腺残端吻合处及胰床积液混有气泡高度提示 POPF 伴感染。

腹腔引流管放置时间超过 5 天不仅影响组织愈合,而且增加腹腔感染机会,因此腹腔引流管尽可能在术后 7 天内拔除。笔者中心经验为:单根腹腔引流管引流量每天≤200ml,且淀粉酶 <2 000U/ml,即可拔除。

五、治疗

胰瘘不及时治疗,常导致腹腔感染、出血,而形成胰瘘"死亡三角"。

80% 胰瘘经保守治疗而愈,10%~15% 的经皮穿刺引流而治愈,只有 5% 需再次手术。

根据 ISGPF 的 POPF 定义,生化漏不需特殊治疗可自愈。B 级胰瘘经穿刺引流、冲洗等治疗多可治愈。对于 A 级、B 级胰瘘,重在早期处理,确保引流通畅、预防感染、避免升级是关键。C 级胰瘘并发腹腔脓肿、脓毒血症或器官功能衰竭时常需外科手术干预,治疗极为棘手,死亡率可高达 30% 以上。因此,笔者中心 PD 或 HPD 患者术后 3~5 天常规行上腹部 CT 增强检查;若患者有腹胀、腹痛、发热等症状及腹膜炎体征,急诊行上腹部 CT 增强检查,如发现腹腔或盆腔局部有积液,及时经皮穿刺置管引流。

保守治疗措施为禁食、胃肠减压、保持水电解质平衡、肠内或肠外营养支持、使用生长抑素及抗生素等。

介入治疗:B 超或 CT 引导下经皮穿刺置管引流胰周积液或腹腔脓肿、持续冲洗吸引等;因胰瘘引起的迟发性腹腔内出血可选择介入栓塞治疗等。

下列情况的胰瘘需考虑手术:①穿刺引流不畅,患者仍有腹胀、腹痛、发热症状及腹膜炎体征;②腹腔内大出血;③胰管因瘢痕狭窄或堵塞反复引起胰腺炎。

外科手术干预方法:①胰腺周围多点置管引流,术后持续冲洗吸引,空肠造瘘,输入袢置管减压等。②吻合方式的改变(如将胰肠吻合改为胰胃吻合)。③胰管置管外引流或内外引流。④残余胰腺切除。再次手术难度大,且易并发脓肿、脓毒血症、再次胰瘘及出血,死亡率高。

第三节   胆   瘘

一、定义及分级

胆瘘是指胆汁通过胆道系统的破口或胆肠吻合口流出胆道系统至腹腔或体外的异常通道。2011 年国际肝脏外科研究小组(International Study Group of Liver Surgery,ISGLS)将肝胆胰术后胆瘘定义为:术后 3 天或 3 天后,腹腔引流液或腹腔积液穿刺液胆汁浓度超过同期血清胆汁浓度 3 倍。该组织对胆瘘的严重程度分级和处理见表 18-4。胆瘘是胆囊癌根治术后最常见并发症,术后发生率一般低于 10%(2%~8%)。最常见原因是肝切除术后肝创面胆汁渗漏,肝外胆管切除或实施 HPD 后胆肠吻合口瘘。胆瘘是否引起临床症状取决于胆漏是否局限、胆漏量、持续时间、是否混有胰液、是否合并感染、是否留置腹腔引流管和有效引流。胆瘘常见症状有腹胀、腹痛、发热、黄疸,胆汁量大无有效引流者,可出现局限性或弥漫性腹膜炎症状和体征;但需引起重视的是,少数患者即使腹腔有大量弥漫性胆汁积聚,也不会引起明显临床症状,但肝功能检查可显示胆红素不同程度升高,以直接胆红素为主。

表 18-4　胆瘘分级及治疗

| | 分级 | | |
	A	B	C
诊断标准	胆瘘不影响或极小影响术后患者临床处理	胆瘘影响患者术后临床处理,如进一步诊断或介入治疗,但不需要再次手术;或者 A 级胆瘘持续超过 1 周	胆瘘需要再次手术治疗
处理方法	持续腹腔引流即可良好控制。若引流时间超过 1 周,则为 B 级胆瘘	胆瘘无法充分引流,患者常有发热、腹胀,需影像学检查、穿刺引流、使用敏感抗生素	患者可能有发热、胆汁性腹膜炎或多脏器功能衰竭。手术目的:清洗、充分引流、转流、空肠造瘘(肠内营养)、抗炎,早期胆瘘可重新缝合有胆瘘的胆管或进行胆肠吻合

二、诊断

腹腔引流管引出胆汁性液体即可诊断为胆瘘;对于未放置腹腔引流管或引流不畅者,应结合临床表现、血液生化检查、体征和影像学检查、经皮穿刺或置管观察引流液进一步明确。

三、治疗

对于已经放置腹腔引流管并且引流通畅,没有引起临床症状和体征的胆瘘,可以持续腹腔引流,直至胆瘘治愈。对于胆囊癌根治术后 B 超或 CT 检查有局限性腹腔积液的患者,可超声引导或 CT 引导经皮穿刺置管引流,不仅可以明确是否有胆瘘,而且一般能够有效引流(图 18-1、图 18-2)。对于明确诊断胆瘘,并且已经放置腹腔引流管,但仍有腹胀、腹痛、发热等症状,B 超或 CT 检查仍有局限性积液(胆汁积聚)的患者,可超声或 CT 引导下再次经皮穿刺置管引流,也可再次手术进行清洗和放置双套管引流。对于胆瘘引起的弥漫性腹膜炎应该尽早再次手术,应用大量温生理盐水进行清洗和放置腹腔引流管引流。

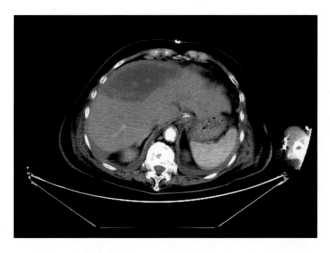 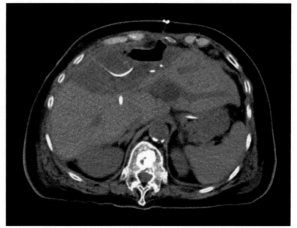

图 18-1　胆囊癌术后 6 天,患者发热,CT 检查示局部积液　　图 18-2　B 超引导经皮穿刺置管引流出胆汁性液体后治愈

四、预防

(一) 术前

1. 术前仔细阅读肝胆胰增强 CT 和 MRCP 检查,明确胆管系统走向及是否有变异的胆管。

2. 改善患者营养状态,尽可能避免感染期手术。对于术前有严重黄疸者,应该经皮穿刺肝内胆管置管或鼻胆管引流进行减黄。胆汁过滤后可口服或经鼻肠管回输。

(二) 术中精细操作

1. 胆囊癌实施肝切除或 HPD 时,对于肝断面的细小胆管应该实施结扎,杜绝烧灼;对于较粗胆管断端需双重结扎或缝扎；低于损伤胆管侧壁应该应用 5-0 或 6-0 可吸收线进行修补；重视胆肠吻合口质量：肝断面相邻胆管可拼成一个口，相距较远可分别与空肠吻合。吻合口应用可吸收线实施胆管与空肠吻合，做到无张力、血供好、无扭转、远端无梗阻。胆管直径≥10mm，可应用可吸收线连续缝合；胆管直径<10mm，胆肠吻合后壁可连续缝合，前壁间断缝合。

2. 无论是肝断面还是胆肠吻合口，应该用干纱条反复检查是否有胆瘘，有胆瘘处应用可吸收线进行缝扎。

3. 实施有效减压，胆管放置 T 管或术前 PTCD 管可留置继续引流。

4. 肝断面和胆肠吻合口放置有效引流管。

第四节　术 后 出 血

胆囊癌根治切除术一直以来都被认为是难度高、风险大的一类手术，术后出血是常见的并发症之一。术后出血包括腹腔内出血、消化道出血，与术中出血量、手术创伤大小和术者操作技术等多种因素有关。研究表明，围手术期出血会严重影响患者近期及远期临床结局。因胆囊癌根治切除术多联合部分肝切除术，较其他手术术后出血更为凶险。正确认识术后出血，预防和及时有效的处理是保证术后患者安全的重要前提。

一、定义、诊断依据及分级

目前，国际上对胆囊癌术后出血没有统一认识标准，也没有术后出血的严重程度分级，因此可参照 2011 年 ISGLS 对肝切除术后出血的定义、诊断依据、分级。

1. **定义**　满足以下三条中任意一条以上即可诊断为术后出血：①血红蛋白较术后基础值下降 3g/dl 以上；②术后由于血红蛋白下降需要输血；③需要进行手术或介入止血。因术中出血术后即刻输血者排除在外。

2. **诊断依据**　腹腔引流出现血性液体，或超声、CT 等影像学检查发现腹腔血肿。

3. **分级**　A 级：出血后输注浓缩红细胞 <2U；B 级：出血后输注浓缩红细胞 >2U，且不需要外科干预；C 级：需要外科干预止血（介入栓塞或二次手术）。

二、原因

胆囊癌术后出血包括腹腔内出血和消化道出血，原因大致可分为外科出血和非外科出血。外科出血主要与手术操作有关；非外科出血主要与凝血机制异常、术前应用抗凝血药或患者本身存在先天性出血性疾病、胆囊癌恶性肿瘤引起凝血机制障碍等有关。最常见的原因有：①腹腔内出血主要原因：手术时止血不完善，术后电凝结痂脱落，血管结扎不牢或术后结扎线松脱等都会引起术后创面出血。肝脏切除后，手术创面大、手术时间长、术中出血量大，肝功能受损造成凝血异常，可导致手术创面活动性渗血。②消化道出血多发生于胆囊癌根治切除时部分患者实施胆肠吻合术，围手术期可发生吻合口出血，另外，因为手术创伤较大，术后患者存在消化道应激性溃疡或消化道糜烂，往往并发大出血。若患者合并凝血机制障碍，术后消化道出血风险明显提高。③术前存在梗阻性黄疸的胆囊癌患者因肝功能受损，凝血功能存在障碍，凝血因子产生较少，使围手术期术后出血风险升高。

三、临床表现

胆囊癌根治术操作复杂、创面大，术后出血大部分是发生于术后 24 小时内的早期出血，多是因术中结扎或止血不确切或术后升压后血管压力升高导致的腹腔内出血。术后迟发性腹腔内出血较为少见，主要是因为胆瘘、感染腐蚀血管，通常会先有感染的临床表现，如引流管引出脓性液体、混浊物，常于术后 1 周以上出现出血。胆囊癌根治肝部分切除术后最常见的出血类型为肝静脉、肝动脉出血，常见部位有肝创面、膈肌、肝周韧带。消化道出血的特征性表现是呕血和黑粪。出血后患者可出现低血容量性休克的各种临床表现,如血压下降、脉搏细速、心率加快、四肢湿冷、脸色苍白、大量呕血或便血等(表18-5)。

表 18-5　术后出血临床特征、分级及处理

临床表现	I	II	III	IV
失血量 /ml	<750	750~<1 500	1 500~<2 000	≥2 000
失血占血容量比例 /%	<15	15~<30	30~<40	≥40
血压	正常	正常	↓	↓↓
脉搏 /(次·min⁻¹)	<100	100~<120	120~<140	≥140
呼吸 /(次·min⁻¹)	14~<20	20~<30	30~<40	≥40
尿量 /(ml·h⁻¹)	≥30	15~<30	5~<15	<5
神志	轻度焦虑	焦虑	烦躁、淡漠	模糊、昏迷
补液	晶体	晶体、胶体	晶体、胶体、浓缩红细胞	晶体、胶体、全血

四、检查与诊断

有以下表现提示出血:腹腔引流管持续引流出血性液体;输血后症状不好转或加重;有休克临床表现,且血红蛋白和血细胞比容持续下降,经输血后不能升高。①体格检查:观察患者有无面色苍白、四肢湿冷、血压下降、心率加快等休克的症状和体征,有无呕血或黑粪;②实验室检查:血常规、凝血因子、凝血四项等,观察有无血红蛋白减少及凝血障碍;③通过腹腔穿刺明确腹腔内出血诊断;④影像学检查:放置腹腔引流管者,如血性引流液较多,可做腹部超声或 CT 检查,了解有无腹腔积液;⑤内镜检查是诊断消化道出血的重要检查方法;⑥选择性动脉造影、X 线钡剂造影、放射性核素扫描等可以明确出血部位及程度。

五、处理

处理术后出血的基本原则是:①迅速建立静脉通路,给予患者积极补液,备血、输血等措施,同时查找病因。补液成分可首选低分子量右旋糖酐、平衡盐溶液;②积极应用止血药物;③若保守治疗仍然存在出血,应立即行剖腹探查和彻底止血。到底选择何种治疗不该一概而论,应依据患者的一般状况、血红蛋白水平、引流情况综合决定。腹腔内出血根据 ISGLS 分级合理选择处理措施。A、B 级应首选保守治疗,尽量避免二次手术对患者肝功能的打击;若为 C 级,二次手术仍然是绝对指征。A、B 级大部分患者如果一般状况良好或通过输血能够保持生命体征稳定的,可以通过保守治疗好转。保守治疗方法包括输注浓缩红细胞,应用止血药物,补充凝血因子(血浆、冷沉淀、纤维蛋白复合物等)。血容量稳定后可进行影像学检查明确出血部位,并视情况进行穿刺引流,避免积液腹腔感染。对于消化道出血、胆肠吻合口出血或消化道应激性溃疡、消化道糜烂,优先考虑保守治疗,给予止血药物的同时应用抑制胃酸分泌药物,也可给予去甲肾上腺素,同时可考虑胃注冰生理盐水。若保守治疗无效可考虑行内镜直视下止血。保守治疗及胃镜下治疗无效患者可考虑行开腹手术治疗。若出现危及生命的严重出血,则需要尽早进行二次手术止血,早期手术可以明显降低死亡率。二次手术一般选择原切口入腹,充分显露手术创面,彻底清除血块及坏死组织,仔细寻找活动性出血部位,确切结扎、缝扎、修补出血点。广泛渗血创面可使用氩气刀或电凝喷洒止血。深部创面小渗血可联合使用生物蛋白胶、止血纱布等填塞止血。为防止对已存在低灌注肝脏的再次损伤,再次手术时尽量避免肝门阻断。同时,二次手术时应仔细检查有无胆瘘等其他相关并发症,发现后需确切缝扎。对于介入栓塞治疗目前存在争议。无论是腹腔内出血或消化道出血,普遍认为介入治疗创伤较小,能减少二次手术对机体的"二次打击",可以作为一种影像学检查和治疗手段。总的来看,应用介入栓塞治疗术后出血需要综合判断。如果腹腔内出血是迟发性动脉出血,此时腹腔已产生粘连,二次手术难度大,可以使用介入栓塞治疗。但早期出血常见于肝静脉或门静脉系统出血,介入治疗效果欠佳,患者生命体征不稳定时,临床治疗要谨慎选择,还是应选择二次手术止血更为合理。对于消化道出血,在生命体征稳定的情况下也可以采用血管介入技术,必要时进行二次手术。

六、预防

胆囊癌术后出血可以引起严重并发症,反复输血后缺血再灌注损伤及可能二次手术打击,易引起胆瘘、腹腔感染等并发症,甚至会出现急性肾衰竭、急性呼吸窘迫综合征(acute respiratory distress syndrome, ARDS)、多器官功能衰竭等严重并发症,导致死亡率明显增高,治疗效果不佳,需要早期发现,及时处理。因此应以预防为主、治疗为辅。术前精确评估、术中精准操作、术后严密管理是预防胆囊癌术后出血的关键。

1. 术前充分评估肝肾功能、肝脏储备功能、凝血功能及心、肺功能等全身状况会直接影响术后出血及相关并发症发生率,对肝功能 Child-Pugh B 或 C 级的患者进行保肝治疗,通过补充新鲜冰冻血浆、凝血因子等纠正患者凝血功能,将肝功能调整到最佳状态。肝功能持续较差的患者不可手术治疗,如术前存在梗阻性黄疸的患者应考虑先行 ERCP 或超声引导下肝内胆管穿刺引流术,待患者纠正至肝功能 Child-Pugh A 级后再考虑行手术治疗。另外,术前需要充分考虑肿瘤情况,预估胆囊癌根治术后残余肝体积及手术难度,最大限度保留肝功能,防止严重并发症发生。

2. 手术操作时应遵循"充分显露、视野清晰、循序渐进、确切止血"的原则。胆囊癌根治术操作复杂,需要肝门淋巴结清扫、肝部分切除,甚至联合脏器切除。除了手术理念及方法的进步,手术器械的巨大进步也保障了术中操作的顺利进行。目前,国内常用的器械包括超声刀、CUSA、血管切割闭合器、氩气刀、水刀、Ligasure 等,极大地提高了操作安全性。术中规范的操作及正确的策略有:①术中充分游离是前提。②切肝时视情况使用区域阻断法、Pringle 法间断阻断第一肝门或全肝阻断,控制肝脏血流,同时保持术野清晰,以有利于确切止血。③术中降低中心静脉压(central venous pressure,CVP)(CVP<5cmH$_2$O),减少术中出血。④操作过程中应遵循确切止血的原则,联合使用缝扎、结扎、连发钛夹、单极或双极电凝等方法,对于门静脉、肝静脉、胆道的一二级分支等较大管道可使用直线切割闭合器闭合。创面渗血可应用高频电凝止血,血管断端出血可使用 Prolene 线缝扎。创面应用可吸收止血材料止血,有助于预防术后小渗血。⑤术中应严格止血,缝合切口前术野应无任何出血点或胆瘘。⑥术后常规放置腹腔引流管,有助于对胆瘘或积液充分引流,更为重要的是,引流管是早期发现出血的最直观诊断依据。

3. 术后严密监测和管理非常关键。术后给予补液、止血药物和保肝等综合治疗,监测血常规、肝肾功能及凝血功能。术后可预防性使用质子泵抑制药,如艾司奥美拉唑,以降低胃酸分泌,减少消化道出血可能。术后预防性应用抗生素预防术后感染,同时减少创面感染继发的迟发性出血可能性。若发现不明原因的血红蛋白下降或引流管出血,需警惕出血的可能性。患者如出现烦躁、面色苍白、四肢湿冷等休克表现,应及早做出判断,及时采取措施。

总之,胆囊癌术后出血是严重并发症,要以预防为主、治疗为辅。发生术后出血要综合判断,选择及时有效的治疗方案。只要做到积极预防、早期发现、治疗及时,就一定能最大限度保障患者顺利恢复。

第五节　胃排空障碍

胆道手术与胃手术相比,术后胃排空障碍相对少见。术后胃排空障碍主要继发于非机械性梗阻因素引起的胃排空延迟(delayed gastric emptying,DGE)。还可发生于脾、腹膜后、结直肠、阑尾、肝、胆囊、胆总管、门静脉高压、宫颈癌等手术后。

一、定义

正常胃肠运动是需要交感神经系统和副交感神经系统、胃和肠内神经元和起搏细胞,以及胃肠道平滑肌细胞协调的一系列复杂过程,该过程出现异常时,可导致胃排空延迟(胃潴留),是在无机械性梗阻的情况下发生固体胃排空客观延迟的综合征,主要症状包括恶心、呕吐、早饱、嗳气、腹胀感和/或上腹痛。

二、发病机制

胃排空障碍的确切患病机制还不清楚,大多数病例为特发性、糖尿病性、医源性(如药物诱发性)或发生于术后。分析胆囊癌术后胃排空障碍可能有以下几类原因。

1. 术中麻醉吸入过多氧气或空气进入胃内引起急性胃扩张导致胃排空功能障碍。

2. 术中对胃肠道牵拉,以及有意或意外损伤迷走神经,引起术后胃排空功能障碍。

3. 术后腹腔积液及腹膜后的血肿对胃刺激,刺激迷走神经及内脏神经反射性抑制胃运动,引起胃排空功能障碍。

4. 空肠回肠存在梗阻导致十二指肠液、胃液、唾液无法排出,引起胃扩张,导致胃排空功能障碍。胃扩张又导致胃麻痹程度加重、排空功能障碍程度加重,从而引起恶性循环。

5. 胆道手术后胆道本身动力障碍会引发胃肠道蠕动紊乱;同时术后促胃液素、缩胆囊素、内啡肽等激素升高,造成胃 - 幽门 - 十二指肠协同运动紊乱,从而产生胃排空障碍。

6. 其他:①特发性胃瘫,即检测不到导致胃排空延迟的原发性基础异常;②糖尿病性胃瘫,即糖尿病全身性疾病的部分表现,糖尿病不仅可导致外周神经病变,还可导致内脏自主神经病变,使胃动力减弱;③神经系统疾病所致,如多发性硬化;④自身免疫性疾病,导致胃肠道动力障碍;⑤病毒感染所致胃瘫,包括诺如病毒和轮状病毒;⑥药物所致胃排空障碍,包括作用于 μ- 阿片受体和 / 或抑制去甲肾上腺素再摄取的药物,如 α_2- 肾上腺素受体激动药(如可乐定)、三环类抗抑郁药、钙离子通道阻滞药、多巴胺受体激动药、毒蕈碱型胆碱能受体拮抗药、奥曲肽、胰高血糖素样肽 -1 受体激动药、吩噻嗪类、环孢素等。

三、临床表现

1. **症状**　患者可表现为恶心、呕吐、早饱、餐后饱胀、腹胀感,严重者还可出现体重减轻,呕吐物可能含有几小时前摄入的食物。

2. **体征**　腹部体格检查可能发现上腹膨隆或压痛,但无肌紧张或肌强直,可能会有振水音。

四、诊断及鉴别诊断

胆囊癌术后如果患者存在恶心、呕吐、早饱、餐后饱胀、腹痛或腹胀感,应该怀疑胃排空障碍。通过影像学(如 CT、MRI)或上消化道造影检查排除机械性梗阻(图 18-3)。必要时需采用闪烁成像证实胃排空延迟,当闪烁成像检查时,胃排空延迟定义为 4 小时时胃潴留 >10% 和 / 或 2 小时时胃潴留 >60%。胃排空障碍的诊断标准:①经一项或多项检查提示无胃流出道机械性梗阻,胃镜检查或碘水造影有助于明确和排除胃流出道机械性梗阻;②胃流出量 >800ml/d,持续时间超过 8 天或进食流质或半流质饮食后再次出现胃潴留症状;③无明显水电解质、酸碱失衡;④未应用影响平滑肌收缩的药物。鉴别诊断包括引起慢性恶心和呕吐的其他原因,如精神疾病、功能性消化不良等。

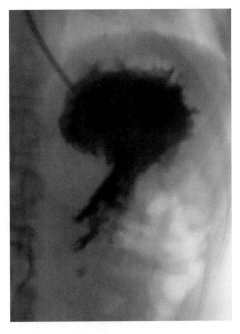

图 18-3　上消化道造影检查排除机械性梗阻

五、治疗

胃排空障碍初步治疗优先采用保守治疗方案,如症状短期内无缓解或进行性加重,应及时调整治疗方案。

胃轻瘫患者应进行饮食调整,少食多餐,优化血糖控制和补液,摄入低脂且只含可溶性膳食纤维的食物。不能耐受固体食物的患者可摄入添加维生素的匀浆膳和流质膳食。

对有持续症状的患者使用促动力药和止吐药进行药物治疗来提高胃排空速率。如果可行,使用液体剂型以促进吸收,在餐前 10~15 分钟给药,于睡前额外加用 1 次。建议应用甲氧氯普胺作为初始药物治疗,如无效建议试用多潘立酮,随后口服红霉素。对于甲氧氯普胺、多潘立酮及红霉素治疗均无效的恶心、呕吐患者,建议使用西沙必利。

　　如果患者有腹痛及对促动力药及止吐药无效的恶心,建议安置排气胃造口管或留置胃管减压治疗,保证胃液引流通畅,可间断应用生理盐水洗胃以恢复胃蠕动功能,必要时可选择应用浓盐水进行洗胃。

　　进行胃肠减压的同时保证水、电解质、酸碱平衡,并监测患者生化变化。

　　对于在 3~6 个月内平时体重非故意性降低达 10% 或以上,和 / 或因难治性症状而住院 2 次或以上的患者,建议介入下安置空肠营养管给予肠内营养。

　　对内科治疗无效的难治性症状患者行胃电刺激治疗。

　　对于胃排空延迟的急性恶化,建议静脉给予红霉素(乳糖酸红霉素,3mg/kg),每 8 小时 1 次。对于静脉用红霉素治疗无效的患者,建议在初始试验剂量后皮下注射甲氧氯普胺(每次 5~10mg,每日 3 次)。

六、预防

1. 手术前留置胃管,保持胃肠减压通畅,至胃肠麻痹消失、胃肠蠕动功能恢复。
2. 可采用促胃动力药物,促进胃肠功能恢复。

第六节　术后肝功能不全

　　术后肝功能不全(posthepatectomy liver failure,PHLF)是胆囊癌手术后常见的并发症。ISGLS 定义 PHLF 为术后发生的肝脏合成、排泄及解毒功能不全,即在排除胆道梗阻导致黄疸因素之后,术后 5 天及 5 天以后出现的国际化标准比率升高并伴随高胆红素血症。根据患者临床表现及是否需要改变治疗策略,常将 PHLF 分为三级:A 级,术后肝功能轻度异常,不需要改变既定的治疗方案;B 级,需要改变常规治疗方案,但不需要增加侵入性治疗;C 级,改变常规治疗方案,并需要增加侵入性治疗。

一、发生机制

　　胆囊癌行根治性右半肝切除甚至更大范围肝切除后,因大量肝细胞丢失及剩余肝功能受损,当剩余肝脏的功能无法维持机体正常的代谢需求时,即可出现肝功能不全。手术及麻醉创伤导致剩余肝脏的再生障碍与肝功能失衡,是 PHLF 的内在机制。

　　大范围肝切除术后,剩余肝脏的肝细胞可迅速开始有丝分裂,进行肝细胞再生,有望代偿因肝切除丢失的肝细胞数量及功能。但剩余肝脏的肝细胞能否通过迅速的再生能力进而避免 PHLF 的发生,常取决于剩余肝体积的多少及术前肝功能的状况。此外,目前有研究认为,大范围肝切除术可引起肝细胞再生调控网络的失衡,进而影响肝再生进程,导致 PHLF 的发生。剩余肝脏接受原来整个肝脏所接受的血流量,门静脉血流及肝血窦的剪切力大大增加,然而过度增高的剪切力一方面会造成局部肝实质的机械性损伤,另一方面也会诱导炎症因子的大量释放,最终引起肝细胞的凋亡和坏死。同时肝切除术后,随着 Kupffer 细胞数量的减少,肝脏的防御能力也随之降低,并且降低的程度与切除范围正相关;此外,肠道菌群移位及腹腔感染等因素也加重了肝脏的清除负担。

二、风险因素及其评估

　　胆囊癌患者术前基础疾病(如糖尿病、高血压、慢性阻塞性肺疾病)及肝功能状况均为 PHLF 的重要风险因素,对术前肝功能的精确评估是预防 PHLF 的重要手段。针对合并基础疾病的胆囊癌患者,术前使用胰岛素强化血糖管理并保证充足的营养摄入,联合降压药物控制血压,通过雾化排痰、锻炼肺功能等措施稳定或减轻肺部疾病状况,综合措施调整患者术前状态等能最大限度地提高患者对大范围肝切除及全身麻醉的耐受能力,有效地减少 PHLF 发生率。术前应早期通过包含肝脏外科、心血管内科、内分泌科、麻醉科、肿瘤科、专科护理团队的 MDT 小组讨论制订围手术期处置方案。针对肝功能状况,通常采用以下 4 个方面进行评估。

(一)Child-Pugh 评分系统

　　该系统是临床上最为常用的术前评估肝脏储备功能的评分系统,通过血清胆红素、凝血酶原时间、血清白蛋白、腹水、肝性脑病五个指标将肝功能分为 A、B、C 级。其中 A 级肝功能能良好可耐受大范围肝切除;B 级肝功能通过治疗后转为 A 级的仍然可耐受大范围肝切除,但具有一定风险;C 级肝功能则为肝切除禁忌证(表 18-6)。

表 18-6　Child-Pugh 评分系统

临床生化指标	1 分	2 分	3 分
总胆红素 /(μmol·L^{-1})	<34	34~51	>51
白蛋白 /(g·L^{-1})	>35	28~35	<28
凝血酶原时间延长 /s	<4	4~6	>6
腹水	无	轻、易控制	中、难控制
肝性脑病	无	轻度	中、重度

注:总分 5~6 分为 A 级,7~9 分为 B 级,10 分以上为 C 级。

(二) 吲哚菁绿(ICG)清除试验

ICG 完全经肝脏清除且在体内无明显毒副作用,是临床上应用最广的动态监测肝脏储备功能的手段。一般认为 ICGR15<10% 是正常肝脏大范围肝切除的必要条件,随着 ICGR15 增高,可切除的肝体积明显减少。ICG 清除试验易受胆汁排泄障碍(梗阻性黄疸等)和肝脏血流异常(门静脉栓塞等)的影响,因此对于高胆红素血症、门静脉癌栓及胆总管梗阻的患者,ICGR15 不宜作为肝脏储备功能的判断指标。

(三) 残余肝体积计算

实现肝脏切除安全限量(safety limit of liver resection,SLLR)是降低 PHLF 发生率、指导精准肝切除手术的有效方法。SLLR 指特定个体保留必需功能性肝体积(essential functional liver volume,EFLV)的最大允许肝切除量。安全肝切除的必要条件是剩余功能性肝体积(remnant functional liver volume,RFLV),RFLV≥EFLV=a×SLV[标准肝体积(standard liver volume,SLV)]。a 值是肝脏储备功能状态函数,随着肝脏储备功能的降低,a 值也随之增大。a 值是 EFLV 与 SLV 的比值,即必需功能性肝体积与标准肝体积之比,正常肝脏 a=20%~25%;肝硬化、重度脂肪肝和化疗相关肝损伤等肝实质损伤较显著的患者,a≥40%。当 ICGR15<10% 时,RFLV 必须不小于 SLV 的 40%;当 ICGR15 为 10%~20% 时,RFLV 必须不小于 SLV 的 60%;当 ICGR15 为 21%~30% 时,RFLV 需不小于 SLV 的 80%。当 ICGR15 为 31%~40% 时,只能行限量肝切除术;当 ICGR15>40% 或 Child-Pugh 评分 B 级时,只能行肿瘤剜除术(图 18-4)。

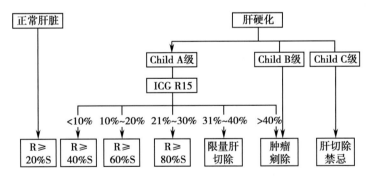

图 18-4　肝脏切除安全限量的个体化评估决策系统

三、治疗

胆囊癌大范围肝切除 PHLF 处理原则与急性肝衰竭的治疗原则相同,应尽早考虑重症监护病房综合监护,防止暴发感染并使用器官支持系统。循环系统:监测中心静脉压、动脉压,维持组织灌注,适当使用血管活性药物。肾脏:维持尿量至少 0.5ml/(kg·h)。呼吸系统:根据需要监测动脉血氧饱和度和呼吸机支持,保持良好的氧合。凝血系统:监测 INR、血小板,补充凝血因子,使用新鲜冰冻血浆进行支持。神经系统:高血氨在神经系统损伤中起着核心作用,可通过过度通气、口服乳果糖、醋灌肠并应用降低颅内压治疗。

营养支持:早期肠内营养是最佳营养治疗方案,其目的是维护肠道屏障的完整性,减少术后肠道菌群失调导致感染。肠内营养摄入不足时可以补充肠外营养,补充支链氨基酸有助于肝硬化肝功能恢复,且肝性脑病患者的蛋白质摄入量不应超过 60g/d。肝功能支持:早期联合肝细胞膜保护剂、解毒、抗炎、利胆类保肝药物综合治疗;应用人工肝脏支持系统能延长部分 PHLF 患者生存时间,但患者死亡率及死亡时间是否能获益尚不明确。肝移植:PHLF 明确后,均符合原位肝移植的标准。

第七节 淋 巴 瘘

淋巴瘘国际定义也称乳糜腹(chyloperitoneum),是指各种原因导致富含脂质性乳糜微粒的淋巴液泄漏到腹腔。常见原因包括创伤、医源性损伤所致的淋巴管破裂,或由于阻塞引起的腹腔淋巴系统压力升高。胸导管是人体内最大的淋巴管,其上段和下段与纵隔胸膜紧邻,故胸腔手术引起的医源性乳糜胸最为常见;而在腹部,膨大的乳糜池位于腹膜后,因此在腹膜后手术(如泌尿外科手术)中容易损伤。一项历时 20 年的回顾性研究表明,腹部外科手术引起淋巴瘘的发生率约为 1/20 000,但随着腹部肝胆外科手术淋巴结清扫范围的扩大,以及腹腔镜技术的广泛普及,肝胆外科手术引起的医源性淋巴瘘也不鲜见,如腹部外科手术中,胰十二指肠切除术中涉及腹膜后处理时容易损伤乳糜池,另外,在胆囊癌根治术中对第 8组、第 12 组淋巴结清扫过程中,很容易因为淋巴管结扎不严密,引起术后医源性淋巴瘘的发生。随着腹腔镜胆囊切除术的广泛开展,在腹腔镜胆囊切除术过程中哨兵淋巴结处理不当所致的淋巴瘘也有报道。

一、淋巴的形成与淋巴管的解剖

淋巴液由血浆渗出的或通过小肠绒毛吸收的细胞、颗粒、蛋白质和乳糜组成。淋巴系统是一条从组织间隙吸收多余液体的途径。淋巴液从毛细淋巴管进入只有单向瓣膜淋巴管,然后通过淋巴结进入淋巴管的主干。大部分淋巴液源于腹部脏器,如胃肠道和肝脏。膳食中的长链甘油三酯在小肠中被降解成单酸甘油酯和脂肪酸;这些分解产物以乳糜微粒的形式被吸收进入淋巴系统。这也解释了为什么淋巴液中含有大量的甘油三酯,以及为什么淋巴液呈现出乳糜状的外观。腹部的淋巴系统包括乳糜池及其主要分支腰干、肠干。乳糜池是胸导管延续部的囊状膨大,位于腹膜后第 11 胸椎至第 1~2 腰椎的前面,如前所述,胰十二指肠切除术中涉及腹膜后处理时容易损伤,而对于胆囊癌患者相关淋巴结的淋巴管结扎不仔细,是诱发淋巴瘘的重要因素。

二、诊断

(一)腹腔穿刺

腹腔穿刺是淋巴瘘诊断中最重要的检查。淋巴瘘的液体多呈乳状浑浊液体。在所有情况下,呈现出这种外观的腹水都应警惕淋巴瘘。为此,对疑有淋巴瘘的腹水,应进行腹水成分分析和细菌培养,以鉴别淋巴瘘与其他性质的腹水。脂蛋白电泳是诊断淋巴瘘的金标准。然而,这种测试方法复杂且耗时,并不能随时实现。除此之外,腹水甘油三酯含量是诊断淋巴瘘的特异性很高的方法。过去的研究认为,腹水甘油三酯超过 110mg/dl 即可诊断淋巴瘘。然而,该浓度的一般应用价值受到质疑,因为这项研究中部分样本是乳糜胸的胸腔积液样本。为了建立淋巴瘘诊断的界值,最近的一项研究提出了甘油三酯超过 187mg/dl(2.11mmol/L)为淋巴瘘诊断的最佳界值,而在 148~246mg/dl(1.69~2.8mmol/L)范围内的敏感性和特异性均高达 95% 以上。

(二)细胞学检查、腹膜活检术

细胞学检查和腹膜活检术是诊断淋巴瘘的重要方法。腹腔液体中细胞学阳性结果对于淋巴瘘诊断也具有显著的意义,首都医科大学附属北京世纪坛医院沈文彬教授认为淋巴细胞(单核细胞)>90%,总蛋白 >25g/L,如果乳糜试验阳性,考虑乳糜漏。此外,腹水细胞学检查、腹膜活检术对于外观与淋巴瘘近似的癌性腹水、结核性腹水的鉴别诊断具有很高的价值。一般来说,约 30ml 的腹水即可完成常规细胞计数、生化分析、微生物检验等实验室评估。

（三）影像学

腹部 CT 对于淋巴瘘所致的腹腔包裹性积液和增大的淋巴结的诊断有一定作用。此外，CT 在医源性或外伤所导致的胸导管损伤时，对于损伤部位和程度的判断十分有帮助。虽然 CT 在评估腹水情况时是一种良好的选择，但是 CT 并不能从密度上区分淋巴瘘和清亮的腹水。淋巴瘘的病理学特征是其富含液性脂质，而脂质的密度小于水的密度，利用这一特性，可以让患者仰卧一段时间，再进行超声扫查，这时会形成漂浮于水的脂肪层，这种体征理论上可以通过超声检查所捕捉。

（四）淋巴显像和淋巴管造影

淋巴管造影和淋巴显像是一种可以检测淋巴结、诊断瘘管或淋巴瘘、胸导管通畅性的显影方法。它在选择适合手术治疗的淋巴瘘患者方面有独到之处。淋巴显像应用的是放射性 ^{99}Tc 硫化锑胶体标记的右旋糖酐或人血白蛋白，能准确地识别淋巴瘘发生的具体部位。对于拟行手术干预的淋巴瘘患者，应用辅助的 SPECT/CT 成像技术可以更好地通过重叠各断层扫描的图像准确确定解剖部位。同时，淋巴显像无明显不良反应，可以反复进行。然而，受技术、设备和专业人员的限制，此项技术要广泛开展尚需时日。

淋巴管造影是淋巴瘘检测的重要手段，它还被认为是淋巴梗阻诊断的金标准。除了诊断淋巴瘘，一些研究也推荐将其用于淋巴瘘的治疗，但是淋巴管造影能缓解淋巴瘘的具体机制尚未完全阐明，目前考虑这一治疗作用主要是因为造影过程中使用的碘油对比剂能引起炎症反应和肉芽肿形成，从而缓解淋巴瘘。作为一种侵入性手术，它的常见并发症包括感染、疼痛和注射时对比剂的外泄。严重的并发症包括肺泡内出血、对比剂引起的肺栓塞、碘油外渗到软组织引起的过敏反应等。

三、治疗

术后淋巴瘘的治疗方式主要包括饮食治疗、药物治疗和手术或经皮穿刺介入治疗；而其他原因引起的淋巴瘘的治疗方式只能以缓解症状为目的，重点关注引起淋巴瘘的病因。恶性肿瘤后自发性淋巴瘘的发生占成人非创伤性淋巴瘘病例的 85% 左右，而这部分患者往往预示着预后不良。如果淋巴瘘的病因是恶性肿瘤，那么手术、化疗或放射治疗等方式应谨慎实施。而在某些特定情况下，手术可能是一种可选的治疗方式，尤其在术后乳糜胸和淋巴瘘的患者中。手术指征包括引流量 >1 000ml/d，持续 5 天或淋巴瘘持续超过 2 周。如果有严重营养不良或严重代谢并发症发生的指征时，手术治疗也应当被纳入考虑。

（一）饮食治疗

对于淋巴瘘患者的饮食，一般推荐高蛋白低脂肪、中链甘油三酯（medium-chain triglyceride，MCT）饮食。限制长链甘油三酯饮食能避免其转化为单甘油酯和游离甘油酯的可能，而这些物质主要是通过淋巴以乳糜微粒形式运输的。而 MCT 饮食直接从肠道吸收，并且以游离脂肪酸和甘油的形式直接转移到肝脏，从而减少乳糜的产生和流动。椰子油是 MCT 的天然来源，虽然目前有许多种合成 MCT 可供选择，但是不幸的是，由于 MCT 的高渗透性，可能会引起腹胀、恶心和呕吐等胃肠道症状，从而导致饮食的依从性不佳。

胆囊癌患者，多有肝门部梗阻引起的黄疸，并伴有肝功能不全，这类患者应在应用利尿药的基础上采取低钠饮食，利尿药可选用呋塞米和螺内酯等。但是对于严重肝硬化患者，MCT 的益处是有争议的。一些研究表明，血清中的高 MCT 水平可能导致神经毒性和肝性脑病的加重。而其他研究不赞成这一说法。对上述治疗没有效果的患者应禁食以减少淋巴细胞再循环，并应开始全肠外营养（total parenteral nutrition，TPN）。TPN 能旷置肠道减少淋巴细胞再循环。TPN 方案必须由不含需要经过淋巴转运的脂质制剂组成，以减少乳糜的形成。

（二）药物治疗

奥利司他是一种可逆的胃和胰腺脂肪酶的抑制剂，它能阻止膳食中的甘油三酯在胃肠道转化为游离脂肪酸，从而减少脂肪酸的吸收。它只有极少的全身吸收，因此相关的副作用主要是胃肠道反应，如油性稀便。

生长抑素通过抑制胰高血糖素和其他肠肽介导的血管扩张作用来降低门静脉压力。同时，生长抑素也可减少胸导管淋巴的流量及其甘油三酯含量。因为它的半衰期很短(1~3分钟),通常采取静脉注射的途径给药。副作用包括腹泻、肝毒性、头晕和血小板减少。奥曲肽是人工合成的生长抑素类似物,它与胰高血糖素对门静脉压力的作用类似,但由于半衰期较长(2小时),可以通过皮下注射的方式给药。除了降低门静脉压力外,奥曲肽还能抑制胰腺外分泌功能,从而减少从肠道吸收脂肪。有个案报道奥曲肽的使用能减少腹腔穿刺率,同时提高患者的生活质量。值得注意的是,这些药物治疗应与上述饮食治疗结合起来使用。

依替弗林是一种用于治疗直立性低血压的交感神经药物。有报道它能治疗经胸食管癌根治术后胸导管损伤引起的淋巴瘘,可能与它能收缩胸导管的平滑肌,减少乳糜的产生,从而促进愈合和闭合有关,副作用包括头痛、心动过速和焦虑。

(三) 经皮栓塞术

淋巴瘘也可以通过淋巴管造影时直接行经皮穿刺的栓塞术来治疗,如向泄漏部位或附近淋巴结注入凝固剂。有效的栓塞术能显著减少引流量、使液体的性质从乳状变为透明。行栓塞术后通过严密监测引流量来判断栓塞是否有效。目前,对于栓塞术后引流量降至多少标志着治疗有效,尚没有普遍的共识,但大多数学者建议将引流量200~300ml/d作为栓塞治疗有效和可以拔除腹腔引流管的标志。由于凝固剂可能会进入静脉循环,因此,应在荧光下密切监控凝固剂的注入,而栓塞术后最常见的症状是腹股沟或骨盆一过性的疼痛不适,保守治疗后多能自行缓解。

(四) 腹腔穿刺

腹腔穿刺术同时具有诊断和治疗作用。当发生淋巴瘘时由于每日大量的淋巴液进入腹腔,腹胀症状多十分严重,腹腔穿刺确实能迅速缓解腹胀症状,但值得注意的是,单独穿刺往往效果不佳,应该与其他保守治疗措施相结合。腹水的反复引流可能导致如长期渗漏、免疫抑制、营养需求增加、细菌性腹膜炎风险增加等并发症。

(五) 经颈静脉肝内门体分流术

有报道对保守治疗无效的肝硬化合并淋巴瘘的患者,利用经颈静脉肝内门体分流术(transjugular intrahepatic portosystemic shunt, TIPS)能成功治疗淋巴瘘。通过在肝实质内将门静脉与腔静脉系统之间创建通路,TIPS能降低门静脉压力,从而降低淋巴管的压力。如果门静脉高压是淋巴瘘病理生理的主要原因时,TIPS比其他手术更合适,但对于外伤或胆囊癌术后淋巴瘘,TIPS并不一定有效。此外,TIPS有随时间而闭塞的倾向,有报道老年人TIPS术后1年内闭塞的发生率高达80%以上。

(六) 腹腔颈静脉分流术(Leven/Denver分流术)

腹腔颈静脉分流术被认为是治疗难治性淋巴瘘或不能耐受其他外科手术的淋巴瘘患者的可选治疗方案。它将腹腔乳糜液通过颈静脉回流至血液循环,因此可以改善血流动力学、营养和免疫状态。然而,腹腔颈静脉分流术有发生低钾血症、败血症、小肠梗阻、弥散性血管内凝血(disseminated inravascular coagulation, DIC)和空气栓塞等的风险。此外,乳糜的高黏性会导致阻塞的发生率升高。

(七) 外科手术

如果经上述所有保守治疗后淋巴瘘症状未见改善,外科干预可能是有益的,尤其是继发于外科手术或先天性原因的淋巴瘘。具体术式可采取瘘管封闭术、肠切除或腹腔静脉分流术。如前所述,术前淋巴管造影或淋巴显像有助于定位渗漏或瘘口的解剖位置。一旦发现渗漏部位,缝扎淋巴管可直接关闭瘘口。如无法确定瘘口,可直接缝合主动脉后组织以尽可能阻止淋巴瘘。

四、预后

总体而言,淋巴瘘的死亡率高达6%,未经支持治疗的死亡率可达50%以上,而由于大部分恶性肿瘤需行淋巴结清扫,首先这无疑增加了术后淋巴瘘发生的概率;其次恶性肿瘤本身的5年生存率就低于其他良性疾病,再加之淋巴瘘后患者的免疫、营养状况急剧下降,这些因素无疑会使恶性肿瘤术后并发淋巴瘘患者的5年生存率进一步降低。具体到胆囊癌患者,由于胆囊癌的5年生存率仅5%,虽然胆囊癌根治术后并发淋巴瘘后的死亡率尚无确切报道,但是推测其预后可能更差于其他疾病。

第八节 腹 腔 感 染

一、定义与病因

腹腔感染是指一系列腹腔感染性疾病,根据感染来源可分为自发性细菌性腹膜炎、继发性细菌性腹膜炎及复杂腹腔感染。腹腔感染可导致机体的血流动力学、呼吸、微循环及代谢紊乱,如果治疗不及时,可发展为感染性休克、败血症、DIC,甚至多器官功能衰竭。胆囊癌术后出现腹腔感染多发生于 T_{1b} 期以上的患者。由于胆囊癌侵犯甚至突破胆囊浆肌层,患者常需要接受肝方叶楔形切除、半肝切除,甚至胰十二指肠切除等中、大型手术,其手术时间长、切除范围广,术后患者出现出血、肝断面胆瘘、吻合口漏等并发症概率增高,若未能早期发现、及时处理,常可演变为腹腔感染,并易引发多器官功能障碍,甚至导致患者死亡。

临床上,胆囊癌术后引流管引流不畅通常是导致腹腔感染的重要原因。由于肝脏储血丰富,术后出血或渗血概率大,加上手术时间长可诱发组织灌注不足,术后肝脏创面渗液较多,如引流管位置放置不当,或者引流管阻塞导致腹腔积液或积血未能及时引出,则可能诱发腹腔感染。此外,胆瘘也是胆囊癌术后腹腔感染的重要原因之一。胆囊癌术中进行淋巴结清扫时,可能损伤格利森鞘内胆管和周边小胆管,或肝断面微小胆管未能有效结扎或缝扎(尤其是进行肝楔形切除时),可造成术后肝断面胆瘘。胆汁漏入腹腔后,胆汁中的胆盐一方面可抑制网状内皮系统的正常功能,从而抑制机体的防御功能,另一方面对腹膜及肠道有着强烈的刺激和损伤作用,从而为空腔脏器内的细菌入侵腹腔创造了条件,并最终引发腹腔感染。尚有一些引发胆囊癌术后腹腔感染其他因素,如消化道吻合口漏、严重营养不良及免疫功能低下、未能得到有效控制的严重糖尿病等。

二、诊断与治疗

临床对腹腔感染的诊断并不困难。患者通常表现为持续性不明原因的发热合并有明显的腹膜刺激征。影像学检查(尤其是超声)是最常见的诊断手段,表现为腹腔程度不等的液体存在。实验室检验结果常提示有白细胞计数、中性粒细胞比值增高。另外,尚需警惕的是少数老年或体弱患者其腹膜刺激征常不明显。对于少数胆囊癌术后腹腔感染严重的患者,由于腹腔积液或消化道漏出液持续刺激腹膜及肠道,常导致腹腔内大量炎性渗液,表现出不同程度的全身炎症反应综合征(systemic inflammatory response syndrome,SIRA),短时间内可合并低血容量性休克或感染性休克,应引起高度重视。

当确诊为腹腔感染后,应及时使用广谱类抗生素进行经验性治疗。临床上常使用的经验性抗生素为针对革兰氏阴性菌的三代头孢菌素,待细菌培养结果报告后再改用敏感抗生素。同时,应积极通过超声、CT等影像学检查寻找感染的病因及部位。一旦发现感染病灶,应尽早在超声或CT引导下进行穿刺置管引流。超声因具有简单、方便等优势,常是临床上最常用的穿刺置管引导手段。对于腹腔感染灶呈弥漫性或多区域性者,可在超声引导下于不同部位、不同层面进行穿刺置管引流(图18-5)。一般来说,大部分腹腔感染患者通过超声引导下置管引流可得到满意的临床效果,仅有少部分需要开腹手术清创引流。此外,在超声引导下穿刺置管的同时,应及时留存穿刺标本送检以便指导下一步针对性抗菌药物的使用。

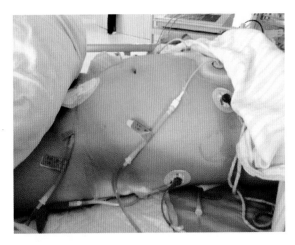

图 18-5 超声引导下于腹部不同部位、不同层面进行穿刺置管引流

三、预防

在胆囊癌手术的围手术期,应积极采取综合措施以尽可能减少术后腹腔感染的发生。在手术前,应对患者进行全面、详细的术前检查,并进行针对性的准备。如术前纠正肝功能异常、减黄、改善凝血功能等措施能有效降低术后腹腔感染的概率。肝功能低下者,可选用几种保肝药物联合应用,术前尽可能改善肝功能。对于营养不良的患者,必要时施行全胃肠外营养,以改善患者一般状态,提高机体抗应激能力。此外,在术前可针对性选用抗生素进行预防性治疗,如术前3天内口服抗菌药物,如新霉素或四环素加甲硝唑;术前1小时静脉应用针对革兰氏阴性菌的广谱抗生素等。在手术过程中,术者精准化的操作对预防术后腹腔感染尤为重要。例如,术中需切除部分肝脏时应认真、仔细处理好肝断面的血管及胆管,避免术后出血及胆瘘的发生。在进行胆肠内引流操作时,应精细缝合胆肠吻合口,以免术后吻合口漏的发生。此外,术中放置引流管应遵循"捷径、低位、畅通、安全"的原则,以确保多部位、多管道有效引流。术后早期肠内营养,不仅可以替代全肠外营养,又可避免肠道菌群移位的可能,降低腹腔感染发生的概率。此外,加强引流管的护理、保持引流管通畅也是预防术后腹腔感染的必要措施。

第九节　肝　脓　肿

一、病因

胆囊癌术后肝脓肿因手术方式不同而原因各异。术前胆囊癌合并局部炎症、胆囊积脓的患者,术后感染播散可导致肝脓肿形成。单纯胆囊切除患者出现肝脓肿可能因术中肝门部血管损伤、胆总管损伤导致胆汁引流不畅继发胆源性肝脓肿。胆囊癌合并肝切除患者,可能因为术后残肝部分血供障碍导致局部肝组织坏死、胆汁湖形成继而发展为肝脓肿。术后术区外感染病灶通过动脉途径、门静脉途径感染播散至肝脏也可导致肝脓肿形成。此外,肝脓肿的形成也与患者的营养状况、免疫状态相关。

胆囊癌术后肝脓肿最常见的致病菌为大肠埃希菌、金黄色葡萄球菌和厌氧菌。胆源性肝脓肿由多种细菌,特别是需氧菌和厌氧菌的混合感染引起。阿米巴性肝脓肿较为罕见。

二、临床表现

患者起病较急,常见症状为上腹部疼痛,可放射至右侧肩背部,伴高热、寒战。热型多为弛张热,同时部分患者可出现乏力、恶心、呕吐等全身症状。若合并胆道梗阻及肝功能不全,患者也可伴有皮肤巩膜黄染、腹水等表现。此外,因脓肿局部刺激患者还可出现呼吸快、下胸痛等症状,若出现胸腔积液、脓胸、肺脓肿、支气管瘘等并发症时,胸部症状可能更为明显。查体患者可伴有皮肤巩膜黄染、肝大、局部压痛,部分患者可出现局部腹肌紧张及压痛、反跳痛。

三、诊断

实验室检查可见白细胞明显升高,中性粒细胞比例升高,半数患者可出现贫血等体质消耗性表现,可伴有不同程度的肝功能异常。脓液病原学检查可明确致病菌。X线片可见右侧膈肌抬高,可伴有反应性胸腔积液。肝脓肿在超声下的表现为回声强度减低的暗区,形态不规则(图18-6)。增强CT对肝脓肿的诊断较为敏感,脓肿环形强化伴有周围水肿带是脓肿较为特异的影像学改变(图18-7)。可在超声或CT引导下进行诊断性穿刺和引流治疗。

四、治疗

肝脓肿的治疗主要包括脓肿引流、抗菌药物的应用及支持治疗。超声或CT引导下的穿刺置管引流最为常用,主要针对5cm以上的液化完全的脓腔。对于合并腹水、穿刺路径有重要器官、严重凝血功能障碍的患者操作需谨慎。置管后可根据病情进行脓腔的冲洗。若脓肿穿破合并腹膜炎、厚壁脓肿、穿刺引

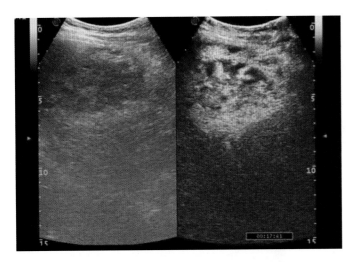
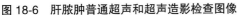

图 18-6　肝脓肿普通超声和超声造影检查图像

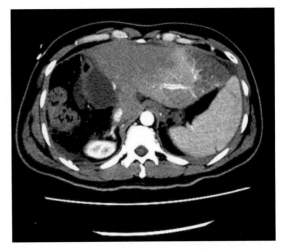

图 18-7　肝脓肿增强 CT 图像

流治疗效果不佳者则需考虑手术治疗,当引起脓肿的原发病需要手术治疗时也可一并处理。

抗菌药物治疗是治疗细菌性肝脓肿的重要措施。对于早期阶段(脓腔<2cm)的患者,单纯使用抗生素可达到治愈效果。对于需要引流或手术治疗的患者,抗菌药物治疗也是必不可少的措施。抗菌药物的使用应覆盖革兰氏阴性杆菌、革兰氏阳性球菌和厌氧菌,可依据脓液病原学培养结果选择敏感性高的抗生素。抗菌药物的治疗时间尚无统一标准,一般不少于2~4周。

肝脓肿患者病程较长,食欲差,体质消耗严重,多伴有贫血、低蛋白血症、水电解质平衡紊乱。积极全身支持治疗,包括营养支持,补充白蛋白、维生素,纠正水、电解质、酸碱平衡紊乱等,对于患者的治愈极为重要。

第十节　胸腔积液、腹水

一、病因

胆囊癌术后胸腔积液多见于合并肝切除的患者,特别是肝脏切除范围较大的患者。因手术技术的进步,合并肝切除的患者多可单纯经腹完成手术。部分需经胸腹联合切口的患者术后胸腔积液发生比例较高。合并肝切除时,右肝游离时对局部淋巴循环的破坏、膈肌的刺激及术后膈下积液均可刺激右侧胸腔形成反应性积液。肝切除术后肝功能不全引起的蛋白水平较低也可导致漏出性胸腔积液的形成。此外,手术时间较长、术后长期卧床引起的肺部炎症也可导致炎性胸腔积液的形成。

胆囊癌术后腹水来源有血液、胆汁、淋巴液和腹腔渗液等。血液多来源于手术创面的渗血。胆汁因手术方式不同来源各异,可来源于直接开口于胆囊床的毛细胆管或胆肠吻合口,以及合并肝切除后肝断面的胆管渗漏。胆囊癌手术需完成肝门部淋巴结的清扫,但胆总管周围淋巴管较细,损伤后不易辨认,故可导致术后淋巴漏。少数患者术后因癌细胞播散种植也可出现肿瘤性腹水。根据术后积液是否被附近脏器、网膜包裹局限化,又可分为游离性积液和局限性积液。

二、临床表现

临床症状根据积液量多少、积液性质和是否合并继发感染而不同。胸腔积液积液量较少的患者无明显症状,若积液较多可出现呼吸急促、呼吸困难,严重者可出现呼吸衰竭。同时因胸腔积液压迫可导致肺不张、肺部感染,患者可出现咳嗽、咳痰、高热等表现。

腹水量少且无感染的单纯漏出性积液患者一般症状较轻,不易发觉,可自行吸收。腹水量较多者可表现为局部胀痛不适,若腹水性质为胆汁可刺激局部腹膜表现为局部疼痛,伴有压痛、反跳痛等腹膜炎表现,合并感染者可继发脓肿形成,出现白细胞升高、发热、寒战等全身性炎症症状。另外,部分患者因膈下胆汁聚集感染还可引起局部结缔组织增生,瘢痕收缩压迫胆道导致术后胆道狭窄。

三、诊断

积液合并感染者血常规可出现白细胞、中性粒细胞比例升高。超声和腹部 CT 对腹水、胸腔积液敏感性高(图 18-8),且超声和 CT 均可完成引导下穿刺引流协助诊断。对积液进行常规生化检测,可明确积液性质。对积液胆红素检测对比血液胆红素水平可判断是否合并胆瘘。对积液进行培养可明确病原学,并结合药敏结果指导治疗。对积液进行肿瘤学细胞涂片检测可了解是否存在胆囊癌腹腔转移播散。

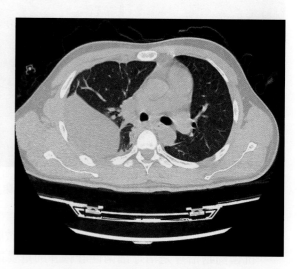

图 18-8　胸腔积液 CT 检查图像

四、治疗及预防

如为反应性右侧胸腔积液,超声检查液面至横膈的距离,当距离 <4cm 时可不做处理,一般可自行吸收;当距离超过 4cm,应行超声引导下胸腔穿刺抽液,积液较多者可留置引流管引流。穿刺液可做细菌培养、药物敏感实验及癌细胞学检查。合并低蛋白血症患者需补充白蛋白并适当利尿,合并感染者则需加用抗感染治疗。

预防术后胸腔积液的方法:对于开胸患者,在关胸前应反复冲洗胸腔,引流管放置在下胸部,约在第 7 肋间引出。在拔管前应复查胸部 X 线片或超声明确无积液残留后再行拔除,若术后引流量多可延迟拔管。拔管时需严格消毒,避免继发感染。拔除引流管后若有少量积液可不做特殊处理,待其自行吸收;对积液量较大且伴有明显症状的患者,应行超声引导下穿刺抽液,必要时再次置管。

合并腹水的患者,若腹水量小、临床症状轻微,可予观察。对于腹水量较多并有感染的患者,应及时引流,并针对其病因做相应处理。一般推荐在超声引导下穿刺引流,根据积液的性状选择不同大小的导管,放置于适当的位置便于引流。若形成积脓并充分包裹,可考虑经引流管进行局部脓腔冲洗,并对引流液进行培养,并加用抗感染治疗及支持治疗。若腹水性质为胆汁,患者长期引流量无明显减少,则需考虑通过经皮肝穿刺胆道引流术(PTCD)或内镜下鼻胆管引流术(ENBD)来降低胆道压力、促进胆瘘愈合。此外,还应对造成积液的原发情况进行对应处理,并加用补充白蛋白、利尿、维持水电解质平衡等全身支持治疗。

腹水的预防主要是在于手术操作仔细,止血彻底。若创面较大,估计渗液较多时应留置腹腔引流管,引流管另戳孔引出,固定线不宜结扎过紧以免导致引流不畅。

第十一节　急性呼吸窘迫综合征

急性呼吸窘迫综合征(acute respiratory distress syndrome,ARDS)是由多种肺内或肺外因素造成肺泡-毛细血管损伤形成的高通透性肺水肿,引起弥漫性肺泡损伤(如水肿、炎症、透明膜、肺泡不张或出血),最终导致急性低氧呼吸功能不全或衰竭。其临床特点是进行性低氧血症和呼吸窘迫,影像学表现为非均一性渗出性病变,病死率高达 27%~45%。病理生理特征为肺容积减少、肺顺应性降低、严重的通气血流比例失调。胆囊癌患者发病年龄常超过 50 岁,术前常伴有营养不良、黄疸、腹水等,加之手术创伤大及术后长期卧床并发肺部感染等不利因素,导致部分患者术后发生 ARDS。本节内容从胆囊癌根治术后并发 ARDS 的病理生理机制、诊断与治疗及预后评估等几方面阐述,以期为胆囊癌患者围手术期管理提供一定指导。

一、病因及发病机制

（一）病因

1. **术前**　术前因素主要包括营养不良、肝功能异常及胸腔积液、腹水形成。晚期胆囊癌患者就诊时往往合并营养不良、低蛋白血症及腹水形成，从而引起腹内压升高、膈肌上移；同时在此基础上造成横膈功能障碍，引起早期小气道闭合、肺不张及气道炎症。诸多因素最终导致肺通气功能下降、通气血流比例失调。

2. **术中**　①肝门阻断引起组织缺血缺氧：胆囊癌根治术或扩大根治术往往需要部分肝切除，术中因肝脏血流阻断导致机体回心血量骤减，动脉血压下降，加重组织缺血缺氧，机体可能产生大量乳酸，导致酸中毒并诱发肠源性内毒素血症。肝脏血流开放后，大量酸性代谢产物、炎症介质、内毒素等进入血液循环，从而造成全身多器官组织损害。在肺部表现为肺毛细血管内膜受损、血管舒缩功能和结构改变、肺泡表面活性物质减少，并出现乏氧性肺血管收缩机制抑制等，造成机体早期换气功能障碍及通气血流比例失调。②大量出血及液体灌注直接引起肺损伤：术中出现难以控制出血合并低血压，大量液体复苏及肝血流开放后炎性介质释放入血导致再灌注综合征出现，可能引起内皮系统的损伤，以及肺水肿的发生。另外，大量输血可导致输血相关性急性肺损伤（transfusion-related acute lung injury，TRALI），为输血反应常见的致死原因之一，表现为输血 6 小时内出现的低氧血症和非心源性肺水肿。一般 24 小时内红细胞悬液输注 >5U，可显著增加 ARDS 的发病率，红细胞悬液每多输注 1U，ARDS 的发病率升高 60%。

3. **术后**　①误吸：术后脱机拔管时、拔除胃管时或胃潴留等各种原因引起恶心、呕吐等，都可能导致误吸而引起肺部感染，若控制不佳并进行性加重，则有可能进展为肺水肿及 ARDS。②液体管理不当：术后液体输入过量，过度的液体正平衡引起肺水肿，成为 ARDS 的始动因子。③高氧肺损伤：氧气被广泛应用于治疗各种疾病引起的低氧血症，其能有效提高血氧分压，从而满足各组织器官对氧的需求，然而长时间高浓度氧吸入可能引起氧中毒，最易引起肺组织结构和功能异常。④机械通气性肺损伤：机械通气是重症支持治疗的一种重要方法，然而，不适当的机械通气模式也可能造成急性肺损伤。过高的吸气峰压或高潮气量可以对气管支气管树的结构造成直接破坏，引起肺泡表面活性物质缺乏，触发炎性因子瀑布反应，最终引起肺细支气管上皮损伤及大部分肺泡塌陷。机械通气性肺损伤常与高氧肺损伤合并存在。⑤胆胰瘘：胆囊癌根治术或扩大根治术后并发胆瘘、胰瘘，引起腹腔感染、脓毒血症，易发展为 ARDS。研究表明，与肺部感染相比，腹腔感染合并脓毒血症导致的 ARDS 发生率更高，高达 40%。⑥肺部本身感染：恶性肿瘤患者免疫球蛋白水平和细胞免疫反应能力均降低、肺顺应性和弥散能力降低，同时呼吸肌力减弱，导致具有清除痰液作用的深吸气和咳嗽能力降低，致使功能残气量减少；加之腹壁伤口疼痛对呼吸功能的影响，肺部感染发生率增加，进而引起 SIRS，病情进展后可发生 ARDS。此外，部分患者合并长期吸烟史与慢性阻塞性肺疾病，其肺功能较正常人显著减低（主要是弥散能力下降），术后肺部分泌物不易排出，细菌感染机会相对增加。

（二）发病机制

尽管胆囊癌患者术后出现 ARDS 的病因各异，但发病机制相似，且往往为多种病因联动作用。其病理生理基础为上述各种原因导致的 SIRS，肺泡毛细血管膜损伤和通透性增加，液体积聚于肺泡和间质间隙，引起通气血流比例失调，最终导致难以纠正的低氧血症。肝切除术容易引起大出血，术中需行肝门血流阻断，肝脏缺血再灌注损伤及肠道细菌内毒素释放和移位可引起大量炎症介质释放，在此基础上若合并大量输血、腹腔感染、胃内容物吸入等诱发因素，则 ARDS 的发生率大大增加。诸多直接或间接肺损伤因素激活炎性细胞，如中性粒细胞、花生四烯酸代谢产物及其他炎症介质在内皮细胞表面黏附，诱导内皮细胞损伤，促使机体出现代偿性抗炎症反应综合征（compensatory anti-inflammatory response syndrome，CARS）。CARS 和 SIRS 是炎症反应对立统一的两个方面，在炎症反应发展过程中，一旦二者平衡被打破，将进展为 SIRS，后者导致内环境失衡，进一步引起 ARDS 的发生发展。SIRS 和 ARDS 彼此间错综复杂，互为影响。ARDS 并不是细菌、毒素等直接损害的结果，而是机体炎症反应失控导致自身破坏性反应的结果，实际上是 SIRS 和多器官功能障碍综合征（multiple organ dysfunction syndrome，MODS）在器官水平的表现。

二、临床表现

(一)症状

ARDS 多于胆囊癌术后 5 天内发生,约半数发生于 24 小时内。最早出现的症状是呼吸加快,并呈进行性加重的呼吸困难、发绀,常伴有烦躁、焦虑、出汗等。呼吸加快、呼吸窘迫是 ARDS 的主要临床表现。在 ARDS 起病 1~2 天内发生,呼吸频率 >20 次/min,并逐渐进行性加快,可达到 30~50 次/min,危重者可达 60 次/min,呈现呼吸窘迫症状,进而出现缺氧症状,表现为烦躁不安、心悸等,常规鼻导管吸氧等氧疗无法缓解症状;后期多伴有肺部感染,出现发热、咳痰、畏寒等症状。

(二)体征

ARDS 初期除呼吸频率增快外无明显的呼吸系统体征,随着疾病进展可出现唇及指甲发绀表现,肺部听诊可闻及干啰音、哮鸣音,后期可出现肺实变体征,如呼吸音减低或湿啰音等。

(三)实验室检查

常规实验室检查无特异性,重要的特征为顽固性低氧血症。血气分析提示动脉血氧分压(arterial partial pressure of oxygen,PaO_2)低,吸氧浓度 >50% 时,$PaO_2<60mmHg$,肺泡-动脉血氧分压差(alveolar-artery oxygen partial pressure gradient,$P_{A-a}O_2$)显著增加,高于 35~45mmHg;根据血气分析计算出的氧合指数(oxygenation index,PaO_2/FiO_2)明显下降。PaO_2 可正常或降低,至 ARDS 晚期常合并代谢性酸中毒等。

(四)影像学检查

1. **胸部 X 线**　胸片为首选检查方法。发病 12~24 小时内胸片可出现异常,表现为肺纹理加重并见边缘模糊或小斑片状影,较早期肺外带病变比内带严重。发病后 1~3 天,肺部可出现斑片状和大片状融合病变,病变严重时看不见含气肺,呈白肺表现。病变广泛常合并感染,可出现空洞、团块、肺叶及肺段阴影。

2. **超声检查**　在正常情况下,超声难以显示正常肺内结构,只有在周边肺组织或胸膜有病变时才能显示。发生急性肺损伤(acute lung injury,ALI)/ARDS 时,肺毛细血管内皮细胞和肺泡Ⅱ型细胞受损,引起肺间质和肺泡水肿、充血;肺表面活性物质减少,导致小气道陷闭、肺泡塌陷不张,肺顺应性降低,功能残气量减少。因此,ALI/ARDS 改变了肺内原有的生理状态,使肺组织内液体量明显增加,超声检查可表现为典型的彗星尾征、实变及胸腔积液,且阳性检出率为 100%。

3. **胸部 CT 检查**　CT 有助于发现胸片所不能显示的异常,在 ARDS 早期为磨玻璃样阴影与实变阴影,有时可有网状阴影重叠,肺内阴影从腹侧向背侧逐渐加重。病变恢复期部分病例出现少量胸腔积液,考虑为反应性渗出可能。

4. **呼吸功能检查**　每分通气量明显增加(>20L/min);肺静态顺应性可降至 15~40ml/cmH_2O,功能残气量显著下降,肺动静脉分流增加。

5. **血流动力学监测**　血流动力学监测对 ARDS 的诊断和治疗具有重要意义。肺动脉楔压正常或降低(<18mmHg),但合并左心功能不全或应用呼气末正压时,可影响其结果。肺动脉楔压有助于与心源性肺水肿鉴别,指导液体治疗。

三、诊断标准

对于 ARDS 的诊断,1994 年欧美联席会议(American-European Consensus Conference,AECC)提出以下标准,简单易记,方便临床应用,该标准得到全世界广泛认可。

1. 急性起病。
2. 氧合指数(PaO_2/FiO_2)≤200(不管呼气末正压水平)。
3. 胸部 X 线显示双肺均有斑片状阴影。
4. 肺动脉楔压升高,或无左心房压力增高的临床证据。

2011 年在德国柏林,由欧洲危重症协会成立了全球性专家小组,主持修订了 ARDS 诊断标准(称 ARDS 柏林标准),正式发表在 2012 年的《美国医学会杂志》(JAMA)上,随后又对其修订方法进行了解释,并补充了一些资料。

ARDS 柏林标准包括急性起病、低氧血症程度、肺水肿来源和影像学表现四个方面（表 18-7）。与既往的 AECC 标准比较,明确了急性起病是指在一周内出现或加重的呼吸系统症状,ARDS 可以合并存在心功能不全。同时依据改良的氧合指数将 ARDS 进行轻、中、重度分层诊断,不再保留急性肺损伤的概念,有利于早期发现 ARDS,进行早期诊断和早期干预。

表 18-7　ARDS 柏林诊断标准（2011）

柏林标准	ARDS		
	轻度	中度	重度
起病时间	一周内急性起病的一致损伤或新发的呼吸系统症状		
肺水肿来源	不能用心功能不全或液体过负荷解释的呼吸衰竭 **		
X 线胸片	双肺浸润影 *	双肺浸润影 *	至少累及 3 个象限的肺浸润影 *
低氧血症	P/F 为 201~300,且 PEEP≥5cmH₂O	P/F≤200,且 PEEP≥5cmH₂O	P/F≤100,且 PEEP≥5cmH₂O
其他生理紊乱	无	无	$V_{E\,Coor}$>10L/min 或 C_{RS}<40ml/cmH₂O

注:* 通过专业影像学培训,不能被胸腔积液、结节、肿块、肺叶塌陷所完全解释;** 如果没有危险因素,需要客观指标的评估;$V_{E\,Coor}$=VE×PaO₂/40;V_E.呼出潮气量;C_{RS}.呼吸系统顺应性;P/F=PaO₂/FiO₂;PEEP.positive end expiratory pressure,呼气末正压通气。

四、治疗

ARDS 的主要治疗措施包括原发病的治疗、呼吸支持治疗及液体管理等。

（一）原发病的治疗

原发病的治疗是 ARDS 治疗的首要原则和基础。ARDS 是由多种病因导致的临床综合征,在积极支持治疗的基础上,原发病的治疗及转归往往决定患者最终的预后。因此,针对导致 ARDS 的原发疾病进行有效的治疗至关重要,同时,应积极控制感染（包括有效清创、感染灶充分引流、抗生素合理应用等）,早期纠正休克、改善循环,遏制感染诱导的全身失控性炎症反应。

（二）呼吸支持治疗

1. 氧疗　目的是改善低氧血症,使 PaO₂ 达到 60~80mmHg,但吸入氧浓度尽可能 <60%。根据低氧血症改善的程度和治疗反应调整氧疗方式,首先应用鼻导管,当需要较高吸气浓度时可采用调节氧浓度的文丘里面罩或带储氧袋的非重吸式氧气面罩。大多数 ARDS 常规氧疗无法纠正缺氧症状,机械通气仍是最主要的呼吸支持手段。

2. 无创机械通气　当患者神志清楚、血流动力学稳定,并能够得到严密监测和随时行气管插管时可尝试无创机械通气治疗（noninvasive mechanical ventilation,NIMV）。需要注意的是,当 ARDS 患者存在休克、严重低氧血症和代谢性酸中毒时,常常预示 NIMV 治疗失败。因此,NIMV 期间需要严密监测,观察 1~2 小时后如病情不能缓解,迅速转为有创通气。免疫功能低下的患者早期可首先试用该通气策略,以避免呼吸机相关肺炎的发生及改善预后。

高流量氧疗在轻度 ARDS 患者的应用逐渐引起重视。近期多项研究显示,高流量氧疗简便易行,与无创通气和常规氧疗比较,可降低无创通气相关并发症,同样改善低氧血症、改善高碳酸血症,可降低病情稍重 ARDS 患者气管插管率、90 天病死率,但仍然需要更多的临床研究证实。

3. 有创机械通气

（1）选择时机:机械通气的目的是提供充分的通气和氧合,以支持器官功能。当患者经高浓度吸氧仍不能改善低氧血症时,应及时气管插管进行有创机械通气。

（2）肺保护性通气:小潮气量通气是 ARDS 病理生理结果的要求。潮气量设置为 6ml/kg 左右,在实施肺保护性通气策略时,限制气道平台压比限制潮气量更为重要（气道平台压 <30cmH₂O）。部分重症 ARDS 患者可能需要更小的潮气量,实施超级肺保护性通气策略。对于设定 6ml/kg 小潮气量的患者,若平台压在 28cmH₂O 以上,需要进一步降低潮气量,以减缓肺损伤。ARDS 患者降低潮气量的同时,不可

避免地导致肺泡通气量下降,当肺泡通气量下降不能通过增加呼吸频率代偿时,就会出现高碳酸血症。"允许性高碳酸血症"是小潮气量保护性通气不良反应之一。目前通过体外二氧化碳清除(extracorporeal CO_2 removal,$ECCO_2R$)技术可以部分克服"超级肺保护性通气"(潮气量(tidal volume,Vt)3~4ml/kg)导致的高碳酸血症。临床可通过动静脉(无泵)或静静脉低流量二氧化碳清除系统实现二氧化碳清除。

(3)呼气末正压通气(positive end-expiratory pressure,PEEP)的选择:ARDS 广泛肺泡塌陷不但可导致顽固性低氧血症,而且部分复张的肺泡周期性塌陷开放而产生的剪切力会加重呼吸机相关肺损伤。应用适当水平的 PEEP 可充分复张塌陷的肺泡,还能改善低氧血症,同时避免剪切力。但 PEEP 可增加胸内正压,减少回心血量,从而降低心排血量,并有加重肺损伤的潜在危险。因此在应用 PEEP 时应注意:①对血容量不足的患者,应当补充足够的血容量以代偿回心血量的不足,同时不能过量,以免加重肺水肿;②从低水平开始,先用 5cmH₂O,逐渐增加至合适的水平,争取维持 PaO_2>60mmHg 而 FiO_2<60%。最佳 PEEP 的设置目前仍有争议,一般使用 5~15cmH₂O。

(4)肺复张:充分复张 ARDS 塌陷的肺泡是纠正低氧血症和保证呼气末正压效应的重要手段。ARDS 患者在高 PEEP 和 FiO_2 的情况下仍然有低氧血症,则进行肺复张通气。一般来说,胆囊癌术后早期的 ARDS 肺可复张性高。对于胆囊癌术后的 ARDS 患者,肺复张及高 PEEP 可获益。通过复张塌陷肺泡可改善肺内分流及低氧血症。

常用的复张手法有控制性肺膨胀、PEEP 递增法及压力控制法(PVC 法)。其中,实施控制性肺膨胀采用恒压通气方式,设置吸气压为 30~40cmH₂O,持续时间 30~40 秒。

CT 仍是目前评价肺可复张性的金标准,一般可复张肺组织超过 10% 为高可复张性。其中氧合法临床操作简单,肺复张后氧合明显改善,提示患者肺可复张性较高。此外,床旁还可以通过 PV 曲线、超声、功能残气量(functional residual capacity,FRC)或氧合法进行评估。

肺复张的不良反应包括人机不同步、低血压、低血氧饱和度和气胸,在临床实施过程中需要密切监测。肺复张后使用恰当的 PEEP 避免去复张是 ARDS 肺保护性通气策略的重要内容,也是维持氧合的重要手段。临床常用的设置 PEEP 的方法包括 ARDSnet 的 $PEEP/FiO_2$ 表法、最大肺顺应性法、最大氧合法、肺牵张指数法、食道压法、跨肺压法、Express 法和超声监测法等。目前研究显示,根据氧合法进行 PEEP 的床边滴定与肺可复张性相关性最佳,以血氧饱和度代替氧合是临床简便易行的 PEEP 滴定措施,将血氧饱和度维持在 88%~92% 与将血氧饱和度维持在 95% 以上相比,维持在 88%~92% 对于机械通气的患者是安全的,且不增加器官功能衰竭发生率,对患者预后也没有显著影响。

(5)半卧位:ARDS 合并呼吸机相关性肺炎(ventilator-associated pneumonia,VAP)会导致肺损伤进一步恶化,除非有体位改变的禁忌证,机械通气者均应保持半卧位(30°~45°),以降低机械通气时 VAP 的发生。

(6)俯卧位通气:俯卧位通过体位改变改善肺组织压力梯度,明显减少背侧肺泡的过度膨胀和肺泡反复塌陷 - 复张、改善局部肺顺应性和肺均一性、改善氧合,并可能减少肺复张的压力和 PEEP 水平,降低应力和应变,避免或减轻 VAP。当氧合指数 <100 时,可考虑俯卧位通气。对于严重低氧血症(PaO_2/FiO_2<150mmHg,FiO_2≥60%,PEEP≥5cmH₂O)的 ARDS 患者,早期长时间俯卧位治疗能显著降低病死率。

(7)体外膜氧合器(extracorporeal membrane oxygenerator,ECMO):ECMO 可在肺外进行气体交换,减轻肺负担,有利于肺功能恢复。在保护性通气基础上,充分肺复张等措施仍然无效的重症 ARDS 患者,若病因可逆应尽早考虑 ECMO,病因可逆的早期重症 ARDS 患者通过 ECMO 治疗可改善预后。

(三)液体管理

胆囊癌术后患者常因禁食水而需要全肠外营养,故必须保证必要的营养和液体输入。然而术后发生 ARDS 的患者,为减轻肺水肿,应合理限制液体入量,以可允许的较低循环量来维持有效循环,保持肺脏相对"干"的状态。在血压稳定和保证组织器官灌注前提下,液体出入量宜保持轻度负平衡,可使用利尿药促进水肿的消退。通过积极的液体管理,改善 ARDS 患者的肺水肿具有重要的临床意义。

关于补液性质尚存在争议,由于毛细血管通透性增加,胶体物质可渗至肺间质,所以在 ARDS 早期,除非有低蛋白血症,不宜输注胶体液,对于合并低蛋白血症者,在补充白蛋白等胶体液同时联合应用利尿药有助于实现液体负平衡。

五、预后

高龄、多脏器功能不全、损伤脏器多、低氧血症、低蛋白血症的胆囊癌患者更容易发生 ARDS。加强此类高危患者的围手术期管理可降低术后 ARDS 的发生,减少死亡率。根据柏林诊断标准,轻度 ARDS 患者病死率为 10%,中度为 32%,重度 ARDS 病死率高达 62%,接受机械通气的中位时间随着病情严重程度而逐渐延长(分别为 5 天、7 天和 9 天)。采用诊断 ARDS 24 小时后的 FiO_2 和氧合指数进行再次评估有利于预后的判断。ARDS 患者存在明显的不均一性,不同 ARDS 患者对治疗的反应不同,ARDS 治疗 24 小时后氧合情况对患者的预后具有良好的预测价值(图 18-9)。因此,ARDS 患者 24 小时内对治疗的反应直接与预后相关。

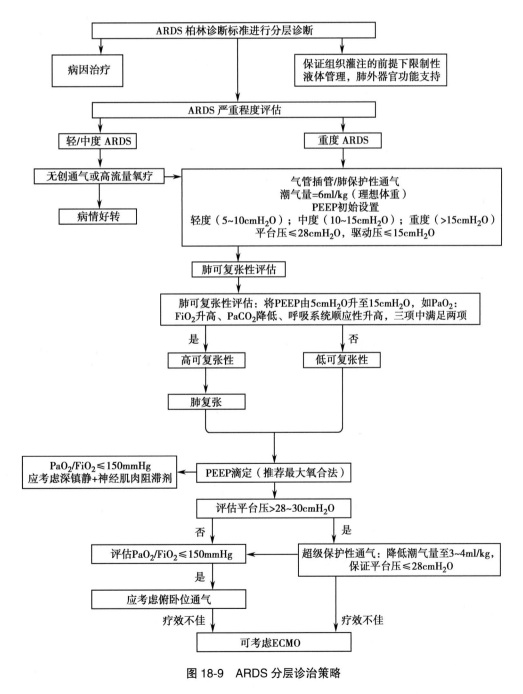

图 18-9　ARDS 分层诊治策略

第十二节　多器官功能障碍综合征

多器官功能障碍综合征(multiple organ dysfunction syndrome,MODS)是指机体受到严重感染、创伤、休克、烧伤等打击后,同时或序贯出现两个或两个以上器官和/或系统功能障碍的临床综合征。如其病情加重,可发展为多器官功能衰竭(MOF)。流行病学资料显示,MODS 的死亡率为 62.5%~85%,远远高于单个脏器功能障碍的死亡率。其中两个脏器功能障碍的平均死亡率为 59%;三个脏器功能障碍的平均死亡率为 75%;四个或四个以上脏器功能障碍的平均死亡率为 100%。

腹部外科疾病并发 MODS 系由感染和非感染性因素诱发 SIRS 所引起。胆囊癌根治术或扩大根治术因有无合并肝脏切除、淋巴结清扫及胆胰瘘等因素,术后 MODS 发生概率不同。

一、病因及发病机制

(一)病因

胆囊癌一经诊断,往往病程较晚,且合并梗阻性黄疸,对肝功能、肾功能及心功能可造成不同程度的损害。胆囊癌 T 分期越高,根治切除术要求的切除范围越广,往往需合并联合脏器切除、肝十二指肠韧带骨骼化、血管重建、淋巴结清扫及肝管空肠吻合术,手术时间及麻醉时间也相对延长。诸多因素成为胆囊癌患者根治术后并发 MODS 的重要病理基础。胆囊癌根治术或扩大根治术后并发胆胰瘘,一旦引流不畅,往往合并腹腔感染,极易启动 SIRS,进一步恶化形成 MODS。

(二)发病机制

MODS 的发病机制复杂,近 20 年来对 MODS 的认识逐步提高,主要基于以下学说。

1. 炎症反应学说　正常情况下,炎症反应是机体对病原微生物的清除和损伤组织的修复,具有保护性作用。当炎症反应异常放大或失控时,炎症反应对机体的作用从保护性转变为损害性,导致自身组织细胞死亡和器官衰竭。机体受细菌、毒素、损伤刺激后,不仅释放炎症介质引起 SIRS,同时释放大量内源性抗炎介质,从而发生 CARS。SIRS 和 CARS 如果保持平衡,则内环境得以维持,不会引起器官功能损伤。若 SIRS 和 CARS 失衡,将引起内环境失去稳定性,后果使炎症反应失控,使其由保护性作用转变为自身破坏性作用,在体内形成"瀑布效应"样的连锁反应,从而加重组织细胞的损伤。不但损伤局部组织,同时打击远隔器官,导致 MODS 的发生。

2. 缺血再灌注损伤和自由基学说　器官缺血再灌注损伤见于严重创伤、低血容量性休克及缺血时间较长、延迟复苏的患者。缺血再灌注损伤诱发 MODS 可能机制是:缺血再灌注过程中产生的大量氧自由基、缺血时细胞膜上磷脂酶 A_2 激活的花生四烯酸代谢产物和吞噬细胞产生的肿瘤坏死因子(tumor necrosis factor,TNF)、血小板活化因子(platelet activating factor,PAF)等炎性介质均有趋化作用,将中性粒细胞吸引至缺血部位,黏附于血管内皮,激活并释放内容物,引起血管内皮细胞损伤,继而引起微血栓形成和出血、水肿。中性粒细胞与内皮细胞相互作用逐级放大,使体内发生广泛的炎症激活,引起组织损伤。此外,休克和缺血再灌注损伤还能削弱局部屏障和全身防御功能,诱发感染,尤其是内源性感染,进而发展为脓毒症和 MODS。一个器官缺血再灌注损伤可引起其他远隔器官损伤,如肠缺血再灌注损伤,可伴有肝和肺的损伤,这是由于肠缺血再灌注过程中产生的炎症介质,使激活循环中的中性粒细胞积聚在肝和肺,并通过其释放酶、毒性氧自由基等,引起肝和肺损伤。

3. 肠道细菌/毒素移位学说　肠道是机体最大的细菌及内毒素储存库。正常情况下,肠黏膜上皮是主要的局部防御屏障,具有防止肠腔内细菌和内毒素进入血液循环的作用。在感染、创伤或休克等多种病因发生时均可造成肠黏膜的机械屏障结构和功能受损,其发生机制主要有:①缺氧、失血性休克等危重病应激状态下,肠道血流减少,小肠绒毛被破坏,ATP 水平的减低,增加了肠黏膜对大分子的渗透性。②炎症介质、氧自由基、一氧化氮产生增多,均可导致肠黏膜细胞损伤,增加通透性,肠黏膜屏障破坏,使大量细菌和毒素可通过门静脉进入血液循环和淋巴系统,导致细菌移位。③禁食或胃肠道疾病状态下的肠黏膜萎缩或炎症病变。研究也证实,损伤与感染等可能使肠道发生功能失调,肠道细菌/内毒素移位,使大量细菌和内毒素进入血液循环和淋巴系统,继而激活炎性细胞释放多种炎症介质,启动 SIRS,从而参与MODS 的发生。

二、病理生理

MODS 病理过程的特点有:①继发性,发病前器官功能良好,受损器官往往继发于同一原发病;②序贯性,多由一个器官开始,随着病情进展,所发生的器官功能障碍呈"多米诺骨牌效应",序贯性出现器官功能障碍或衰竭;③功能障碍的器官往往不是原发因素直接损伤的器官,而是远隔器官;④MODS 的功能障碍与病理损害在程度上不一致,病理变化没有特异性。其常见器官的病理变化有以下几个方面。

(一) 肺脏的变化

MODS 时肺脏往往是最先受累的器官,肺部主要的病理变化为急性炎症导致肺呼吸膜损伤,出现急性呼吸窘迫综合征(ARDS)。ARDS 发生的机制为:①肺脏是全身静脉血液回流的主要滤器,又是一个重要的代谢器官。全身组织中引流出许多代谢产物都要经过肺脏,在这里被吞噬、灭活和转换,甚至被阻留在肺脏。②血中活化的中性粒细胞也都要经过肺脏的小血管,在此可与内皮细胞黏附,黏附的颗粒细胞和肺泡巨噬细胞释放活性氧和溶酶体酶及其他炎症介质。③肺脏富含巨噬细胞。SIRS 时可被激活,在促炎介质的作用下释放出细胞因子,引起炎症反应。

(二) 肾功能的变化

肾功能障碍时主要表现为急性肾衰竭。临床表现为少尿、无尿、高钾血症、代谢性酸中毒和氮质血症。多发生在致病因子侵袭一周左右,病理变化多为急性肾小管坏死(acute renal tubular necrosis,ATN)。发生急性肾功能障碍标志着 MODS 患者预后较差。

(三) 心功能的变化

心功能障碍的发生主要是由于高代谢、高心排血量增加了心脏的负担。心肌和其他组织一样摄取氧能力降低,心肌细胞缺氧,导致心肌收缩功能的降低。炎症反应释放的炎症介质损伤心肌细胞可引起心功能障碍。此外,临床还可表现各种心律失常的发生。

(四) 脑功能的变化

早期由于血液循环重新分布和脑循环自身调节,保证了脑的血液供应,因而患者神志清醒,除了因应激引起烦躁不安外,没有明显的脑功能障碍表现。后期随着病情发展,脑循环严重障碍,脑组织严重缺血缺氧、能量衰竭,以及有害代谢产物的积聚,细胞内、外离子转运紊乱,导致一系列脑神经功能损害。

(五) 肠道功能的变化

应激时血液重新分布,腹腔内血管收缩,可导致胃肠道血流量大为减少。胃肠道缺血缺氧、淤血,导致肠黏膜糜烂,形成应激性溃疡。此外,患者可有腹胀、肠麻痹等表现。

(六) 肝功能的变化

肝功能障碍主要表现为黄疸和肝功能不全,由创伤和全身感染引起者多见。原因:①肝库普弗细胞活化,产生炎症介质,引起中性粒细胞黏附和微血栓形成,从而导致微循环障碍;②肝库普弗细胞活化分泌 TNF,产生一氧化氮(nitric oxide,NO),释放氧自由基,可直接损伤邻近细胞。此外,肝脏的嘌呤氧化酶含量增多,容易发生缺血再灌注损伤。

(七) 凝血 - 纤溶系统功能的变化

出现凝血 - 抗凝平衡紊乱。开始时血液高凝,通常不易察觉而造成漏诊;后期由于凝血因子的大量消耗,继发性纤溶亢进的发生,部分患者有 DIC 形成,以及较为明显或难以纠正的出血。

(八) 免疫系统功能紊乱

一方面,作为免疫系统的重要调节细胞 T 细胞功能失调,炎症介质向抗炎反应漂移,致炎因子减少,抗炎因子增多;另一方面,表现为免疫麻痹,即细胞凋亡与免疫无反应性,T 细胞对特异性抗原刺激不发生反应性增殖或分泌细胞因子。因此,其免疫特征主要为丧失迟发性过敏反应、清除病原体无力、易发生医源性感染。MODS 患者血浆补体水平有明显变化,主要表现为血清补体片段 C4a 和 C3a 升高,而C5a 降低。

三、特征

(一)临床特征

MODS 患者发病前器官功能良好,发病中伴应激、SIRS,发病 24 小时后出现序贯器官功能障碍或衰竭;衰竭的器官往往不是原发因素直接损伤的器官,而是远隔器官。从最初打击到远隔器官功能障碍,常有一定的时间间隔,通常在原发病发生 24 小时后出现;存在机体持续高代谢状态和能源利用障碍的氧供需矛盾;MODS 与休克和感染的关系密切,胆囊癌根治术后因各种原因导致休克、感染是发生 MODS 的主要致病原因。

(二)临床表现

1. 心血管系统的表现　在病程的早、中期,患者会出现"高排低阻"的高动力型循环状态。心排血量可达 10L/min 以上,外周血管阻力降低,因此造成的休克需要用升压药来维持血压。此类患者往往存在心功能损害。

2. 高代谢状态　在全身感染的状态下,机体则通过分解蛋白质获得能量,此时糖的利用受到限制,补充外源性营养物质并不能有效地阻止自身消耗,最终导致组织器官结构和功能障碍及神经调节功能紊乱。

3. 组织细胞缺氧　高代谢和循环功能紊乱往往造成氧供和氧需不匹配,因此使机体组织细胞处于缺氧状态,临床上主要表现是病理性氧供依赖和乳酸酸中毒。

MODS 临床表现的个体差异很大,一般情况下,MODS 病程为 14~21 天,并经历 4 个阶段。每个阶段都有其典型的临床特征(表 18-8),且发展速度极快,患者可能死于 MODS 的任何一个阶段。

表 18-8　MODS 的临床分期特征

	第 1 阶段	第 2 阶段	第 3 阶段	第 4 阶段
一般情况	正常或轻度烦躁	急性病容,烦躁	一般情况差	濒死感
循环系统	容量需要增加	高动力状态,容量依赖	休克,心排血量下降,水肿	血管活性药物维持血压,水肿,SvO$_2$ 下降
呼吸系统	轻度呼吸性碱中毒	呼吸急促,呼吸性碱中毒,低氧血症	严重低氧血症,ARDS	高碳酸血症,气压伤
肾	少尿,利尿药反应差	肌酐清除率下降,轻度氮质血症	氮质血症,有血液透析指征	少尿,血液透析时循环不稳定
胃肠道	胃肠积气	不能耐受食物	肠梗阻,应激性溃疡	腹泻,缺血性肠炎
肝	正常或轻度胆汁淤积	高胆红素血症,PT 延长	临床黄疸	转氨酶升高,严重黄疸
代谢	高血糖,胰岛素需要量增加	高分解代谢	代谢性酸中毒,高血糖	骨骼肌萎缩,乳酸酸中毒
中枢神经系统	意识模糊	嗜睡	昏迷	昏迷
血液系统	正常或轻度异常	血小板降低,白细胞增多或减少	凝血功能异常	不能纠正的凝血障碍

注:SvO$_2$.oxygen saturation in venous blood,静脉血氧饱和度;ARDS. 急性呼吸窘迫综合征;PT. 凝血酶原时间。

四、诊断

目前 MODS 的诊断标准仍不统一,其诊断标准正经历着不断地修订和完善。

(一)修订的 Fry-MODS 诊断标准

1980 年 Fry 第一个提出了 MODS 诊断标准,仅涉及四个系统(呼吸、肾、肝和胃肠)。目前 Fry-MODS 仍然是公认的,在 1997 年结合国际常用的评判标准提出了修订的 Fry-MODS 诊断标准(表 18-9)。

表 18-9　修订的 Fry-MODS 的诊断标准

系统或器官	诊断标准
循环系统	收缩压 <90mmHg（1mmHg=0.133kPa），并持续 1h 以上，或需要药物支撑才能稳定
呼吸系统	急性起病，氧合指数≤200mmHg（无论是否应用呼气末正压通气），X 线正位片见双侧肺浸润，肺动脉楔压≤18mmHg，或无左心房压力升高的证据
肾	血肌酐 >2mg/dl，伴多尿或少尿，或需要血液净化治疗
肝	血胆红素 >2mg/dl，并伴有转氨酶升高大于正常值的 2 倍，或出现肝性脑病
胃肠	上消化道出血，24h 出血量 >400ml，或胃肠蠕动消失不能耐受食物，或出现消化道坏死或穿孔
血液	血小板 <50×10^9/L 或降低 25%，或出现 DIC
代谢	不能为机体提供所需的能量，糖耐量降低，需要用胰岛素；或出现骨骼肌萎缩、肌无力等表现
中枢神经系统	GCS 评分 <7 分

注：DIC. 弥散性血管内凝血；GCS. 格拉斯哥昏迷量表。

（二）感染相关的器官功能衰竭评分

采用脓毒症相关性器官功能衰竭评价（sepsis-related organ failure assessment，SOFA）评分，又称序贯器官衰竭评估。用于描述与感染相关 MODS 的发生、发展，评价发病率，也可以预测预后。还可以采用 Marshall 评分标准来评价 MODS 的严重程度。

五、防治原则

（一）早期复苏，防止缺血再灌注损伤

由于在休克及复苏过程中缺血再灌注损伤是不可避免的，也是导致后续病程中发生脓毒症和 MODS 的重要诱因之一，因此及时补充血容量，保持有效循环血量尤为重要。

1. 复苏时机选择　对于脓毒症休克患者，早期（发病 6 小时内）要充分复苏，首选晶体液进行复苏；以输晶体液≥1 000ml 开始，在低血压和 / 或血乳酸 >4mmol/L 时，应输注至少 30ml/kg 晶体液，部分患者可能需要更大量更快速地补液；在液体复苏中可进行容量负荷实验，并可通过检测动脉压、心率、每搏量变异度（stroke volume variation，SVV）、心输出量（cardiac output，CO），脉压的变化指导补液；在复苏中可加用白蛋白；低血压在初始复苏治疗无反应时，使用血管活性药物维持平均动脉压（MAP）≥65mmHg；液体复苏后仍持续低动脉压或初始血乳酸 >4mmol/L 时，液体复苏要求达到 CVP≥8mmHg 和中心静脉氧饱和度（central venous oxygen saturation，ScvO$_2$）≥70%。脓毒症休克后期，由于炎症反应被控制，损伤的血管内皮逐步修复，微循环改善，大量第三间隙的液体回流入血，应适当限液，以减轻组织水肿。应该注意的是，液体复苏的目的是保持血流动力学稳定，晶体液主要是补充丢失的细胞外液，因此特别适应于大量晶体液丢失的患者。但如果过度补充晶体液，可能导致或加重心力衰竭，加重 ARDS，也可导致大量液体渗入第三间隙使氧弥散距离增加，从而加重组织缺血缺氧。

2. 晶体液的选择　晶体液是抗休克治疗首先选用的液体，临床常用的晶体液有 5% 或 10% 的葡萄糖溶液、等渗电解质溶液和高渗电解质溶液。5% 或 10% 的葡萄糖溶液主要用于提供水和葡萄糖；等渗电解质溶液主要为 0.9% 氯化钠溶液、林格液、5% 葡萄糖氯化钠溶液等；高渗电解质溶液有 3% 氯化钠溶液。早期目标指导性抗休克治疗时，临床常用等渗电解质溶液。根据等渗电解质溶液含氯的高低，又可将其分为高氯性等渗电解质溶液和低氯性等渗电解质溶液。高氯性等渗电解质溶液，如 0.9% 氯化钠溶液，氯的浓度明显高于血浆，为非平衡性溶液。低氯性等渗电解质溶液，如林格液、乳酸林格氏注射液等，其氯浓度与血浆氯浓度基本一致，部分液体还含有 HCO$_3^-$、Mg^{2+}、Ca^{2+}、K$^+$ 等，为平衡溶液。在进行液体复苏时，平衡溶液可能优于高氯性等渗电解质溶液。高氯液体可能加重患者肾损伤，其原因可能与大量输注高氯性液体致高氯性酸中毒有关。因为高氯性酸中毒可降低肾小球滤过率、增加肾血管对血管活性药物的反应，高氯性酸中毒还可直接导致肾血管收缩。

3. 胶体液的选择　胶体液包括人造胶体、天然胶体。

（1）临床常用的人造胶体液主要有明胶、右旋糖酐、羟乙基淀粉等。明胶具有传播疾病和过敏的风险，而且明胶扩充血容量的时间很短，仅能维持1~2小时，因此临床应用受到限制。右旋糖酐具有改善微循环、有效扩张血容量的作用，可用于抗休克治疗。但右旋糖酐导致严重过敏的发生率高，而且右旋糖酐可降低血中凝血因子浓度和损害血小板功能，引起凝血功能紊乱，因此已逐渐淡出临床使用。羟乙基淀粉较少发生过敏，扩容效果肯定，是近年来取代明胶、右旋糖酐常用的人造胶体液，但有学者研究表明，临床常用的大分子量羟乙基淀粉，可增加患者死亡率，且增加肾功能损害和出血的风险。对于严重脓毒症或有急性肾损伤（acute kidney injury，AKI）风险的患者，不要使用大分子量羟乙基淀粉。因此，目前尚没有哪种人造胶体液得到医学界广泛的肯定或推荐，但在循环衰竭急需液体复苏而又一时难以得到充足的天然胶体液时，羟乙基淀粉液仍是目前最常用的胶体液。

（2）天然胶体主要指人血白蛋白和血浆。人血白蛋白是一种内源性血浆蛋白，它主要的生理作用有：维持70%~80%的血浆胶体渗透压，维持内环境酸碱平衡稳定、蛋白的结合和转运功能，以及调节血管通透性等。白蛋白对MODS的益处包括：白蛋白带负电荷，可以减少毛细血管渗漏作用；白蛋白可以与血管内皮细胞上的多糖相互作用，形成多糖 - 蛋白复合物，保护血管内皮；白蛋白半衰期长。研究表明，白蛋白对MODS患者的肾脏是安全的，而且可能降低脓毒症患者的死亡率等，因此，相对于人造胶体液，白蛋白近年来得到较多学者的推崇。拯救脓毒症运动（surviving sepsis campaign，SSC）2012指南推荐可加用白蛋白进行液体复苏，欧洲危重病医学会（European Society of Intensive Care Medicine，ESICM）2012共识建议，对于严重脓毒症患者，白蛋白可用于复苏治疗。但由于白蛋白为血制品，资源有限，价格昂贵，因此大量使用受到限制。

（二）去除病因，控制感染

目的是减轻应激与炎症反应，避免因继发感染带来的损伤。

1. 去除病因   胆囊癌根治切除术或扩大根治切除术后最常见的并发症是胆瘘，早期通畅引流可以从局部限制腹腔感染进一步扩散，同时有效降低早期全身炎症反应，避免继发性的器官功能损害。

2. 控制感染   应用抗生素是防止感染的重要手段，早期应尽快给予经验性抗生素治疗，针对性地选择一种或多种抗生素，尽可能覆盖所有病原微生物（细菌/真菌），同时根据病情进行疗效评估。一旦获得细菌培养结果，应根据药敏结果结合临床情况尽快改为敏感抗生素治疗。使用有效的抗生素，避免抗生素滥用和发生抗生素耐药。

（三）改善氧代谢，纠正组织缺氧

呼吸系统是较早和最易受累的器官，加之组织灌注不足，通气/血流异常导致多数患者存在不同程度缺氧是MODS的特征之一，并成为其他器官功能进一步损伤的重要环节。因此，确保患者的有效氧输送和组织供氧至关重要，不同的患者，呼吸支持的策略和选择不同，应根据患者病情的不同，选择干预措施，目的在于提高氧浓度和血氧分压。氧疗措施包括①当鼻导管吸氧不能提高血氧分压，或患者不能配合时，应给予储氧面罩吸氧，同时也应避免在吸氧治疗中氧中毒带来的肺损伤；②对于氧疗无效的患者，应根据患者病情，尽早选择使用有创或无创呼吸及辅助通气。PEEP是较理想的方法，但要注意血流动力学方面的变化。

（四）器官保护与支持

1. 肾功能支持   临床上根据AKI的发病过程给予相应的措施。总原则是扩张血管、维持血压，以保证肾脏的血流灌注。一旦发生肾衰竭和少尿，给予利尿药，或选择连续性肾脏替代治疗（continuous renal replacement therapy，CRRT）。此时的CRRT具有肾脏替代、清除炎性介质、清除机体多余水分、平衡电解质等多重积极作用。

2. 心血管支持   存在休克和组织灌注不足的患者，除了早期液体复苏和有效的血管活性药物支持外，还应注意MODS患者的心功能与冠状动脉供血问题。脓毒症可导致心肌损伤、心肌缺血再灌注损伤、体液负荷等问题。如果患者有基础心脏病，极易引起肺水肿，或继发性的右心功能不全。应及时进行心脏和血流动力学评估，了解个体患者存在的不同、复杂血流动力学异常，从而给予相应的治疗措施，如消除肺水肿，降低心脏前、后负荷，增强心肌收缩力，利尿药物使用等。一些有动脉硬化的患者，对低灌注非常敏感,易出现因冠状动脉供血不足引发的心律失常、继发性心肌梗死与心功能障碍等。

3. 肝功能支持　在临床上对肝衰竭尚无特殊的治疗手段,只能采取一些支持措施以赢得时间,使受损的肝细胞有恢复和再生的机会。主要措施有:①补充足够的热量,维持正常血容量,纠正低蛋白血症;②控制全身感染,及时发现和去除感染灶,在抗生素的选择上应避免选择对肝脏毒性大的药物;③肝脏支持疗法,有条件的医院可开展人工肝支持、肝移植等技术。

4. 凝血功能障碍的防治　MODS 患者常因各种原因引起凝血功能障碍,包括纤溶状态、与创伤相关的凝血病,以及 DIC。应给予血常规、凝血和 D- 二聚体的检查,尽量给予早检查、早诊断和早期干预治疗。针对不同的凝血功能障碍,不同的病情演变需遵循以下原则:①创伤性凝血病的患者应及时补充凝血相关物质,如新鲜血浆、血小板悬液、冷沉淀等血液制品;②对高凝状态,或明确血栓形成证据的患者应及时给予肝素抗凝治疗,或给予血小板聚集的药物协助治疗;③羟乙基淀粉类药物可降低血液黏稠度;④因严重肝功能损伤引起的凝血因子合成障碍者,应考虑适当地补充凝血酶原复合物。

5. 应激性溃疡的防治　MODS 的重症患者中,既往无胃病史而突发呕血或便血,或在胃肠减压管中出现血性或咖啡样胃液时应首先怀疑应激性溃疡。给予胃肠应激性溃疡患者胃肠减压、H₂ 受体拮抗药、质子泵抑制药及胃黏膜保护药等,目前临床上应用生长抑素治疗胃肠道出血。

6. 营养和代谢支持　MODS 患者常出现全身炎症反应、机体高代谢状态,加之升血糖激素分泌亢进、肝功能受损、负氮平衡,应给予营养与代谢的监测与支持治疗。

7. 纠正电解质紊乱与失衡、进行免疫调节　目前常用的免疫调节与抗炎性介质药物主要有:①乌司他丁,能稳定和抑制多种水解酶的活性,抑制中性粒细胞的激活、黏附和跨内皮迁移,抑制中性粒细胞释放毒性物质等,改善微循环及组织灌注;②胸腺素,能促进促炎细胞因子下降,使抗炎细胞因子上升;③免疫球蛋白,具有免疫替代和免疫调节的双重作用;④谷氨酰胺,可改善重症感染患者的免疫功能和肠道屏障功能,以及改善预后;⑤传统中医学认为,脓毒症属于"热病",近年国内研发的血必净注射液在抗炎、抗内毒素方面取得良好的辅助治疗效果。

8. 中医药支持治疗　运用中医"活血化瘀""清热解毒""扶正养阴"的理论,采用以当归、黄芪、大黄、麦冬、五味子等为主的中成药治疗取得了良好的临床效果。

第十三节　胆囊癌转移与种植

胆囊癌不仅很早侵犯相邻器官,而且淋巴结转移率也很高,加上恶性程度较高,因此预后往往很差。近年来,随着对胆囊癌种植与转移途径的深入研究,CT、MRI 对中晚期胆囊癌侵袭与转移的诊断价值提高,外科手术技术进步,放、化疗方案改进,预防措施加强,使胆囊癌手术切除率和 5 年生存率明显提高。本节重点介绍胆囊癌转移与种植途径、影像学诊断、治疗原则和预防措施。

一、转移与种植途径

(一) 直接浸润

直接浸润是胆囊癌的主要转移方式之一。胆囊通过胆囊管与格利森鞘、肝十二指肠韧带相连,与胃、十二指肠、横结肠肝曲等器官组织毗邻,外周被浆膜包绕,一旦癌组织穿透浆膜层,即可直接浸润邻近脏器,如肝、胃、十二指肠、横结肠肝曲、胰腺、大网膜、腹壁等,严重时可融合成团块状。

需要指出的是:由于胆囊贴附于肝脏面的胆囊窝内,胆囊壁缺乏黏膜肌层,固有肌层较薄,同时因肝脏面的胆囊床无浆膜,胆囊与肝实质间只有稀疏的结缔组织,所以一旦胆囊癌细胞侵及黏膜层,就会很快突破薄弱的固有肌层,并到达浆膜下层,从而直接浸润肝脏。

(二) 淋巴结转移

淋巴结转移是胆囊癌最常见、发生最早的转移方式,癌肿位于胆囊黏膜层时即可发生淋巴结转移,而且随着癌肿侵犯胆囊壁深度增加,淋巴结转移率上升,总发生率为 25%~85%。

AJCC 和国际抗癌联盟(Union for International Cancer Control,UICC)联合发布的 2018 年开始使用的

胆囊癌 TNM 分期第 8 版,将与胆囊癌转移有关的淋巴结分为两站:胆囊管、胆总管、肝动脉、门静脉旁淋巴结为第一站(N_1);腹腔干、十二指肠旁、胰腺旁、肠系膜上动脉周围淋巴结为第二站(N_2)。迄今为止,该TNM 分期在胆囊癌各种分期方法中应用最广泛,因其提供了胆囊癌临床病理学诊断的统一标准,对胆囊癌局部浸润深度、邻近脏器侵犯程度、门静脉和肝动脉受累情况、淋巴结及远处转移等临床病理学因素给予了全面评估,有助于胆囊癌的可切除性评估、治疗方法的选择及预后判断。

(三) 血行转移

胆囊的静脉回流多直接至肝方叶,因此理论上胆囊癌发生血行转移应是常见的。但临床上,胆囊癌早期血行转移率不高,主要发生在 T_3 期、T_4 期,表现为胆囊癌原发灶附近的肝脏局部结节状转移灶形成,伴或不伴卫星结节。超声扫描可见肝静脉或门静脉内多发癌栓形成。此外,晚期胆囊癌可经血行转移引起肺转移、骨转移及脑转移。

肝内弥漫性结节状转移灶也有可能系因晚期胆囊癌造成肝十二指肠韧带内淋巴管梗阻而反流入肝而致。

(四) 胆管腔内转移

胆囊癌的一种特殊转移方式是沿胆管腔内转移,多发生于胆囊低分化或未分化乳头状腺癌患者,癌细胞沿胆囊管种植至胆总管、肝总管,引起胆囊管、胆总管、肝总管内壁转移。发生率约占总胆囊癌的 4%、乳头状腺癌的 19%。

胆管腔内转移之所以常见于乳头状癌,与其体积较大,易因生长过快而发生缺血、坏死和脱落有关,常是引起胆道下端或十二指肠乳头处梗阻、继发胆绞痛或胆道出血的原因之一。

(五) 腹腔种植

胆囊除附着于肝脏面的胆囊床部分之外,其余大部分游离于腹腔,所以当胆囊癌浸润至胆囊浆膜层后,癌细胞可脱落至腹腔内,形成腹腔种植性转移,可累及除肝以外的腹腔脏器,包括胆管、胰腺、胃、十二指肠、网膜、结肠和腹壁等。

随着腹腔镜胆囊切除术(laparoscopic cholecystectomy,LC)的推广应用,术后发现的"胆囊癌"引起的Trocar 切口种植或腹腔广泛转移,已经引起人们的关注。究其原因,考虑主要因素为:①二氧化碳气腹可造成围手术期机体免疫力下降,促进癌细胞生长;②二氧化碳可改变癌细胞的 pH 值,进而影响其代谢方式,使癌细胞处于酸性环境,加速癌细胞生长;③二氧化碳气腹的气化作用和"烟囱"效应,使癌细胞更易种植与转移;④LC 中胆囊穿孔或破裂,使癌细胞污染腹腔;⑤腹壁局部损伤,促进癌细胞种植。

二、影像学诊断

(一) 胆囊癌淋巴结转移的 CT、MRI 表现

CT、MRI 可以准确显示胆囊癌淋巴结转移情况,转移的淋巴结在增强扫描时呈现不同程度的强化,动脉期轻度强化、静脉期明显强化、延迟期有消退,强化形式为均匀、不均匀或环形。

胆囊癌淋巴结转移的主要特点是:发生率高、分布集中、短径较大、易相互融合、易发生中心坏死,CT、MRI 增强图像主要表现为边缘性强化和不均匀性强化。

胆囊癌淋巴结转移的主要途径是:①右侧路径。淋巴液沿肝十二指肠韧带右侧淋巴管先到达第一站淋巴结(胆囊管、胆总管和肝固有动脉周围淋巴结),然后到达第二站淋巴结(胰头后和门静脉后淋巴结),最后到达第三站淋巴结(腹主动脉旁淋巴结),因此成为胆囊癌淋巴结转移的主要途径,故胆囊癌患者的淋巴结转移主要集中在胆囊管、胆总管周围(12b 组)、肝固有动脉周围(12a 组)、胰头后(13a 组)、门静脉后(12p 组)、腹主动脉旁(16 组)淋巴结。②左侧路径。淋巴液经第一、二站淋巴结到达肝十二指肠韧带中部的肝总动脉旁(第 8 组)、腹腔干周围(第 9 组)和肠系膜上动脉周围(第 14a 组)淋巴结,较少见。③肝门路径。淋巴液引流至肝门淋巴结,很少见(图 18-10)。

(二) CT、MRI 对胆囊癌转移与种植的诊断价值

MRI 在诊断胆囊癌中与 CT 相当,但对原发灶周围浸润和侵犯、淋巴结转移、腹腔种植等方面则略优于 CT,因为 MRI 可以进行轴、冠、矢状位及任意方位成像,且对软组织的分辨率优于 CT。同时,冠状位

MRCP能直观反映胰胆管解剖关系和病理变化,对于有胆管浸润的胆囊癌诊断较CT敏感。但MRI也有其局限性,因存在运动伪影、缺乏脂肪和部分容积效应,故对十二指肠及网膜的转移MRI显示不佳。因此,CT和MRI在对胆囊癌周围脏器的侵袭和转移的诊断上各有优势,联合应用CT和MRI对胆囊癌周围脏器的侵袭和转移的诊断有重要价值。

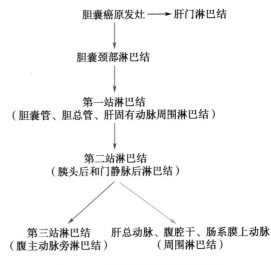

图 18-10　胆囊癌淋巴结转移途径

(三) PET/CT 对胆囊癌的诊断与鉴别诊断价值

PET/CT是正电子发射断层显像(PET)与CT的结合,具有功能显像和解剖成像融为一体的优势,既克服了单纯PET显像解剖定位不准的问题,又补充了普通CT定性难的优势,真正实现了分子影像诊断。有研究发现,PET/CT诊断胆囊癌的灵敏度、特异度及准确度分别是95%、75%、92%,较常规B超、CT等检查明显增高,特别对胆囊壁内小结节及转移病灶的准确判断具有独特优势。另有研究发现,PET/CT对胆囊癌诊断的灵敏度为90.9%,对淋巴结转移诊断的灵敏度和特异度分别为61.5%和72.3%,对远处转移诊断的灵敏度和特异度分别为66.7%和91.1%,因此认为,PET/CT对胆囊癌的术前评估,尤其是淋巴结转移和远处转移评估具有重要的价值。

三、预防措施

近年来,LC后发现的"胆囊癌"引起切口种植,甚至腹腔广泛转移的危害很大、预后很差,应引起足够重视,并给予加强预防。根据其发生原因及其作用机制,可积极采取的主要预防措施如下。

(一) 预防胆囊穿孔或破裂

LC中胆囊穿孔或破裂,常造成胆汁外溢、漏入腹腔。一旦含有胆囊癌细胞的胆汁流入腹腔,极有可能导致腹腔内癌细胞种植和转移。因此,提高腹腔镜手术技巧,术中仔细操作,尽量保持胆囊的完整性,如发生胆囊壁破裂,应及时用钛夹关闭破口。使用低压力抓钳,谨慎钳夹胆囊壁,以免造成可能肉眼无法察觉的胆囊亚临床穿孔,甚至胆囊穿孔或破裂,从而有效预防胆汁外溢造成腹腔种植和转移。

(二) 预防腹腔镜器械播散

LC操作过程中,接触胆囊后的腹腔镜器械有可能被胆囊癌细胞污染,通过器械播散,造成腹腔内癌细胞种植或转移。为此,术中除严格遵守常规无瘤原则以外,当病变胆囊被切除后,所有接触过癌肿的器械均单独放置,严禁再使用于正常组织,以免将器械上的癌细胞播散进入其他组织。术中若无条件更换手术器械,也可采用将接触过癌肿的器械置于蒸馏水中浸泡5分钟后再使用。

(三) 预防穿刺切口种植

当切除的病变胆囊从穿刺切口取出时,被癌细胞污染的胆囊外壁与切口接触,癌细胞可以在Trocar切口种植并存活。因此,可以应用取物袋取出病变胆囊标本,以有效防止这一情况发生。也有学者建议通过切除穿刺切口周边组织以降低腹壁种植率,同时缝合关闭切口腹膜,从而减少Trocar切口种植可能。

(四) 慎重选用二氧化碳气腹

鉴于前述二氧化碳气腹可造成围手术期机体免疫力下降、使癌细胞处于酸性环境、气化作用和"烟囱"效应,易于诱发Trocar切口种植或腹腔广泛转移,因此,需要慎重选用二氧化碳气腹,术中调节气腹压力≤14mmHg,术毕先放尽气体再拔Trocar。如果条件具备,可选用免气腹或氦气人工气腹状态下的LC。

(五) 腹腔蒸馏水冲洗

蒸馏水是一种低渗液体,用蒸馏水浸泡、冲洗,可以裂解癌细胞,使其失去活性,以防止腹腔种植或癌细胞残留。因此,LC 中切除病变胆囊后,可用 43~45℃蒸馏水 1 000~3 000ml 浸泡、冲洗腹腔。

第十四节　其　他

胆囊癌手术后,除上述与手术直接相关的并发症以外,还有一些与术后管理有关的并发症,如术后肺部感染、心力衰竭、电解质紊乱、低蛋白血症、切口脂肪液化等,同样应该引起重视。

一、肺部感染

为了预防和控制术后肺部感染发生,术后应合理使用物理方法和祛痰药物辅助排痰,如常规给予雾化及氧气吸入,鼓励患者早期床上或床下活动,并做好口腔护理,定期做痰细菌培养及查找霉菌;同时严防由于术后食管下端括约肌张力减退,引起呕吐、误吸,导致吸入性肺部感染发生;若出现呼吸急促、排痰困难,应及早使用呼吸机,吸出气道分泌物,以维持通气量足够,切不可等到出现呼吸衰竭时才考虑使用呼吸机。胆道大手术患者常置有胃肠减压管,其刺激咽部,影响咳嗽、排痰,因此在病情允许情况下,宜尽早拔除胃肠减压管。术后有效的镇痛措施可以帮助患者尽早排出呼吸道分泌物、减少肺部并发症,但对于高龄患者,要适当控制镇痛药物的用量,以免过度镇静或呼吸抑制。

二、心力衰竭

术后应加强心电监护、中心静脉压测定、尿量监测,以指导术后输液量和速度,防止因输液过多、过快而诱发心力衰竭、肺水肿。对于合并冠心病者,术后应动态检查脑利尿钠肽(brain natriuretic peptide,BNP)和心肌三项(高敏肌钙蛋白 -I、肌酸激酶同工酶、肌红蛋白),以便判断是否发生心力衰竭和心肌损伤及其严重程度。如果发现心肌三项明显升高,提示急性心肌梗死发生,应积极溶栓、抗凝、降脂、对症治疗,必要时行经皮冠脉介入术(percutaneous coronary intervention,PCI)。如果发生心力衰竭,应选择应用洋地黄等正性肌力药物,适时使用利尿药,以促进排出回吸收的第三间隙液体;同时,应用小剂量多巴胺 0.5~2g/(kg·min),促使肾及肠系膜血管扩张、肾血流量及肾小球滤过率增加、尿量增加;应用中剂量多巴胺 2~10g/(kg·min),使心肌收缩力及心排血量增加。对于合并高血压者,在术后应用硝酸甘油等降压药物的同时,应注意疼痛所致血压升高,并适当应用镇痛药或镇痛泵。

三、电解质紊乱

多系手术应激反应、术后禁食、胃肠减压、胆管引流等因素而致,需有效补充各种电解质,维持水、电解质、酸碱平衡。其中,对于发生率较高的术后低钾血症,宜及时发现并积极处理,必要时可采取微量泵静脉输入。

四、低蛋白血症

胆囊癌患者多数体质较差,术后除补充葡萄糖、维生素外,还应给予脂肪乳、氨基酸、白蛋白等营养支持治疗,必要时可用全肠外营养,并及时调整补充机体所需。术后禁食期间,每天应给予机体所需的基础热量 104.7~125.6kJ/(kg·d),有时甚至可增加 30%~40% 热量供给,并将热氮比控制在(502.3~627.9)kJ∶1g。一旦胃肠功能恢复,应尽早鼓励患者进食,多在术后 2~3 天开始饮食。与肠外营养相比,肠内营养更符合生理,在营养物质的吸收利用、维护肠黏膜屏障等方面都明显优于肠外营养。

五、切口脂肪液化

为预防术后出现切口脂肪液化,缝合腹壁切口时应去除多余的皮下脂肪组织,并用稀碘附或生理盐水冲洗切口。术后严密观察切口愈合情况,如发现切口脂肪液化,应及时行刀口局部撑开,引出液化物,进而加强换药。术后咳嗽时,应注意保护切口,以免腹压增加时切口裂开。对于合并糖尿病者,术后短时间内因应激反应、血管活性药物应用等因素,血糖可能产生波动,因此术后血糖宜维持在 6~10mmol/L,以降低术后并发症发生率。

（洪德飞　王广义　汤礼军　汪根树　李明皓　张宗明）

参考文献

［1］彭淑牖,洪德飞.胆囊癌手术方式的合理选择［J］.中华消化外科杂志,2011,10(2):87-90.

［2］洪德飞.胰十二指肠切除术［M］.北京:人民卫生出版社,2014.

［3］DINDO D,DEMARTINES N,CLAVIEN P A. Classification of surgical complications:a new proposal with evaluation in a cohort of 6 336 patients and results of a survey［J］. Ann Surg,2004,240(2):205-213.

［4］BASSI C,DERVENIS C,BUTTURINI G,et al. Postoperative pancreatic fistula:An international study group(ISGPF) definition ［J］. Surgery,2005,138(1):8-13.

［5］BASSI C,MARCHEGIANI G,DERVENIS C,et al. The 2016 update of the International Study Group(ISGPS) definition and grading of postoperative pancreatic fistula:11 Years After［J］. Surgery,2016,161(3):584-591.

［6］KOCH M,GARDEN O J,PADBURY R,et al. Bile leakage after hepatobiliary and pancreatic surgery:a definition and grading of severity by the International Study Group of Liver Surgery［J］. Surgery,2011,149(5):680-688.

［7］洪德飞,刘亚辉,张宇华,等.腹腔镜胰十二指肠切除术中"洪氏一针法"胰管空肠吻合的临床应用［J］.中华外科杂志,2017,55(2):136-140.

［8］洪德飞,刘建华,刘亚辉,等."一针法"胰肠吻合用于腹腔镜胰十二指肠切除术多中心研究［J］.中国实用外科杂志,2018,38(7):792-795.

［9］PENG S Y,WANG J W,HONG D F,et al. Binding pancreaticoenteric anastomosis:from binding pancreaticojejunostomy to pancreaticogastrostomy［J］. Updates Surg,2011,63(2):69-74.

［10］BALZAN S,BELGHITI J,FARGES O,et al. The "50-50 criteria" on postoperative day 5:an accurate predictor of liver failure and death afer hepatectomy［J］. Ann Surg,2005,242(6):824-829.

［11］RAHBARI N N,GARDEN O J,PADBURY R,et al. Posthepatectomy liver failure:a definition and grading by the International Study Group of Liver Surgery(ISGLS)［J］. Surgery,2011,149(5):713-724.

［12］CUCCHETTI A,CESCON M,ERCOLANI G,et al. Safety of hepatic resection in overweight and obese patients with cirrhosis ［J］. Br J Surg,2011,98(8):1147-1154.

［13］SKRZYPCZYK C,TRUANT S,DUHAMEL A,et al. Relevance of the ISGLS definition of posthepatectomy liver failure in early prediction of poor outcome afer liver resection:study on 680 hepatectomies［J］. Ann Surg,2014,260(5):865-870.

［14］OLTHOF P B,WIGGERS J K,GROOT K B,et al. Postoperative liver failure risk score:identifying patients with resectable perihilar cholangiocarcinoma who can benefit from portal vein embolization［J］. J Am Coll Surg,2017,225(3):387-394.

［15］董家鸿,郑树森,陈孝平,等.肝切除术前肝脏储备功能评估的专家共识(2011版)［J］.中华消化外科杂志,2011,10(1):20-25.

［16］沈文彬,孙宇光,夏松,等.乳糜腹的诊断与治疗［J］.中华外科杂志,2005,43(1):25-28.

［17］STEINEMANN D C,DINDO D,CLAVIEN P A,et al. Atraumatic chylous ascites:systematic review on symptoms and causes［J］. J Am Coll Surg,2011,212(5):899-905,e1-4.

［18］ALMAKDISI T,MASSOUD S,MAKDISI G. Lymphomas and chylous ascites:review of the literature［J］.Oncologist,2005,10(8):632-635.

［19］AALAMI O O,ALLEN D B,ORGAN C H. Chylous ascites:a collective review［J］. Surgery,2000,128(5):761-778.

［20］KIM Y J,KIM K. Conditional survival in patients with gallbladder cancer［J］. Chin J Cancer,2017,36(1):85.

［21］JUNICHI S,XABIER DE A,THOMAS A,et al. Tumor location is a strong predictor of tumor progression and survival in T_2 gallbladder cancer:an international multicenter study［J］. Ann Surg,2015,261(4):733-739.

［22］黄志强.黄志强胆道外科学［M］.济南:山东科学技术出版社,1999.

［23］郭振武.胆道外科疑难危重症及有关问题［M］.天津:天津科学技术出版社,1999.

［24］黄志强.肝脏外科［M］.北京:人民卫生出版社,1981。

［25］BAKALAKOS E A,MELVIN W S,KIRKPATRICK R. Liver abscess secondary to intrahepatic perforation of the gallbladder, presenting as a liver mass［J］. Am J Gastroenterol,1996,91(8):1644-1646.

［26］吴孟超,吴在德.外科学［M］.9版.北京:人民卫生出版社,2018.

［27］ABHIJIT D,EDUARDO M C,SUDHIR K,et al. Acute respiratory distress syndrome:Implications of recent studies［J］. Cleve Clin J Med,2014,81(11):683-690.

［28］刘勇,崔乃强,胡石甫.腹部外科疾病并发 ALI/ARDS 患者特点及影响预后的多因素分析［J］.中国急救医学,2010,30(12):1116-1119.

［29］杨毅,邱海波.急性呼吸窘迫综合征救治:需要遵循的十大原则［J］.中华重症医学电子杂志,2015,1(1):33-38.

［30］TERRAGNI P P,DEL SORBO L,MASCIA L,et al. Tidal volume lower than 6ml/kg enhances lung protection［J］. Anesthesiology,2009,111(4):826-835.

［31］PANWAR R,HARDIE M,BELLOMO R,et al. Conservative versus liberal oxygenation targets for mechanically ventilated patients—a pilot multicenter randomized controlled trial［J］. Am J Respir Crit Care Med,2016,193(1):43-51.

［32］BARRON,MICHAEL E. A systematic review of the comparative safety of colloids［J］. Arch Surg,2004,139(5):552.

［33］GROENEVELD A B,NAVICKIS R J,WILKES M M. Update on the comparative safety of colloids:a systematic review of clinical studies［J］. Ann Surg,2011,253(3):470-483.

［34］REINHART K,PERNER A,SPRUNG C L,et al. Consensus statement of the ESICM task force on colloid volume therapy in critically ill patients［J］. Intensive Care Med,2012,38(3):368-383.

［35］DELANEY A P,DAN A,MCCAFFREY J,et al. The role of albumin as a resuscitation fluid for patients with sepsis:a systematic review and meta-analysis［J］. Crit Care Med,2011,39(2):386-391.

［36］DELLINGER R P,REVY M M,RHODES A et al. Surviving sepsis campaign:international guidelines for management of severe sepsis and septic shock:2012［J］. Crit Care Med,2013,41(2):580-637.

［37］曹相原,黄青青,等.重症医学教程［M］.北京:人民卫生出版社,2018.

［38］祝学光.胆囊癌的病理类型、转移及预后［J］.中国实用外科杂志,1997,17(9):518-520.

［39］HICKMAN L,CONTRERAS C. Gallbladder cancer:diagnosis,surgical management,and adjuvant therapies［J］. Surg Clin North Am,2019,99(2):337-355.

［40］洪德飞,彭淑牖.胆囊癌合理根治术的决策依据和疗效评价［J］.外科理论与实践,2011,16(4):336-339.

［41］CASTRO C M,SANTIBAÑEZ S P,RIVAS T C,et al. Totally laparoscopic radical resection of gallbladder cancer:technical aspects and long-term results［J］. World J Surg,2018,42(8):2592-2598.

第十九章

胆囊癌的化学治疗

第一节　概述与适应证

一、概述

消化道肿瘤多经淋巴管与血行转移,单独应用手术、放射治疗(放疗)等局部治疗手段疗效往往差强人意。自20世纪初化学药物被发现可以用于治疗肿瘤以来,基于手术并结合放疗、化学治疗(化疗)及免疫、中医药等疗法的综合治疗逐渐成为业界共识。综合治疗是指根据患者全身状况、肿瘤病理类型、侵犯范围及发展趋势,有计划合理地运用各科治疗手段,以循证医学方法,科学决定最佳治疗方案,使患者获益最大化,最终提高疾病治愈率。对消化道恶性肿瘤而言,综合治疗尤为重要,其中化学治疗是综合治疗最主要的手段之一。

手术切除是目前唯一可能治愈胆囊癌的方法,然而,仅有20%~30%的早期患者可获得手术根治的机会,影响预后的关键因素有病理分级、疾病病期、是否R_0切除等。即使施行胆囊癌根治术,5年生存率依然不高,所以化疗不论是作为辅助治疗或姑息治疗对胆囊癌的综合治疗意义重大。Grazer的回顾性研究认为卡培他滨辅助治疗胆系肿瘤的疗效不显著,但Takada T对112例胆囊癌患者进行了Ⅲ期前瞻性随机对照试验,其中69例患者术后接受丝裂霉素和氟尿嘧啶治疗,对照组43例患者仅接受手术治疗,与对照组相比,辅助化疗组的5年OS和无病生存期明显延长。Murakami和Yamanaka等的研究也先后证实了吉西他滨辅助治疗的意义。2017年,Edelin等报道了PRODIGE 12-ACCORD 18 Ⅲ期临床研究的结果,在改善无复发生存期方面,吉西他滨联合奥沙利铂(GEMOX)未能得到阳性结果,GEMOX方案作为术后辅助治疗胆囊癌的耐受性尚可,对患者生存质量也无明显损害,但没有表现出明显的临床获益。同年报道的Ⅲ期BILCAP试验结果显示,辅助性吉西他滨治疗可提高患者的中位生存期(53个月 vs. 36个月,$P=0.028$)和中位无复发生存期(25个月 vs. 18个月,$P=0.03$)。2015年,Ma N等对10项回顾性研究中的3 191例患者进行了荟萃分析,发现辅助化疗可明显改善未获得根治性切除、淋巴结转移及AJCC分期大于Ⅱ期患者的总生存时间。

在新辅助化疗方面,近年有多项单中心研究认为晚期胆囊癌的新辅助化疗可能提高切除率和总生存率。但2019年Hakeem Abdul R等对8项回顾性研究中的474例患者进行了荟萃分析,结果表明暂无足够的数据支持在晚期胆囊癌中常规使用新辅助化疗或新辅助放化疗,因为只有1/3的患者在接受新辅助治疗后最终实现R_0切除。新辅助化疗的作用仍需要更多设计良好的随机对照临床研究进一步证实。

尽管胆道系统肿瘤侵袭过程大致相似,对化疗也都不太敏感,但是胆囊癌与其他胆道恶性肿瘤的生物学行为仍有差异,需要分别对待。由于胆囊癌病例相对较少,胆囊癌的化疗临床研究未从胆道恶性肿瘤中独立出来。目前常用的药物有氟尿嘧啶、顺铂、阿霉素、丝裂霉素和吉西他滨等,氟尿嘧啶在吉西他滨出现之前是胆囊癌化疗的主要药物。目前常用的化疗方案有 GEMOX 方案(奥沙利铂 + 吉西他滨)、GP方案(吉西他滨 + 顺铂)、GAP 方案(白蛋白紫杉醇 + 吉西他滨 + 顺铂)、AG 方案(白蛋白紫杉醇 + 吉西他滨)、GS 方案(吉西他滨 + 替吉奥)、CEF 方案(顺铂 + 表柔比星 + 氟尿嘧啶)、吉西他滨 + 氟尿嘧啶方案、吉西他滨单药方案、卡培他滨 + 奥沙利铂方案等。

二、化疗适应证

(一) 术前新辅助化疗(neoadjuvant chemotherapy,NACT)

目的是经过化疗后降期,提高 R_0 切除率,同时可以筛选手术可能获益患者,排除肿瘤进展过快的患者,避免无效的手术。

适应证:①胆囊切除术后发现的胆囊癌,胆囊管淋巴结阳性患者建议二次术前新辅助化疗,化疗方案包括氟尿嘧啶为基础或吉西他滨为基础的方案,鼓励参加临床试验;②胆囊癌合并黄疸,经术前评估可切除者,减黄期间可考虑新辅助化疗;③局部进展期胆囊癌(胆囊癌侵犯肝脏和 / 或淋巴结转移)可考虑新辅助化疗,但目前仍然为探索性研究,可用于确定标准方案或明确获益的临床试验数据有限。

(二) 术后辅助化疗

由于胆囊癌的高度异质性,既往普遍认为胆囊癌对化疗不敏感,导致化疗进展较缓慢。随着胆囊癌基础研究、药物敏感性及耐药研究的不断深入,胆囊癌的辅助化疗得到了较大进展。但由于缺乏随机Ⅲ期临床试验提供的 Ⅰ 级证据,胆囊癌切除术后辅助全身化疗的作用尚不十分明确。因此,胆囊癌的辅助治疗指南都是基于回顾性的数据分析和专家意见。

适应证:目前多认为,T_2 期以上、淋巴结阳性或 R_1 切除的患者可以从辅助化疗中获益,应行术后辅助化疗。而 T_{1b}~T_2 期胆囊癌患者胆囊切除术后辅助治疗是否真正获益尚不清楚。

(三) 治疗性化疗

多项前瞻性随机对照临床研究均证实,系统化疗可以延长不可切除胆囊癌患者的生存期。因此,只要身体状况可以耐受,未合并心、肺等重要脏器功能障碍,不可切除胆囊癌患者均可行治疗性化疗。吉西他滨联合顺铂方案目前已成为不可切除胆囊癌的一线标准治疗方案。此外,吉西他滨联合替吉奥方案对晚期胆囊癌的总有效率为 30%,肿瘤控制率为 70%,与吉西他滨联合顺铂方案相似,并可明显减轻患者恶心、呕吐及骨髓抑制等不良反应;对于存在腹腔及腹壁转移者,行腹腔热灌注化疗对控制肿瘤广泛转移及癌性腹水可起到一定作用。

总之,对于不可切除的胆囊癌治疗性化疗疗效仍不令人满意,需要探索更加有效并且副作用更小的治疗方案。

第二节　化疗方案的选择

胆囊癌对化疗相对不敏感,目前缺乏有效、标准、系统的化疗方案,尚无大型、多中心、前瞻性的临床研究来阐明胆囊癌的化疗效果。而既往的化疗研究绝大多数属于胆道恶性肿瘤的临床研究,胆囊癌病例数较少。尽管英国 ABC-01 及 ABC-02 试验所进行的 Ⅱ、Ⅲ 期前瞻性临床研究包括 149 例胆囊癌,初步认为吉西他滨联合顺铂治疗胆道恶性肿瘤的疗效优于吉西他滨单药(中位生存期 11.7 个月 vs. 8.1 个月),但没有提供胆囊癌的确切疗效。其他多项胆囊癌化疗的前瞻性或回顾性研究由于病例数量限制、设计不够严谨等原因难以为胆囊癌化疗方案的选择提供依据。迄今为止,全球范围内仅有 20 余篇文献报道胆囊癌辅助化疗的临床 RCT 研究,其中只有一项阳性结局的Ⅲ期临床试验,即吉西他滨联合顺铂(GP 方案)优于吉西他滨单药,能显著延长胆囊癌患者的中位无进展生存期。大多数结论来源于回顾性研究,一项纳入了 1967—2014 年以来发表在 MEDLINE、EMBASE 和考克兰图书馆(Cochrane Collaboration Library)收录的与胆囊癌术后辅助治疗有关的回顾性 meta 分析文献共包括了 3 191 例患者,分析术后辅助治疗相对于单纯化疗是否可以获益,并对化疗、放疗、肿瘤 AJCC 分期、切缘情况,以及是否存在淋巴结转移进行亚组分析。研究结果显示：术后辅助治疗（包括化疗和放疗）相较于单纯手术并无明显的获益（HR：0.76；95% CI：0.56~1.03），但亚组分析显示，化疗、R_1 切除、存在淋巴结转移及 AJCC 分期在 Ⅱ 期及以上的胆囊癌患者相较于单纯手术可以得到明显的获益。相反，放疗、R_0 切除和无淋巴结转移的胆囊癌患者相较于单纯手术无明显的获益。研究结果强烈提示，对 R_1 切除、存在淋巴结转移，以及 AJCC 分期在 Ⅱ 期及以上的患者进行术后辅助治疗，可使胆囊癌患者明显获益。

胆囊癌化疗方案主要包括氟尿嘧啶为基础、吉西他滨及铂类为基础，或 S-1 为基础的联合化疗方案等，同时可加用生长抑素等化疗增敏药物。代表性方案有：FAM 方案（氟尿嘧啶＋多柔比星＋丝裂霉素）、CEF 方案（顺铂＋表柔比星＋氟尿嘧啶）、GEMOX（奥沙利铂＋吉西他滨）方案、GP 方案（吉西他滨＋顺铂）、GAP 方案（吉西他滨＋白蛋白紫杉醇＋顺铂）、AG 方案（（吉西他滨＋白蛋白紫杉醇）、CS 方案（S-1＋顺铂）、GS 方案（S-1＋吉西他滨）或 S-1 等。临床工作中包括外科、肿瘤科、影像科等的 MDT 讨论有助于化疗方案的选择及疗效评估，基于病理标本的化疗药物敏感性分析系统对方案选择有一定的指导意义。

一、以氟尿嘧啶为基础的联合化疗

常见的联合化疗方案是 FAM 方案（5-FU、多柔比星和丝裂霉素 C）。近几十年来，对以氟尿嘧啶为基础的联合化疗方案文献繁多，其试验方法及研究结果也千差万别。有报道称，以氟尿嘧啶为基础的 FAM 方案对胆囊癌治疗缓解率可达 30% 以上，也有报道称以此为基础对胆囊癌治疗无明显效果。Takada 等进行了一项多中心研究，采用 5-FU $200mg/m^2$、多柔比星 $15mg/m^2$、丝裂霉素 C $15mg/m^2$ 的 FAM 方案对 42 名患者进行治疗，结果显示 FAM 化疗组的胆囊癌控制率可达到 50%。此外，有报道对 112 例 Ⅱ~Ⅳ 期手术切除的胆囊癌患者进行前瞻性随机对照研究，其中 69 例进行氟尿嘧啶和 MMC 化疗，43 例仅接受手术作为对照，结果显示 FAM 化疗组的 5 年生存率为 26%，明显高于对照组 14.4%（$P=0.036\ 7$）。自 1995 年至今，CEF（cisplatin+epirubicin+5-FU）联合化疗方案已被国内外多家临床实验所证实，其对中晚期胆囊癌化疗有着较为可观的治疗反应率（19%~50%），同时延长了中位生存期（2.7~9 个月）。

二、以吉西他滨、铂类为基础的联合化疗

基于英国 ABC-01 及 ABC-02 Ⅱ、Ⅲ 期前瞻性临床试验的结果，吉西他滨与顺铂联合应用，有较强的广谱抗癌作用，是胆囊癌化疗的首选方案。而且多项研究表明，无论是单用还是联合，吉西他滨的有效率均远远强过氟尿嘧啶。Teufel 等对 5 例患者单独使用吉西他滨进行治疗，其中 3 例缓解，缓解率可达 60%，总生存时间为 6.3~16 个月。Verderame 对 4 例患者采用第 1 天、第 8 天、第 15 天吉西他滨 $1g/m^2$ 治疗，经过三个疗程后发现其中 3 例稳定、1 例有部分反应，所有患者的疼痛均缓解，且病情进展中位生存期达到了 10.7 个月。Malik 等使用吉西他滨联合或不联合顺铂治疗 11 例胆囊癌患者，其中 8 例给予吉西他滨的基础上加用顺铂（GP 方案）、3 例单用吉西他滨，结果显示 1 例（9%）完全缓解、6 例（55%）部分反应，总反应率 64%，病情中位进展期 28 周，中位生存期 42 周。Misra 等报道了吉西他滨加顺铂方案对于治疗晚期胆囊癌有 55% 的总有效率。法国 GERCOR 研究中心对 46 例胆系肿瘤患者进行治疗，采用奥沙利铂加吉西他滨（GEMOX）方案，研究结果显示 GEMOX 方案对治疗胆系肿瘤有着良好的有效性和耐受性。

三、以替吉奥为基础的联合化疗

日本学者开展了多项替吉奥（S-1）治疗胆囊癌的研究，Furuse 等报道了由日本国家癌症中心、神奈川癌症中心和爱知县癌症中心医院等进行的一项多中心、Ⅱ 期试验研究，用以评估 S-1 对 40 例中晚期胆囊癌、胆管癌患者的有效性和安全性，结果显示 1 例患者达到 CR（完全缓解）、12 例患者达到 PR（部分缓解），反应率达到了 32.5%（95% CI：0.19~0.49），证明了 S-1 对中晚期胆囊癌患者有着较高的有效性。有报道 S-1 联合铂类药物或与多西他赛联合应用可以提高疗效。

目前胆囊癌化疗方案中存在的主要缺点是缺乏敏感化疗药物，单药容易耐药，剂量相对较大、副作用大，所以需要寻找更有效、更安全的新型化疗方案，多药联合应用，在一定程度上可以改善胆囊癌的预后。

在精准医学时代,期待胆囊癌化疗联合免疫治疗、靶向治疗新方案的有效性、安全性多中心、随机对照临床研究。

第三节　化疗现状与进展

胆囊癌是消化系统最常见的恶性肿瘤之一,也是胆管系统最常见的恶性肿瘤。胆囊癌不仅恶性程度高,而且发病隐匿,预后差。胆系肿瘤病因复杂,症状极不典型,确诊时通常已处于晚期,治疗棘手。胆系肿瘤也一直被认为是化疗不敏感的肿瘤。吉西他滨(GEM)、氟尿嘧啶(5-Fu)及铂类(顺铂和奥沙利铂)被认为是对胆系肿瘤单药有效的药物。近年来,几个重要的胆囊癌化疗临床研究改变了胆囊癌的化疗治疗结论(表19-1)。

表 19-1　改变胆囊癌临床化疗实践的重要研究

时间	国家	试验名称	治疗阶段	试验分期	方案	主要终点
2009	英国	ABC-02	一线	Ⅲ期	GP vs. GEM	OS 分别为 11.7 个月和 8.1 个月 (HR 0.68;P=0.002)
2012	日本	BT22 研究	一线	随机Ⅱ期	GP vs. GEM	OS 分别为 11.2 个月和 7.7 个月 (HR 0.69)
2017	法国	ACCORD 18	辅助	Ⅲ期	GEMOX vs. 安慰剂	RFS 分别为 30.4 个月和 22.0 个月 (HR 0.83;P=0.31)
2017	英国	BILCAP	辅助	Ⅲ期	卡培他滨 vs. 安慰剂	OS 分别为 51 个月和 36 个月 (HR 0.80;P=0.097)
2018	日本	FUGA-BT	一线	Ⅲ期	GS vs. GP	OS 分别为 13.4 个月和 15.1 个月 (HR 0.95;P=0.046)
2019	英国	ABC-06	二线	Ⅲ期	FOLFOX+ASC vs. ASC	OS 期分别为 6.0 个月和 5.3 个月 (HR 0.69;P=0.031)

注:OS. 总生存时间;PFS. 无进展生存期;RFS. 无复发生存期;ASC. 积极症状控制;GEM. 吉西他滨;GP. 吉西他滨 + 顺铂;GEMOX. 吉西他滨 + 奥沙利铂;GS. 吉西他滨 + 替吉奥;FOLFOX. 奥沙利铂 + 亚叶酸钙 + 氟尿嘧啶。

一、局部晚期和转移性胆囊癌化疗进展

(一) 一线化疗

胆囊癌在确诊时往往已经处于晚期,总体 5 年生存率仅 5% 左右。手术和放疗在晚期胆系恶性肿瘤中的作用有限。化疗、分子靶向治疗和免疫检查点抑制剂治疗在晚期胆囊癌治疗中的地位日益凸显。

1. **UK-ABC-02 研究**　英国开展的多中心随机对照Ⅲ期临床试验 UK-ABC-02(Clinical Trials:NTC 00262769),是迄今为止最完整和样本量最大的针对晚期胆系肿瘤的临床研究,显示了联合化疗的有效性和安全性,改变了晚期胆系肿瘤没有一线标准治疗方案的窘境(图 19-1)。UK ABC-02 研究的结果奠定了吉西他滨的重要地位。GP 方案目前已成为局部晚期及转移性胆系恶性肿瘤的一线标准治疗方案,也是唯一获得 NCCN 指南推荐的晚期一线化疗方案。

2. **BT22 研究**　BT22 是在日本进行的一项随机对照Ⅱ期研究(Clinical Trials:NTC 00380588),头对头比较了 GEM 单药和 GP 方案在晚期胆系恶性肿瘤的疗效,共入组了 83 例患者,其中 12 例(38%)为晚期胆囊癌患者。结果表明,GP 方案和 GEM 单药的 1 年生存率分别为 39% 和 31%,PFS 分别为 5.8 个月和 3.7 个月(HR 0.66,95% CI 0.41~1.05),OS 分别为 11.2 个月和 7.7 个月(HR 0.69;95% CI 0.42~1.13)(图 19-2),与 ABC-02 研究结果类似。但是,这个研究存在一定的争议,因为两组患者后续使用了替吉奥,对 OS 造成了影响,而替吉奥是日本已批准的晚期胆系恶性肿瘤的二线标准治疗药物。BT22 研究还探索了胆汁引流对化疗疗效和安全性的影响,结果发现,两组的生存数据不受胆汁引流的影响。这个研究的结果再

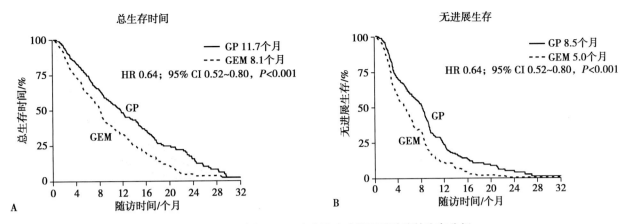

图 19-1　GP 方案与 GEM 方案治疗晚期胆系肿瘤的生存分析

A. GP 方案与 GEM 方案的总生存时间比较；B. GP 方案与 GEM 方案的无进展生存期比较。

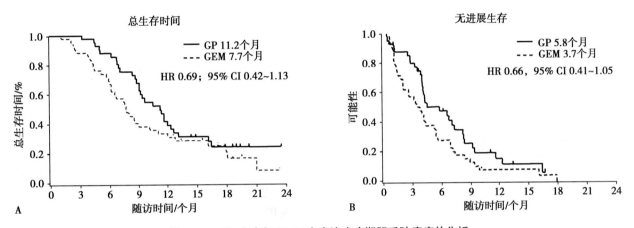

图 19-2　GP 方案与 GEM 方案治疗晚期胆系肿瘤疗效分析

A. GP 方案与 GEM 方案总生存时间比较；B. GP 方案与 GEM 方案无进展期比较。

次验证了 ABC-02 研究的结果，GP 治疗方案仍是晚期胆系肿瘤一线标准治疗方案。

3. FUGA-BT **研究**　如前所述，GP 方案是包括胆囊癌在内的晚期胆系恶性肿瘤患者的标准治疗方案。然而，GP 方案会发生恶心、呕吐和食欲下降等毒性反应，并且因为顺铂特有的肾毒性，化疗前后需要水化利尿治疗，故不便于使用。FUGA-BT 研究（Clinical Trials：NTC 02182778）是一项在日本进行的 III 期临床试验，探索了吉西他滨联合口服氟尿嘧啶类药物替吉奥（S-1）（GS 方案）对比 GP 方案的非劣效性结果。这项研究的患者入组标准为未经化疗的复发或不可切除的胆系腺癌（包括胆囊癌）。主要终点为 OS，次要终点包括 PFS、缓解率（RR）等。研究共纳入了 354 例患者，结果表明，GP 组和 GS 组的中位生存期分别为 13.4 个月和 15.1 个月（HR 0.95；95% CI 0.78~1.15，P=0.046），中位 PFS 分别为 5.8 个月和 6.8 个月（HR 0.86；95% CI 0.70~1.07），非劣效的 P 值达到统计学差异，但优效检验的 P 值未达到统计学差异，即未能表明 GS 优于 GP 方案。但是，GP 组的近期疗效优于 GS 组，两者 RR 分别为 32.4% 和 29.8%。OS 亚组分析显示，GS 在所有亚组均优于 GP 方案。两组患者的耐受情况均较好，GP 组和 GS 组的临床相关不良事件（adverse event，AE）发生率分别为 34.7% 和 31.2%。总之，在 OS 上，GS 非劣效于 GP，并具有良好的耐受性，因此可考虑作为晚期胆系恶性肿瘤患者新型、方便且无须水化的另一个标准治疗方法。

（二）二线化疗

ABC-06 **研究**　2019 年的 ASCO 年会报道了 ABC-06 研究（Clinical Trials：NTC 01926236），一个关于晚期胆系肿瘤二线化疗的临床研究，入组了一线化疗后进展的晚期胆管恶性肿瘤患者，随机分组接受积极症状控制（active sysptom control，ASC）联合 mFOLFOX（亚叶酸钙联合奥沙利铂及氟尿嘧啶）化疗或仅ASC。ASC 具体方案包括每月进行临床评估，如果有需要处理的症状，则进行积极症状控制，包括胆系引流、抗生素、镇痛药、类固醇激素、止吐药及其他控制症状的姑息治疗、姑息性放疗或输血等。主要研究终点为 OS，共 162 例患者参与随机分组，每组各 81 例患者，其中包括胆囊癌 34 例（21%）。结果显示，ASC 联合 mFOLFOX 组的中位生存期、6 个月和 12 个月的 OS 率分别为 6.2 个月、50.6% 和 25.9%；ACS 组的中位生存期、6 个月和 12 个月的 OS 率分别为 5.3 个月、35.5% 和 11.4%。3~4 级毒性发生率，ASC 联合 mFOLFOX 组和 ASC 组分别为 48 例（59%）和 32 例（39%），除乏力和中性粒细胞减低外（ASC 联合 mFOLFOX 组更常见），其余不良事件发生率两组相当，未观察到化疗相关性死亡（图 19-3）。总之，在一线吉西他滨联合顺铂化疗进展后，ASC 联合 mFOLFOX 组带来了有临床意义的 OS 改善，以及 6 个月、12 个月的 OS 率增加。这个研究填补了既往晚期胆系恶性肿瘤领域没有二线治疗标准方案的空白，ASC 联合 mFOLFOX 方案可以作为晚期胆囊癌二线治疗的一种选择。

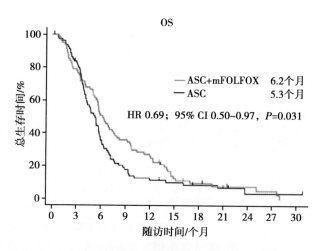

图 19-3　mFOLFOX 方案二线治疗晚期胆系肿瘤的生存分析

二、胆囊癌根治术后的辅助化疗进展

（一）SWOG S0809 研究

一项 II 期临床研究 SWOG S0809（Clinical Trials：NTC 00789958）探究了吉西他滨联合卡培他滨序贯放疗在胆系恶性肿瘤术后辅助治疗的地位，共入组了 79 名胆囊癌和肝外胆管细胞癌患者，其中胆囊癌患者占 32%。手术切除后患者接受吉西他滨（1 000mg/m² 静脉滴注，第 1 天，第 8 天）联合卡培他滨（1 500mg/m² 口服，第 1~14 天，21 天/周期），序贯放疗（淋巴结引流区 45Gy，瘤床 54~59.5Gy）联合卡培他滨化疗（1 330mg/m²）。主要研究终点为 OS。结果表明，R_0/R_1 切除组中位生存期达 35 个月，2 年 OS 为 65%，仅有 11% 的患者出现局部复发，R_1 切除患者局部复发率更高。这个研究表明，辅助放化疗可能改善胆系恶性肿瘤术后患者的生存结局，但需要更大样本量的临床研究来确定同步放化疗在胆系恶性肿瘤辅助治疗中的地位。

（二）PRODIGE 12-ACCORD 18 研究

PRODIGE 12-ACCORD 18 研究是法国一项多中心的 III 期临床研究（Clinical Trials：NTC 01313377），入组患者为 R_0/R_1 切除，并确定无远处转移的胆系恶性肿瘤患者，随机分配至吉西他滨联合奥沙利铂（GEMOX 方案）化疗 12 周期组或安慰剂组。入组了 196 名患者，其中 19% 为胆囊癌患者。主要研究终点为无病生存期（DFS）和生活质量（QOL）。结果表明，GEMOX 方案和对照组的无复发生存期（RFS）分别是 30.4 个月和 22 个月（HR 0.83；95% CI 0.58~1.19，P=0.31），4 年 RFS 率分别为 39.3% 和 33.2%。亚组分析显示，无论是胆囊癌，还是肝内外胆管癌，也无论是否发生淋巴结转移，GEMOX 方案对比安慰剂都没有 RFS 的获益（图 19-4）。安全性方面，GEMOX 和对照组 3 度以上毒性的发生分别为 57.5% 和 22.2%，4 度以上毒性分别为 17.0% 和 9.1%。两组 12 个月、24 个月时 QOL 评分无差异。这一研究让辅助化疗的地位变得扑朔迷离，因为当时吉西他滨联合铂类是辅助治疗的标准方案，原以为 GEMOX 会产生更多的获益，但是却没有达到预期目标。

（三）BILCAP 研究

2017 年度的 ASCO 年会上报道了 BILCAP 研究的结果（Clinical Trials：NTC 00363584）。该研究探究了卡培他滨对比安慰剂在胆系恶性肿瘤辅助治疗中的疗效与安全性。这是一个英国研究团队开展的 III 期多中心临床研究。入组患者为 R_0/R_1 切除的胆系恶性肿瘤患者，随机分至卡培他滨（1 250mg/m²，口服，每日 2 次，第 1~14 天，21 天/周期，共 8 周期）组和安慰剂组。主要研究终点为 OS，次要研究终点为 RFS、毒性反应、生活质量等。共有 440 例患者入组，其中 18% 的患者为胆囊癌。结果表明，意向性分析

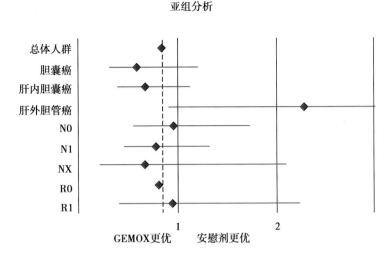

图 19-4　GEMOX 对比安慰剂对胆囊癌辅助化疗的亚组分析

（intention-to-treat analysis，ITT）人群卡培他滨组的中位生存期达 51 个月，而对照组仅为 36 个月（HR 0.80；95% CI 0.63~1.04，P=0.097）。而符合方案数据分析中，卡培他滨组中位生存期达 53 个月，对照组为 36 个月（HR 0.75；95% CI 0.58~0.97）。两组的中位 RFS 分别为 24.6 个月和 17.6 个月（HR 0.76；95% CI 0.58~0.99，P=0.039）（图 19-5）。卡培他滨安全性良好，未引起生活质量降低。BILCAP 研究结果填补了胆道系统肿瘤根治术后没有辅助化疗方案推荐的历史。当前，卡培他滨单药口服成为胆道系统肿瘤根治术后辅助化疗的标准方案。在未来胆管癌辅助治疗临床试验中，卡培他滨应该作为研究对照组加以设计。

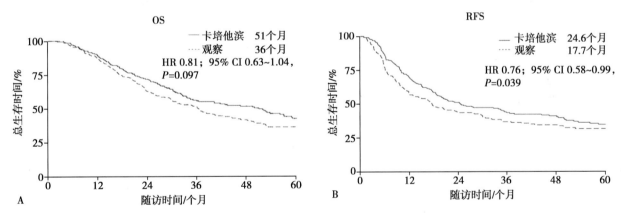

图 19-5　胆系肿瘤术后卡培他滨单药辅助化疗的生存分析
A. 卡培他滨化疗组和安慰剂组的总生存时间比较；B. 卡培他滨化疗组和安慰剂组的无复发生存期比较。

（四）ACTICCA-1 研究

ACTICCA-1 研究（Clinical Trials：NTC 02170090）是一项随机多中心Ⅲ期临床研究，对比吉西他滨联合顺铂和单药卡培他滨在胆系恶性肿瘤术后辅助治疗中的疗效。该研究目前正在入组，目标纳入 440 例患者，包括 160 例胆囊癌。入组患者包括胆道系统腺癌、R_0/R_1 切除后未使用其他治疗的患者（允许既往接受化疗患者入组）。在研究流程中，治疗组患者应接受吉西他滨（1 000mg/m²）联合顺铂（25mg/m²）静脉滴注，第 1 天，第 8 天，每 21 天为一个治疗周期。研究设计当初拟与安慰剂进行对比。但是，鉴于 BILCAP 研究已经成为标准方案，研究者同意将对照组调整为卡培他滨单药。主要研究终点为 DFS，次要研究终点为 OS、安全性、耐受性等，结果尚待公布。该研究有望进一步确认辅助化疗在胆系恶性肿瘤综合治疗中的地位。

总之，包括胆囊癌在内的胆系肿瘤之间，在组织起源、临床病理特征、分子生物学特征及疗效等方面存在明显差异,但在临床试验中往往作为同一类疾病对待,缺乏专门针对胆囊癌的大型Ⅱ/Ⅲ期临床试验。胆系肿瘤需要综合治疗、个体化治疗,也需要精准治疗。

近年来,胆系肿瘤化疗领域中从辅助化疗、一线化疗,再到二线化疗的许多重要临床研究,深刻地改变了胆系肿瘤的治疗现状。同时,胆系肿瘤的分子靶向治疗、免疫治疗也取得了令人鼓舞的结果。未来胆囊癌的化疗需要结合分子靶向治疗及免疫治疗进行 MDT 治疗,期望为胆囊癌患者带来更大获益。

(毕新宇　王健东　李汛)

参考文献

[1] 金懋林,沈琳,张晓东,等.消化道恶性肿瘤化学治疗[M].北京:北京大学医学出版社,2008:355.

[2] MACDONALD O K,CRANE C H. Palliative and postoperative radiotherapy in biliary tract cancer [J]. Surg Oncol Clin N Am,2002,11(4):941-954.

[3] HEZEL A F,ZHU A X. Systemic therapy for biliary tract cancers [J].Oncologist,2008,13(4):415-423.

[4] SIROHI B,MITRA A,JAGANNATH P,et al. Neoadjuvant chemotherapy in patients with locally advanced gallbladder cancer [J]. Future Oncol,2015,11(10):1501-1509.

[5] KIM Y,AMINI N,WILSON A,et al. Impact of chemotherapy and external-beam radiation therapy on outcomes among patients with resected gallbladder cancer:A multi-institutional analysis [J]. Ann Surg Oncol,2016,23(9):2998-3008.

[6] ALEXANDER S,DIRK A,JOHN B,et al. Adjuvant chemotherapy with gemcitabine and cisplatin compared to observation after curative intent resection of cholangiocarcinoma and muscle invasive gallbladder carcinoma(ACTICCA-1 trial)—a randomized,multidisciplinary,multinational phase Ⅲ trial [J]. BMC Cancer,2015,15(1):564.

[7] 耿智敏,汤朝晖.2018 年 NCCN 指南更新版胆囊癌诊治进展述评[J].西部医学,2018(7):937-942,947.

[8] 刘辰,姜小清.胆囊癌的综合治疗[J].肝胆外科杂志,2018,26(6):405-407.

[9] 伊力夏提·艾则孜,晏冬.进展期胆囊癌治疗模式的研究进展[J].山东医药,2018(9):95-98.

[10] 于建全,冯飞灵,沈洋,等.持续腹腔热灌注化疗治疗进展期胆管癌的临床疗效观察[J].第二军医大学学报,2017,38(5):570-575.

[11] GHIDINI M,TOMASELLO G,BOTTICELLI A,et al. Adjuvant chemotherapy for resected biliary tract cancers:a systematic review and meta-analysis [J]. HPB(Oxford),2017,19(9):741-748.

[12] HAKEEM A R,PAPOULAS M,MENON K V. The role of neoadjuvant chemotherapy or chemoradiotherapy for advanced gallbladder cancer—A systematic review [J]. Eur J Surg Oncol,2019,45(2):83-91.

[13] TAKADA T,AMANO H,YASUDA H,et al. Is postoperative adjuvant chemotherapy useful for gallbladder carcinoma? A phase Ⅲ multicenter prospective randomized controlled trial in patients with resected pancreaticobiliary carcinoma [J]. Cancer,2002,95(8):1685-1695.

[14] MA N,CHENG H,QIN B,et al. Adjuvant therapy in the treatment of gallbladder cancer:a meta-analysis [J]. BMC Cancer,2015,15(1):615.

[15] PRIMROSE J N,FOX R P,PALMER D H,et al. Capecitabine compared with observation in resected biliary tract cancer (BILCAP):a randomised,controlled,multicentre,phase3 study [J]. Lancet Oncol,2019,20(5):663-673.

[16] CHAUDHARI V A,OSTWAL V,PATKAR S,et al. Outcome of neoadjuvant chemotherapy in "locally advanced/borderline resectable" gallbladder cancer:the need to define indications [J]. HPB(Oxford):2018,20(9):841-847.

[17] CREASY J M,GOLDMAN D A,DUDEJA V,et al. Systemic chemotherapy combined with resection for locally advanced gallbladder carcinoma:surgical and survival outcomes [J]. J Am Coll Surg,2017,224(5):906-916.

[18] ENGINEER R,GOEL M,CHOPRA S,et al. Neoadjuvant chemoradiation followed by surgery for locally advanced gallbladder cancers:A new paradigm [J]. Ann Surg Oncol,2016,23(9):3009-3015.

[19] AGRAWAL S,MOHAN L,MOURYA C,et al. Radiological Downstaging with Neoadjuvant Therapy in Unresectable Gall Bladder Cancer Cases [J]. Asian Pac J Cancer Prev,2016,17(4):2137-2140.

[20] GANGOPADHYAY A,NATH P,BISWAS J. Reduced Dose Intensity of Chemotherapy may not Lead to Inferior Palliation in Locally Advanced Carcinoma of the Gall Bladder:An Experience from a Regional Cancer Centre in Eastern India [J]. J Gastrointest Cancer,2015,46(3):297-300.

[21] SELVAKUMAR V P,ZAIDI S,PANDE P et al. Resection after neoadjuvant chemotherapy in advanced carcinoma of the gallbladder:a retrospective study [J]. Indian J Surg Oncol,2015,6(1):16-19.

[22] DE ARETXABALA X,LOSADA H,MORA J,et al. Neoadjuvant chemoradiotherapy in gallbladder cancer [J]. Rev Med Chil,2004,132(1):51-55.

[23] HOEHN R S,WIMA K,ERTEL A E,et al. Adjuvant Therapy for Gallbladder Cancer:an Analysis of the National Cancer Data Base [J]. J Gastrointest Surg,2015,19(10):1-8.

[24] TAKADA T,NIMURA Y. Prospective randomized trial of 5-fluorouracil,doxorubicin and mitomycin C for non-resectable pancreatic and biliary carcinoma:multicenter randomized trial [J]. Hepatogastroenterology,1998,45(24):2020-2026.

[25] TEUFEL A,LEHNERT T,STREMMEL W,et al. Chemotherapy with gemcitabine in patients with advanced gallbladder carcinoma [J]. Z Gastroenterol,2000,38(11):909-912.

[26] CASTRO M P. Efficacy of gemcitabine in the treatment of patients with gallbladder carcinoma:a case report [J]. Cancer, 1998,82(4):639-641.

[27] VERDERAME F,MANDINA P,ABRUZZO F,et al. Biliary tract cancer:our experience with gemcitabine treatment [J]. Anticancer Drugs,2000,11(9):707-708.

[28] MALIK I A,AZIZ Z,ZAIDI S H,et al. Gemcitabine and cisplatin is a highly effective combination chemotherapy in patients with advanced cancer of the gallbladder [J]. Am J Clin Oncol,2003,26(2):174-177.

[29] MISRA S,CHATURVEDI A,MISRA NC. Gallbadder cancer [J]. Curr Treat Options Gastroenterol,2006,9(2):95-106.

[30] ANDRE T,TOURNIGAND C,ROSMORDU C,et al. Gemcitabine combined with oxalipatin(GEMOX) in advanced biliary tract adenocarcinoma:a GEMOX study [J]. Ann Oncol,2004,15(9):1339-1343.

[31] FURUSE J,OKUSAKA T,BOKU N,et al. S-1 monotherapy as first-line treatment in patients with advanced biliary tract cancer:a multicenter phase Ⅱ study [J]. Cancer Chemother Pharmacol,2008,62(5):849-855.

[32] VALLE J W,WASAN H S,PALMER D D,et al. Cisplatin plus gemcitabine versus gemcitabine for biliary tract cancer [J]. N Engl J Med,2010,362(14):1273-1281.

[33] VALLE J W. Advances in the treatment of metastatic or unresectable biliary tract cancer [J]. Ann Oncol,2010,21(Suppl 7): Ⅶ 345-348.

[34] MIZUSAWA J,MORIZANE C,OKUSAKA T,et al. Randomized Phase Ⅲ study of gemcitabine plus S-1versus gemcitabine plus cisplatin in advanced biliary tract cancer:Japan Clinical Oncology Group Study (JCOG1113,FUGA-BT) [J]. Jpn J Clin Oncol,2016,46(4):385-388.

[35] BENJOSEF E,GUTHRIE K A,ELKHOUEIRY A B,et al. SWOG S0809:A Phase Ⅱ Intergroup Trial of Adjuvant Capecitabine and Gemcitabine Followed by Radiotherapy and Concurrent Capecitabine in Extrahepatic Cholangiocarcinoma and Gallbladder Carcinoma [J]. J Clin Oncol,2015,33(24):2617-2622.

[36] FUKUTOMI A,FURUSE J,OKUSAKA T,et al. Effect of biliary drainage on chemotherapy in patients with biliary tract cancer: an exploratory analysis of the BT22 study [J]. HPB (Oxford),2012,14(4):221-227.

[37] EDELINE J,BENABDELGHANI M,BERTAUT A,et al. Gemcitabine and Oxaliplatin Chemotherapy or Surveillance in Resected Biliary Tract Cancer(PRODIGE 12-ACCORD 18-UNICANCER GI):A Randomized Phase Ⅲ Study [J]. J Clin Oncol,2019,37(8):658-667.

[38] LAMARCA A,PALMER D H,WASAN H S,et al. A randomised phase Ⅲ,multi-centre,open-label study of active symptom control(ASC) alone or ASC with oxaliplatin/5-FU chemotherapy(ASC+mFOLFOX) for patients(pts) with locally advanced/ metastatic biliary tract cancers(ABC) previously-treated with cisplatin/gemcitabine(CisGem)[J]. Chemother,2019,37 (suppl15):4003.

[39] SHROFF R T,JAVLE M M,XIAO L,et al. Gemcitabine,Cisplatin,and nab-Paclitaxel for the Treatment of Advanced Biliary Tract Cancers:A Phase 2 Clinical Trial [J]. JAMA Oncol. 2019;5(6):824-830.

[40] SAHAI V,CATALANO P J,ZALUPSKI M M,et al. Nab-Paclitaxel and Gemcitabine as First-line Treatment of Advanced or Metastatic Cholangiocarcinoma:A Phase 2 Clinical Trial [J]. JAMA Oncol. 2018;4(12):1707-1712.

第二十章

胆囊癌的放射治疗

第一节　概　　述

胆囊癌具有高度异质性,侵袭性强,预后差,5年生存率低。手术切除是目前治疗早期胆囊癌的首选方法,但术后仍有17%的局部复发率和72%的远处转移率,因此需要更多的辅助治疗手段来改善预后。胆囊癌发病隐匿,早期诊断困难,易发生淋巴结转移,发现时多数已是晚期,失去手术机会。对于失去手术机会的胆囊癌患者,更需要放疗、化疗、介入治疗、靶向和免疫药物治疗等综合治疗。

自20世纪60年代国外开始胆囊癌放疗的研究,总体治疗效果并不理想,治疗价值并未得到普遍认同。胆囊癌的病理类型以腺癌为主,其中60%为硬性腺癌,体外实验结果显示大多数胆道癌细胞系对放疗敏感性差。临床研究也发现胆囊癌对放疗的敏感性相对较差,照射剂量受周围正常脏器的限制较难提高,而且副作用较大。但一些欧美和日本学者积极主张术前、术后辅助放疗,认为胆囊癌对放疗有一定的敏感性,为缩小肿瘤创造二期手术机会,并且可以防止和减少术后局部复发。近期的多项研究显示对某些胆囊癌患者,放疗可以延长其生存期,增加手术切除概率。但大多数研究的纳入病例较少,多为回顾性研究,而且研究结果存在矛盾和争议。直到目前,还没有高级别循证医学证据支持放疗作为胆囊癌的常规治疗手段,需要大样本的前瞻性随机对照研究来进一步明确放疗在胆囊癌治疗中的地位。

放疗包括肿瘤根治切除术后放疗、晚期肿瘤姑息性放疗、术前新辅助放疗和术中放疗,联合放化疗方案会增加治疗效果。肿瘤的分期、切除范围与患者的生存率和放疗局控率密切相关,对于部分胆囊癌患者会改善其不良预后。

胆囊癌放疗总体效果并不理想,各种疗法的疗效无明显差异,但以体外放疗或术中放疗加体外放疗的治疗效果较佳。由于胆囊癌周围有很多放射敏感的脏器,因此外照射剂量有一定限制,联合应用化疗可提高癌细胞对放射的敏感性,在放疗剂量较低时亦能达到肿瘤局部的控制,从而提高疗效。目前临床上应用的放疗技术有立体定向放射治疗、三维适形放射治疗和调强适形放射治疗。选择合适的放疗技术,可以提高治疗效果,减少副作用。

放疗的副作用主要包括胃肠道反应和血细胞下降。患者胃肠道反应较明显,包括食欲减退、恶心等。个别患者由于放疗联合化疗而出现严重恶心、呕吐等Ⅲ级不良反应而中断治疗,但更为严重的毒性反应情况少见。白细胞和血小板轻度下降也比较常见,如果放疗中同步应用化疗致白细胞过低,可用促白细胞生成药物,必要时用重组人粒细胞集落刺激因子注射液。胆囊癌的照射靶区通常包括较多体积的肝组织,有可能出现肝功能损伤,需要注意放射剂量。外照射过量时,会导致十二指肠溃疡和肠狭窄。术中放疗时,由于肝实质、胆道、肠管和部分肝脏都包括在照射野内,过量放射可导致肝动脉狭窄或闭塞、动脉瘤、胆管炎、肠穿孔和肝胀肿等并发症。

第二节　放疗适应证

放疗的适应证广泛而复杂,包括术前放疗、术中放疗、肿瘤根治切除术后、姑息治疗后和肿瘤复发的患者,部分胆囊癌患者联合放化疗,可增加治疗效果。患者一般情况较好,没有严重的心、肺功能障碍,均可进行放疗。治疗前应该对患者一般健康状况做出评价,评价的重要指标是患者活动状态(performance status,PS),就是根据患者的体力来评估患者的健康状况和对治疗耐受能力。国际常用的有卡诺夫斯凯计分(Kanofsky performance score,KPS)(表20-1)。如果KPS在70%以下,往往难以耐受放疗。患者能否接受放疗,还与胆囊癌的组织来源、分化程度、肿瘤大小、生长方式及放疗设备技术性能等密切相关,应视具体情况,谨慎对待。如患者伴有阻塞性黄疸而导致肝功能差,不宜进行放疗,大量腹水也不宜放疗。

表 20-1　卡诺夫斯凯计分(百分法)

分值	评分标准
100	正常,无症状及体征,无疾病证据
90	能正常活动,但有轻微症状及体征
80	勉强可进行正常活动,有某些症状或体征
70	生活可自理,但不能维持正常生活或工作
60	有时需人扶助,但大多数时间可自理,不能从事正常工作
50	需要一定的帮助和护理,以及给予药物治疗
40	生活不能自理,需特别照顾及治疗
30	生活严重不能自理,有住院指征,尚不到病重
20	病重,完全失去自理能力,需住院给予积极支持治疗
10	病危,临近死亡
0	死亡

文献认为Ⅰ期病例的黏膜内癌预后通常较好,无须辅助放疗,但若侵及浆膜的Ⅲ期病例,其手术疗效急剧下降,如有肝和其他脏器转移的Ⅳ期病例,其疗效尤为不佳。所以Ⅲ、Ⅳ期应作为放疗的适应证。

一、术后辅助放疗适应证

根治性胆囊癌切除后的放疗适应证包括患者一般状况良好、肿瘤无远隔脏器的转移、病理类型属于对放射线敏感或中度敏感的肿瘤。术中发现肿瘤突破浆膜或有淋巴结转移,通过进一步放疗控制肿瘤生长,甚至可达到根治的目的。体外照射应根据术中所见、术中放置的银夹、术后的CT定位等决定照射范围,原则上应包括原发灶和区域淋巴结。病灶局限且无远隔转移的非治愈性切除是术后体外照射的最好适应证。体外照射治疗与单纯手术治疗相比,体外照射的辅助性放疗可延长胆囊癌患者的存活期。

二、术前新辅助放疗适应证

术前放疗适用于肿瘤部位深在、瘤体较大、单纯手术切除有困难的患者,或肿瘤虽然不大,但对周围组织浸润粘连明显及局部淋巴结转移而单纯手术很难彻底切除的患者。术前放疗可有效降低癌细胞的活性、减少术中转移的机会、尽可能将肿瘤变小、提高手术切除率、减少术野内癌细胞的污染。我国胆囊癌大多数患者发现时已出现局部的浸润,属于晚期患者,即使较早发现了胆囊癌,更多的患者选择了手术治疗,因此术前放疗的报道较为少见。

三、术中放疗适应证

术中放疗的一次性大剂量照射对肿瘤的生物效应较分次照射低,术中放疗就是在术中对可见的肿瘤实施照射治疗,暴露切口,在直视下进行照射,靶区清楚。如果肿瘤附近有敏感组织或器官,外照射不可能给予肿瘤致死量,所以术中放疗可以很好地保护正常组织,适用于直视下隔离正常脏器、只针对根治性胆囊癌切除的术野进行放疗,以达到根治效果。术中放疗也可用于只达到 R_1 切除、高危复发的胆囊癌,或已有多个淋巴结转移的病例,需通过术中放疗达到根治目的。无法根治切除(R_1 切除)的部分胆囊癌患者,肿瘤与大血管、重要脏器有浸润而不能彻底切除,对残存病灶需通过术中放疗杀灭肿瘤、延缓复发时间。个别患者开腹后发现病变范围广而无法切除,需通过术中放疗达到缩小肿瘤、缓解症状、延长生命的目的。此种方法优点是可以把重要敏感性组织和器官推移至照射野外,在直视下一次大剂量直接照射外科无法切除的残存病变,从而达到根治。术中放疗是外科和放疗相结合的结果,使肿瘤以外的正常组织免受过多的照射,从而保护了正常组织。另外,根治术后仍有肉眼看不见的残存和亚临床病灶,可以结合两者的优点、克服放疗外照射和手术的局限性。术中放疗对手术室的要求及放疗设备的要求较高,因为治疗后需要回到手术室继续完成手术,术中放疗需要考虑有靠近手术室的特殊治疗装置,因此术中放疗的开展比较局限。术中放疗可单独应用,但大多数情况下是与术后外照射联合进行。

四、姑息性放疗适应证

无论是根治术后辅助放疗还是姑息性放疗,在治疗中都应根据患者的病情及肿瘤消退的情况及时更改治疗方案。姑息性放疗患者在治疗中如肿瘤缩小明显,也可转为根治性切除或重新规划治疗方案;如果胆囊癌根治术后放疗患者在治疗中出现了远处转移,则应改变放疗方案。

第三节 放疗技术

应尽可能在术中或放疗前进行活检,获得病理诊断。如果胆囊癌侵犯胆管出现阻塞性黄疸,暂不宜进行放疗,只有施行胆道支架或胆肠吻合术后黄疸减退才能进行放疗。放疗前应进行 CT、MRI 和超声检查以提供肿瘤大小、浸润范围、淋巴结转移等情况,以便确定照射范围。手术切除的患者,尽可能术中做好银夹标记,为术后放疗定位。对有贫血、肝功能异常或消瘦明显者应给予相应的治疗,以改善一般情况,减少放疗的不良反应。

目前,临床上应用的放疗技术有立体定向放射治疗、三维适形放射治疗和调强适形放射治疗。

一、立体定向放射治疗

立体定向放射治疗是目前国际先进的放疗技术之一,其利用高度精准的放疗技术,通过非共面多野三维集束照射和多次分割治疗,使靶区得到较高的剂量而减少周围正常组织器官受量的一种治疗方式。即照射杀灭肿瘤的同时避开了肿瘤周围正常组织,好似用无形手术刀切除肿瘤一样,故人们形象地称之为"光子刀"或"X刀"。立体定向放射治疗符合肿瘤放射生物学特点,采用大分割短疗程,使靶区形成放射性损毁,提高了肿瘤局部控制率。过去几十年,头部的立体定向放疗技术取得了快速发展,在头部肿瘤治疗中取得了较好的疗效并积累了大量经验,并将其原理和技术用于体部肿瘤的精确外放疗,因此,患者的体位固定、放疗计划的验证、每次放疗时的质量保证等显得极为重要。随着图像引导等技术的出现,目前立体定向放射治疗在体部的多种肿瘤的治疗中已经取得很好的疗效。

二、三维适形放射治疗

三维适形放射治疗是在"X刀"基础上发展起来的精确治疗技术,能将较大剂量的辐射准确地射向肿瘤,同时对附近正常组织的损害降到最低。治疗前,患者需要接受放疗专用的电脑扫描,其数据会汇入特定的剂量运算电脑,让临床肿瘤科专科医师以三维空间影像审视肿瘤位置,将肿瘤和其附近最可能受影响的淋巴组织及邻近重要器官准确定位。通过电脑精确计算,用不同放射束的入射角度及剂量比例,以设计最佳的放疗方案。它的最大特点是照射野形状与肿瘤形状完全适形,使高剂量区域形状在三维方向上与肿瘤一致,最大限度地提高肿瘤剂量,使高剂量区域分布更加均匀,这样的直接效果是治疗增益,即比常规治疗多保护 15%~20% 的正常组织,同时可增加 20%~40% 的靶区肿瘤剂量。实施时,必须精确定位,并严格固定体位,否则肿瘤可能部分漏出照射范围,失去精确治疗的意义。

三、调强适形放射治疗

调强适形放射治疗是在三维适形放射治疗基础上演进而来,在每个放射束内分为许多子野,子野的放射强度不同,通过剂量计算,采用逆向设计治疗方案,全部由电脑负责,使肿瘤剂量适形性更好,特别对于不规则形态肿瘤或肿瘤附近有重要组织器官需要保护的病例,调强适形放射治疗比三维适形放射治疗有更好的优势。

胆囊、胆管周围有很多放射敏感的脏器,如小肠、十二指肠及肝脏等,限制了胆囊癌的照射量。因此,外照射应利用一切条件对靶区做精确的定位,目前以 CT 扫描定位最精确。可结合经皮穿刺肝胆道成像(percutaneous transhepatic cholangiography,PTC)或 MRI,在 CT 上画出靶区,包括肿瘤体积及其周围 2cm 正常组织,还要考虑到靶区可随呼吸上下活动的特点,在模拟定位机确定活动边界,照射范围还要包括淋巴引流区。胆囊癌的淋巴结转移率为 25%~86%,其中转移到胆总管淋巴结的发生率为 21%~86%,其次是胰十二指肠上淋巴结。胆囊癌的照射范围为肿瘤周围 2~3cm 的区域,应包括瘤床组织及其周围可能存在的亚临床转移灶,照射野内需包括胆囊床、肝门至十二指肠上方的肝十二指肠韧带、胰腺后、腹腔干和肠系膜上动脉周围淋巴结,缩野的范围则包括胆囊癌瘤床或残留病灶,注意避开空肠和十二指肠,以防放射后可能引起不同程度的放射损伤和并发症。靶区体积不宜过大,否则放疗反应也会随之增大,将影响患者对放疗的耐受性。通过治疗计划系统找出最佳的治疗方案,可使肿瘤病变部位得到高剂量照射、周围的正常组织得到较好的保护。

总体来说,每次照射剂量为 1.8~2Gy,每周 5 次,单纯放射时总剂量达 40~60Gy/5~6 周。总量达 40~45Gy 时,采用缩野针对肿瘤部位加量 10~15Gy,可减轻放疗反应。

四、放疗技术的应用

(一) 术后辅助放疗

胆囊癌根治性切除术后的预防性照射进行 5 周,总量为 50Gy,非治愈性切除的根治性放射总量为 60~65Gy。通过在术中放置银夹、术后 CT 定位来确定照射范围。治疗目的是延缓肿瘤复发和转移。照射野的大小应包括肿瘤的全部侵及范围及可能转移的淋巴结区域,胆囊癌术后常规盒式四野的靶区上界除了包括肿瘤床以上 2~3cm 外,尚需注意腹腔干(胸椎 12、腰椎 1 水平)是否在野内;下界应包括胰头,以保证胰头前后淋巴结和肠系膜上中动脉淋巴结在野内,一般在第 2 腰椎下缘水平;左界主要包括腹主动脉旁淋巴结区域,可设在椎体左缘旁开 2cm;右界包括肿瘤床以外 2~3cm,十二指肠襻边缘以外可挡铅,因胆管周围淋巴结和襻后的胰头后上淋巴结已在野内,此时有 50% 的右肾会在野内;侧野的前界宜超出肿瘤床 1.5~2cm;后界在椎体前缘后至少 1.5cm,以包括腹主动脉旁淋巴结。如在照射中出现持续性疼痛并加重,影像检查病变较前发展,即认为放疗无效,应终止照射。

(二) 术前新辅助放疗

术前放疗可以杀灭肿瘤周围亚临床病灶、缩小肿瘤,从而提高手术切除率、降低分期,减少手术时肿瘤播散的可能。较多报道是给予 2/3 根治放疗量,间隔 4~6 周后手术。也有少次大量分割照射,1~2 周后手术,日本学者高桥对 14 例胆囊癌患者进行术前放疗,剂量为 30Gy,手术切除 9 例,其中治愈性切除 4 例。术前放疗手术切除率为 64.2%,对照组为 61.5%,术前放疗可略提高手术切除率,且不会增加组织脆性和术中出血。术前放疗可能会影响组织学诊断、推迟手术时间和延迟术后伤口愈合等。

(三) 术中放疗

术中放疗能量一般采用 6~12MeV 的电子束,根据肿瘤的深度来选择电子束的能量。照射野内含有肝实质、肝管、肝动脉、门静脉等正常组织,但应避开空肠和十二指肠,以防放射后可能引起的不同程度放射损伤和并发症。如照射野内有肠管存在时,照射剂量应减少至 18Gy 以下,或将照射野缩小到肉眼可见到的病灶范围内;照射野周围有转移淋巴结存在时,应再从体外追加放射,总剂量达到 40~50Gy/(4~5)周。

Houry 报道胆囊癌切除后有残留者进行放疗可获得最佳疗效,建议应对瘤床组织及其周围可能存在的亚临床转移灶进行术中放疗(15Gy),且术后一定要进行外放疗,总剂量达 45~50Gy/(4.5~5)周,可提高生存率。

（四）姑息性放疗

姑息性放疗的目的是使肿瘤缩小,延缓肿瘤进展,从而减轻患者痛苦、延长患者生存时间。行姑息性放疗时,要求照射范围较小,甚至可以不包括全部肿瘤,仅照射引发症状的部位,如引起梗阻或压迫症状的局部肿瘤,照射剂量也较低。对于胆囊癌中晚期患者及无法手术切除的患者建议姑息性放疗。

第四节　放疗进展

胆囊癌放疗总体治疗效果并不理想,但最近研究显示,放疗在无法切除胆囊癌和胆囊癌切除术后治疗中,对患者预后具有积极影响。

一、胆囊癌新辅助放疗和放化疗研究进展

局部进展期(AJCC 分期 T_3/T_4)胆囊癌患者预后较差,手术切除范围广,术后复发率很高。对于无法行根治性手术切除的胆囊癌,放疗作为可选方案以提高患者手术根治性切除的可能性,称为"新辅助放疗"。在临床实践中,新辅助放疗常与化疗联合使用以提高治疗效果。目前国际上对进展期胆囊癌新辅助放化疗的价值尚存在争议。

（一）胆囊癌新辅助放化疗的有效性研究

有研究显示,局部进展期胆囊癌患者新辅助放疗或放化疗治疗后,能够获得更多 R_0 手术切除的机会。2019 年 Hakeem 等对 8 项研究的荟萃分析发现,76 例患者新辅助放化疗后临床获益率(包括完全缓解、部分缓解、疾病稳定)达到 66.6%,40.3% 的患者获得根治性切除机会,R_0 切除率为 35.4%;新辅助放化疗后行根治性切除的患者 OS 为 18.5~50.1 个月,明显优于非手术切除患者的 5~10.8 个月。2016 年 Engineer 等报道局部进展期胆囊癌新辅助放化疗的前瞻性研究,纳入 28 例患者中有 25 例(89%)完成治疗,20 例(71%)达到影像学上的完全缓解或部分缓解,18 例(64%)获得手术机会,14 例(56%)获得 R_0 手术切除;所有患者中位生存期为 20 个月,5 年生存率为 24%,R_0 手术患者 5 年总生存率为 47%。同年 Agrawal 等对 40 例无法手术切除的胆囊癌患者,新辅助放化疗后原发灶的疾病稳定率为 39.4%,部分缓解率为 10.5%,完全缓解率为 30%;6 例患者接受手术并获得 R_0 根治切除。

（二）胆囊癌新辅助放化疗的阴性研究

有研究报道,胆囊癌患者的新辅助放化疗效果没有显示出明显治疗效果。2018 年 Fareed 等报道 90 例非转移性胆囊癌患者,52 例接受新辅助治疗(其中 12 例接受放疗)患者中位生存期为 3.1 年,未接受新辅助治疗患者为 2.6 年,OS 无统计学差异。

综上所述,新辅助放疗或新辅助放化疗可能有利于提高进展期胆囊癌 R_0 手术切除率,但患者能否获得生存获益仍存在争议,需要进一步大样本的深入研究。

二、胆囊癌术后辅助放疗和放化疗研究进展

辅助放疗和放化疗目前被认为是影响胆囊癌切除术后高危(AJCC 分期 T_3/T_4,淋巴结转移和 R_1 切除手术)患者长期预后的独立风险因素。胆囊癌切除术后放疗靶区应当包括瘤床区域和局部引流淋巴结,放疗剂量根据切缘是否阳性调整。

（一）胆囊癌术后辅助放疗研究

利用美国国家癌症研究所 SEER 数据库进行的研究显示,术后辅助放疗会为胆囊癌患者带来部分获益。Mojica 等回顾分析了 SEER 数据库中 1992—2002 年 3 187 例胆囊癌手术患者,发现 17% 接受辅助放疗患者的中位生存期延长(14 个月 vs.8 个月)。亚组分析显示,淋巴结阳性和肝脏受侵犯的患者获益更多,对于病变局限于胆囊的患者,并未发现明显的生存获益。目前霍普金斯医院对于有残留病灶和伴有淋巴

结转移的胆囊癌患者常规给予放疗。Wang 等回顾分析了 SEER 数据库中 1988—2003 年 4 180 例胆囊癌手术患者,发现 760 例辅助放疗患者的中位生存期延长(15 个月 vs 8 个月),并发现对淋巴结受累或 T_2 及以上患者生存获益更大。Hyder 等回顾分析了 SEER 数据库中 1988—2009 年 5 011 例胆囊癌手术患者,发现术后辅助放疗组具有更长的中位生存期(18 个月 vs 11 个月)和更高的 1 年生存率(68.2% vs 58%)。生存获益最大的群体是 N_1 期和中低分化胆囊癌患者。可见对于胆囊癌术后高危患者,辅助放疗是影响患者总生存率的重要影响因素。SEER 数据库缺少患者放疗范围、剂量、肿瘤周边状况等详细的治疗信息,这些缺陷限制了相关研究的影响力。

（二）胆囊癌术后辅助放化疗研究

胆囊癌术后辅助放疗联合化疗希望延长患者生存时间,但既往研究存在争论。Mitin 等研究分析 2005—2010 年 2 989 例 T_{1-3} 和 N_{0-1} 的胆囊癌手术患者,发现使用术后辅助放化疗的患者 3 年总生存率获得了明显改善。Mantripragada 等研究分析了 2004—2011 年该数据库中 4 775 例 T_{2-3} 或淋巴结阳性的非转移性胆囊癌手术患者,其中 13.5% 接受了放化疗,与未接受术后放化疗患者相比,3 年的生存率并没有明显变化。

近期更多的研究显示,胆囊癌术后放化疗具有可行性和有效性。2018 年 Gu 等研究发现对于 Ⅱ~Ⅳa 期胆囊癌患者,给予术后放疗联合化疗,耐受性可,OS 明显改善。2015 年开展的 SWOG S0809 研究,是一项评估接受辅助放化疗后肝外胆管癌或胆囊癌患者 2 年生存率、复发和副作用的单臂前瞻性 Ⅱ 期临床试验。该研究纳入 79 例 T_{2-4}、N_1 或切缘阳性的患者(其中 25 例为胆囊癌),辅助放化疗方案为:吉西他滨 + 卡培他滨序贯联合卡培他滨 + 放疗(区域淋巴 45Gy,瘤床 54.0~59.4Gy)。所有患者的 2 年生存率为 65%,中位生存期 35 个月,52% 和 11% 的患者出现 3 级和 4 级不良反应。该方案显示出比较好的疗效和可以接受的副作用。

2018 年 Kim 等对胆囊癌术后辅助放化疗研究进行了 meta 分析。纳入了 14 项研究 9 364 名患者,研究表明辅助放疗可以降低死亡风险和术后复发风险。其中淋巴结转移和切缘阳性患者的获益最多,而无淋巴结转移的患者可能并不会获益。该研究为术后高危患者提供了辅助放疗生存获益的支持证据。

综上所述,胆囊癌 T_2 及以上、伴有区域淋巴结转移和肿瘤残余的术后高危患者,放疗作为辅助治疗,可以减少局部复发并延长生存期,联合化疗可以更好地减少局部和远处复发。

三、胆囊癌术中放疗研究进展

术中放疗可以针对胆囊癌切除的术野进行放疗,同时直视下隔离正常脏器,保护正常组织。既可以提高局部治疗效果,又对邻近关键器官的影响最小化。2014 年 Nam 等报告 8 例在手术切除或姑息性手术中接受放疗的胆囊癌病例。平均生存时间为 15 个月,1 年生存率为 75%,3 年生存率为 37.5%,5 年生存率为 25%。3 例根治性切除术,平均生存时间为 122.6 个月;5 例姑息性切除手术,平均生存时间为 13.5 个月,研究认为,术中放疗对切缘阴性胆囊癌患者是安全有益的。可见胆囊癌术中放疗可能在一定程度上提高局部治疗效果,但由于样本量小,仍需进一步深入研究。

四、胆囊癌姑息性放疗研究进展

一般认为晚期胆囊癌姑息性放疗治疗效果并不理想,但胆囊癌生物学特性和转归存在明显异质性,仍有报道显示放疗可缓解部分患者的症状,改善生存时间。晚期无法手术切除的胆囊癌患者,多数因为胆道梗阻引起的黄疸而失去放疗机会。随着胆肠内引流、经皮肝穿刺胆管引流及胆管内支架放置等技术的发展,胆道梗阻引起的黄疸问题得到解决后,更多患者获得了姑息性放疗的机会。Eleftheriadis 曾报道 1 例无法手术切除的 Ⅳ 期胆囊癌患者,经皮肝穿刺胆管引流解决黄疸后,接受姑息性放疗,临床症状和实验室指标均获改善,随访 1 年未见肿瘤进展。对不能行手术切除的晚期胆囊癌患者姑息性放疗联合化疗报道较少,结果尚不明确。

总之,目前治疗胆囊癌得到公认的有效方法是手术切除,但在疗效较差的情况下,采取辅助性放疗存在合理性。由于缺乏大样本前瞻性随机对照研究,胆囊癌放疗的作用仍存在争议。术前、术后与术中放疗或放疗联合化疗等治疗模式均未达成共识,仍有待进一步深入研究。随着放疗技术的发展,新辅助放疗或放化疗可能使进展期胆囊癌患者获益,并有可能提高 R_0 手术切除率。对于胆囊癌术后高危患者,术中放疗或术后放疗、放化疗作为辅助治疗,有可能提高局部治疗效果,减少局部复发率,延长生存时间。对于无法行手术切除胆囊癌患者,姑息性放疗也有可能提高患者的生活质量。

(王德盛　郑亚民)

参考文献

[1] 樊嘉.肝胆胰肿瘤诊断治疗学[M].北京:人民军医出版社,2011:105-108.

[2] 王小林.胆道疾病介入放射学[M].上海:复旦大学出版社,2005:260-269.

[3] 邹声泉.胆道肿瘤外科学[M].北京:人民军医出版社,2011:422-428.

[4] 曾昭冲.腹盆部肿瘤放射治疗学[M].上海:复旦大学出版社,2007:292-299.

[5] 孙菁,王凤英.胆囊癌放射治疗的进展[J].中国临床医学,2004,11(1):6-8.

[6] 杨俣,冯飞灵,周海华,等.胆囊癌术后辅助性放疗的疗效分析[J].中华肿瘤杂志,2013,35(7):534-539.

[7] MOON Y,DAHLBERG W,YU Y,et al. Radiosensitivity of human biliary tract cancer cell lines in vitro [J]. Int J Oncol,1997,10(3):545-551.

[8] HOURY S,BARRIER A,HUGUIER M. Irradiation therapy for gallbladder carcinoma:recent advances [J]. J Hepatobiliary Pancreat Surg,2001,8(6):518-524.

[9] TODOROKI T,KAWAMOTO T,OTSUKA M,et al. Benefits of combining radiotherapy with aggressive resection for stage Ⅳ gallbladder cancer [J]. Hepatogastroenterology,1999,46(27):1585-1591.

[10] DE ARETXABALA X,ROA I,BURGOS L,et al. Preoperative chemoradio therapy in the treatment of gallbladder cancer [J]. Am Surg,1999,65(3):241-246.

[11] KRESL J J,SCHILD S E,HENNING G T,et al. Adjuvant external beam radiation therapy with concurrent chemotherapy in the management of gallbladder carcinoma [J]. Int J Radiat Oncol Biol Phys,2002,52(1):167-175.

[12] ELEFTHERIADIS N,PISTEVOU-GOMBAKI K,PLATANIOTIS G,et al. Is external palliative radiotherapy for gallbladder carcinoma effective? [J]. Onkologie,2001,24(6):581-584.

[13] ALOIA T A,JARUFE N,JAVLE M,et al.Gallbladder cancer:expert consensus statement [J]. HPB(OXFORD),2015,17(8):681-690.

[14] HICKMAN L,CONTRERAS C. Gallbladder cancer:diagnosis,surgical management,and adjuvant therapies [J]. Surg Clin North Am,2019,99(2):337-355.

[15] TRAN C H,ZHANG Q,SADA Y H,et al. The role of surgery and adjuvant therapy in lymph node-positive cancers of the gallbladder and intrahepatic bile ducts [J]. Cancer,2018,124(1):74-83.

[16] 张亦弛,王许安,刘颖斌.放射治疗在胆囊癌综合治疗中的应用进展[J].肝胆胰外科杂志,2017,29(5):430-432.

[17] GARG P K,PANDEY D,SHARMA J. The surgical management of gallbladder cancer [J]. Expert Rev Gastroenterol Hepatol,2015,9(2):155-166.

[18] KEANE F K,ZHU A X,HONG T S. Radiotherapy for biliary tract cancers [J]. Seminars In Radiation Oncology,2018,28(4):342-350.

[19] HAKEEM A R,PAPOULAS M,MENON K V. The role of neoadjuvant chemotherapy or chemoradiotherapy for advanced gallbladder cancer - a systematic review [J]. Eur J Surg Oncol,2019,45(2):83-91.

[20] ENGINEER R,GOEL M,CHOPRA S,et al. Neoadjuvant chemoradiation followed by surgery for locally advanced gallbladder cancers:a new paradigm [J]. Ann Surg Oncol,2016,23(9):3009-3015.

[21] AGRAWAL S,MOHAN L,MOURYA C,et al. Radiological downstaging with neoadjuvant therapy in unresectable gall bladder cancer cases [J]. Asian Pac J Cancer Prev,2016,17(4):2137-2140.

[22] FAREED M M,DEMORA L,ESNAOLA N F,et al. Concurrent chemoradiation for resected gallbladder cancers and cholangiocarcinomas [J]. J Gastrointest Oncol,2018,9(4):762-768.

[23] KIM Y,AMINI N,WILSON A,et al. Impact of chemotherapy and external-beam radiation therapy on outcomes among patients with resected gallbladder cancer:a multi-institutional analysis [J]. Ann Surg Oncol,2016,23(9):2998-3008.

[24] 耿智敏,汤朝晖.2018年NCCN指南更新版胆囊癌诊治进展述评[J].西部医学,2018,30(7):937-942.

[25] HYDER O,DODSON R M,SACHS T,et al. Impact of adjuvant external beam radiotherapy on survival in surgically resected

gallbladder adenocarcinoma:a propensity score-matched surveillance,epidemiology,and end results analysis [J]. Surgery, 2014,155(1):85-93.

[26] MOJICA P,SMITH D,ELLENHORN J. Adjuvant radiation therapy is associated with improved survival for gallbladder carcinoma with regional metastatic disease [J]. J Surg Oncol,2007,96(1):8-13.

[27] WANG S J,FULLER C D,KIM J S,et al. Prediction model for estimating the survival benefit of adjuvant radiotherapy for gallbladder cancer [J]. J Clin Oncol,2008,26(13):2112-2117.

[28] HORGAN A M,KNOX J J. Adjuvant therapy for biliary tract cancers [J]. J Oncol Pract,2018,14(12):701-708.

[29] GU B,QIAN L,YU H,et al. Concurrent chemoradiotherapy in curatively resected gallbladder carcinoma:a propensity score-matched analysis [J]. Int J Radiat Oncol Biol Phys,2018,100(1):138-145.

[30] MITIN T,ENESTVEDT C K,JEMAL A,et al. Limited use of adjuvant therapy in patients with resected gallbladder cancer despite a strong association with survival [J]. J Natl Cancer Inst,2017,109(7):1-9.

[31] MANTRIPRAGADA K C,HAMID F,SHAFQAT H,et al. Adjuvant therapy for resected gallbladder cancer:analysis of the national cancer data base [J]. J Natl Cancer Inst,2016,10(5):109.

[32] BEN-JOSEF E,GUTHRIE K A,EL-KHOUEIRY A B,et al. SWOG S0809:A phase II intergroup trial of adjuvant capecitabine and gemcitabine followed by radiotherapy and concurrent capecitabine in extrahepatic cholangiocarcinoma and gallbladder carcinoma [J]. J Clin Oncol,2015,33(24):2617-2622.

[33] KIM B H,KWON J,CHIE E K,et al. Adjuvant chemoradiotherapy is associated with improved survival for patients with resected gallbladder carcinoma:a systematic review and meta-analysis [J]. Ann Surg Oncol,2018,25(1):255-264.

[34] MALLICK S,BENSON R,HARESH K P,et al. Adjuvant radiotherapy in the treatment of gall bladder carcinoma:what is the current evidence [J]. J Egypt Natl Canc Inst,2016,28(1):1-6.

[35] LEE N K,KIM C Y,PARK Y J,et al. Intraoperative radiation therapy for gallbladder cancer:experience at a single institution [J]. Hepatogastroenterology,2014,61(131):580-586.

[36] ELEFTHERIADIS N,PISTEVOU-GOMBAKI K,PLATANIOTIS G,et al. Is external palliative radiotherapy for gallbladder carcinoma effective? [J]. Onkologie,2001,24(6):581-584.

[37] BOIMEL P J,BINDER K R,HONG T S,et al. Cholangiocarcinoma and gallbladder cases:an expert panel case-based discussion [J]. Semin Radiat Oncol,2018,28(4):351-361.

第二十一章

生物免疫治疗、靶向治疗和中医药治疗

第一节　生物免疫治疗

　　胆囊癌是一类侵袭性较高的胆道恶性肿瘤,手术切除是目前可能治愈胆囊癌的唯一方法。然而,大多数胆囊癌患者在初诊时已为晚期或已合并远处转移。目前,化疗和放疗是治疗无法切除胆囊癌患者的主要手段。值得注意的是,包括生物免疫治疗在内的"晚期癌症多学科治疗"受到了很大关注。生物免疫治疗既有利于患者的术后恢复,也可以减轻放化疗的毒副作用,从而达到缓解疾病或延长患者生存期的目的,为胆囊癌患者带来了新的希望。

一、生物免疫治疗的概念

　　生物免疫治疗是针对机体低下或亢进的免疫状态,人为地增强或抑制机体的免疫功能从而达到治疗疾病的治疗方法。肿瘤的生物免疫治疗,其核心是动员机体自身免疫系统杀死癌细胞,调动患者体内 T 淋巴细胞,从而起到主动识别和攻击肿瘤的作用。1985 年,美国国立癌症研究所的 Rosenberg 教授首次将淋巴因子激活的杀伤细胞引入黑素瘤的治疗,利用患者自身的免疫系统来治疗癌症,开创了肿瘤过继细胞疗法的历史。

　　目前,生物免疫治疗分为细胞治疗和非细胞治疗,具体方法包括肿瘤疫苗治疗、过继细胞免疫治疗、细胞因子治疗和免疫检查点治疗。因胆囊癌发病率低,关于胆囊癌生物治疗的研究报道较少。Kawamoto 等报道了一例罕见病例,该患者患有腹膜播散和肝转移的复发性胆囊癌,其通过化疗、免疫治疗(包括细胞因子激活的杀伤细胞输注,肿瘤相关抗原脉冲树突细胞激活杀伤细胞免疫疗法)和手术在内的多学科治疗得到了很好的控制,已存活近 10 年。上述研究表明,部分胆囊癌患者的生物免疫治疗效果显著。

二、胆囊癌生物免疫治疗方法

　　1. 基于抗原的疫苗　基于抗原的疫苗是研究最多的一类癌症免疫治疗。疫苗通常含有一种或多种抗原,如 Wilm's tumor protein 1(WT1)和黏蛋白 1(MUC1),这些抗原由恶性细胞大量表达,并且通常在弗氏佐剂中乳化以增加免疫原性。其目的是刺激记忆淋巴细胞的大规模生产,从而产生针对携带特定抗原癌细胞的二次免疫应答反应。

　　2. 基于树突状细胞的疫苗　与基于抗原的疫苗类似,基于树突细胞的疫苗将免疫系统暴露于抗原,目的是产生记忆淋巴细胞,从而产生强烈的二次免疫应答反应。这些疫苗不是简单地呈递给适应性免疫系统的抗原,而是含有已加载抗原的树突细胞。这些疫苗不仅可以针对特定抗原制备,还可以针对肿瘤裂解物制备。虽然后一种方法理论上可以产生更大的抗肿瘤反应,但它本身具有巨大的自身免疫风险。

3. 过继免疫治疗 与上述两种方法不同,过继性免疫治疗是通过提取自体或异体的淋巴细胞,进行体外激活和扩增,并辅以合适的生长因子然后将其重新输回肿瘤患者体内,使其在体内发挥杀伤癌细胞的作用。过继免疫治疗是目前最常用的生物治疗方法。过继性细胞免疫治疗根据其发展历程依次为自体淋巴因子激活的杀伤细胞(lymphokine-activated Killer cell,LAK cell)、自体肿瘤浸润淋巴细胞(tumor infiltrating lymphocyte,TIL)、自然杀伤细胞(natural killer cell,NK cell)、细胞因子诱导的杀伤细胞(cytokine-induced killer cell,CIK cell)、细胞毒性 T 细胞(cytotoxic T lymphocyte,CTL),以及经基因修饰改造的 T 细胞,如嵌合抗原受体 T 细胞(chimeric antigen receptor T cell,CAR-T)和 T 细胞受体嵌合 T 细胞(T cell receptor-modified T cell、TCR-T)。研究证实,在引入移植的淋巴细胞之前用细胞毒性化学疗法耗尽患者现有的淋巴细胞群,可以进一步提高这种治疗的有效性。

4. 免疫刺激细胞因子 细胞因子白介素 -2(interleukin-2,IL-2)是一种有效的抗肿瘤剂,其能够刺激 CD8$^+$T 细胞的增殖和针对癌细胞毒性作用。用 IL-2 作为单一疗法或与过继免疫治疗组合是一种有效的治疗手段。

5. 免疫检查点治疗 目前研究最多的免疫检查点治疗方法有程序性死亡蛋白(programmed death1,PD1)及其配体(programmed cell death-Ligand 1,PD-L1)抑制剂,细胞毒性 T 淋巴细胞抗原 4(cytotoxic T-lymphocyte antigen 4,CTLA-4)。研究证实,胆囊癌患者中肿瘤基因高度突变且检查点分子(如 PDL-1 和 CTLA-4)表达升高的患者预后较差。这表明 PD-1 抑制剂、CTLA-4 抑制剂可能对胆囊癌的治疗有效。

三、生物免疫治疗的优点

胆囊癌的生物免疫治疗一直在积极研究中,这种新一代治疗方法旨在强化患者对抗恶性肿瘤的免疫系统。值得注意的是,生物免疫治疗对恶性细胞更具选择性,因此其毒性往往低于传统化疗,具有良好的耐受性。通过免疫系统间接发挥抗肿瘤作用,可以产生持久的效应,能在药物本身代谢后持续很长时间。另外,通过逆转肿瘤相关的免疫抑制,以及发现新的抗原靶标,可以改善免疫治疗的功效。

四、展望

随着对免疫系统和胆道肿瘤之间相互作用认识的提高,胆囊癌的免疫治疗功效正在逐渐改善。目前,基于树突细胞的疫苗联合过继免疫治疗的疗法已显示出好的运用潜力。

然而,胆囊癌的免疫治疗仍面临诸多挑战,包括疗效尚有限;缺乏可靠的生物标志物;与化疗、放疗、手术、靶向治疗等联合作用途径尚不清楚;具有发生严重不良反应的风险,如免疫性心肌炎、免疫性肺炎、免疫性肝炎等;较难解决癌症异质性问题,以及能否研发真正有效的肿瘤疫苗。尽管胆囊癌的免疫治疗仍处在初步阶段,但如果上述问题能逐步得到解决,生物免疫治疗必将成为胆囊癌综合治疗决策中的重要选择方案。

第二节 靶向治疗

越来越多的研究表明,靶向治疗有望突破胆囊癌的治疗瓶颈,改善其预后。然而,由于胆囊癌具有高度异质性,其突变靶点和频率在不同病因、不同病理阶段、不同地域有着显著差异。例如由胆囊结石 - 慢性胆囊炎导致的胆囊癌常存在 *p53* 基因过表达和突变;而胰 - 胆管合流异常基础上发生的胆囊癌 *KRAS* 基因突变率较高,但 *p53* 基因突变率极低。此外,在胆囊癌发展的不同病理阶段其突变靶点也有显著差异。表皮生长因子受体(epidermal growth factor receptor,EGFR)在 1/3 以上的胆囊癌组织中均有阳性表达,而 *HER2*(即 *c-erbB2* 基因)和其配体黏蛋白 4(mucin 4,MUC4)在早期胆囊癌中表达较低。因此,目前仅有程序性死亡 -1(programmed death-1,PD-1)、EGFR 通路相关抗体等少数靶向治疗措施进入临床研究阶段。然而,由于缺乏大样本临床数据验证,其疗效仍难以确定。目前针对胆囊癌的潜在治疗靶点和药物如下。

一、EGFR/HER2

EGFR 和人类表皮生长因子受体 2（human epidermal growth factor receptor-2，HER2）都是 ErbB 家族成员。目前针对 EGFR/HER2 所开发的分子靶向药物主要分两大类：①小分子酪氨酸激酶抑制剂（tyrosine kinase inhibitors，TKI）：如吉非替尼（gefitinib）和厄洛替尼（erlotinib），主要抑制 EGFR 胞内区酪氨酸激酶活性；NVP-AEE788 则是 EGFR 和 HER2 双重抑制剂，体外实验研究表明其效果较前两者更强；②单克隆抗体：如西妥昔单抗（cetuximab）和帕木单抗（panitumumab），主要与 EGFR 胞外区结合，阻断依赖于配体的 EGFR 活化。临床试验结果显示，在 *KRAS* 野生型胆囊癌患者中，帕木单抗联合吉西他滨和奥沙利铂方案的反应率为 45%，中位无进展生存期为 10.6 个月，OS 为 20.3 个月。

二、VEGF

血管内皮生长因子（vascular endothelial growth factor，VEGF）是目前已知作用最强的促血管生长因子，能够刺激血管内皮增生参与新生血管、淋巴管的形成，与肿瘤生长、侵袭及转移密切相关。贝伐珠单抗（bevacizumab）可以选择性地与 VEGF 结合并阻断其生物活性。临床试验结果显示，贝伐珠单抗联合吉西他滨和奥沙利铂治疗进展期胆道恶性肿瘤总体有效率为 69%，中位无进展生存期和 OS 分别为 7 个月和 12.7 个月；另外，贝伐珠单抗联合厄洛替尼治疗晚期胆道恶性肿瘤总体有效率亦达 63%，中位无进展生存期和 OS 分别为 8.4 个月和 9.9 个月。

三、MEK

胆囊癌中存在 MEK/ERK 信号通路的异常活化，其可通过酶促级联反应参与细胞的增殖、周期调控和凋亡。临床试验表明，MEK 抑制剂司美替尼（selumetinib）对胆囊癌具有一定诊疗效果，中位无进展生存期和 OS 分别为 3.7 个月和 9.8 个月，其中 12% 患者达到部分缓解，68% 患者维持稳定，最长时间可达 1 年以上。

目前，临床上尚无靶向治疗药物被批准用于胆囊癌的治疗。上述药物，包括针对 *IGFs/IGF-IR*、*KRAS*、*PI3K/AKT/mTOR*、*Hedgehog*（*Hh*）等其他通路的靶向药物仍处于研究阶段。

第三节　中医药治疗

目前研究证实，中医药治疗是延长晚期胆囊癌患者生存期、控制其病情发展的重要手段之一。

一、病因病机

《难经·三十五难》云："胆者，清净之腑也"，胆附于肝，与肝同在右侧胁下，肝胆互为表里，同司疏泄。胆汁生成后，在肝气的疏泄作用下注入小肠中，以助脾胃消化。若肝气疏泄正常，则胆汁排泄无阻；若肝气郁滞，则胆失和降，进而气血瘀滞或蕴热成毒，易致癌变。

胆囊癌虽未在中医文献里明确提出，但根据其临床症状可归属于"胁痛""积聚""黄疸""腹痛"等范畴。《金匮要略·黄疸病》中提出："黄家所得，从湿得之"。《景岳全书·积聚》篇说："积聚之病，凡饮食、血气、风寒之属皆能致之"。究其病因，主要是因湿滞中焦而阻于胆道，胆液不得下泄，以致湿热不能排除，从而蕴结成毒。肝失疏泄，胆失和降，脾失健运，气血郁滞不畅，湿、热、毒邪积于胆腑，日久凝结成块而为胆积。胆汁不循常道外溢皮肤为黄疸，不通则痛而见右上腹疼痛，水谷难消而见纳差；正邪交争日久，胆积晚期必损及后天之本，脾胃失职，气血生化乏源，正虚邪陷，出现实中夹虚之状，常见消瘦、肢体倦怠乏力、心悸气短等症状。

二、论治策略

（一）疏肝利胆

目前中医治疗胆囊癌均从肝论治，若为肝失疏泄所致，则疏肝可利胆，利胆则恢复和降；若为湿热内客于胆或热毒内逼于胆所致,肝之疏泄亦必失常,疏肝利胆以使肝恢复气机调畅,可避免肝失疏泄与胆失和降相互牵制陷入恶性循环。

因此治疗胆囊癌首要疏肝利胆,可选用柴胡、郁金、延胡索等疏肝理气利胆之品配伍白花蛇舌草、藤梨根、绞股蓝、莪术、徐长卿、夏枯草等解毒散结之品组成基础方。若皮肤黄染者,舌红苔黄,脉弦滑数等肝胆湿热者,酌情加茵陈、金钱草、败酱草、田基黄、虎杖、栀子、连翘、蒲公英等配伍茯苓、猪苓、泽泻等淡渗之品使湿热从小便去;若肝郁气滞痛甚者,可酌加川楝子、延胡索理气止痛;若胁下积块,时有发热,口苦咽干、大便秘结等胆火瘀结者,酌加桃仁、土鳖虫、天花粉、连翘、滑石、车前草、麦冬、玄参等化郁泄热、养阴生津;若头晕目眩、午后潮热、舌红少苔、脉细等肝肾阴虚者,酌加鳖甲、枸杞子、当归、白芍、生地黄、肉苁蓉、首乌藤等补肾柔肝。

现代药理研究发现,柴胡具有免疫调节、保肝及抗肿瘤等多种药理活性;郁金具有活血化瘀、清心解郁、利胆退黄及保护肝脏、促进胆汁分泌和排泄、影响消化系统及抗肿瘤等功效;延胡索则具有镇痛、镇静、抗肿瘤、提高机体抗应激能力等活性;白花蛇舌草具有多种药理作用,如免疫调节、抗氧化、抗肿瘤、杀菌消炎等,其中以抗肿瘤作用尤为突出,它能显著抑制癌细胞的有丝分裂,并通过刺激机体的免疫系统抵抗肿瘤的生长;绞股蓝主要含皂苷类、多糖类等成分,具有调节机体免疫的作用;藤梨根是一味清热解毒的中药,可以抑制细胞增殖、激发细胞凋亡、阻滞细胞周期、激发失巢凋亡、抑制转移、逆转耐药及抗血管生成等抗肿瘤作用;莪术具有抗肿瘤、抗组织纤维化、抗菌抗病毒、抗氧化等多种药理学作用;徐长卿有调节免疫、镇静、镇痛、抗过敏、抗肿瘤等药理作用,临床用途广泛;夏枯草中含有多糖、有机酸、黄酮等活性化学成分,具有抗肿瘤、抗炎和免疫调节等药理作用。

(二) 扶正祛邪

《医宗必读·积聚》提出:"初者,病邪初起,正气尚强,邪气尚浅,则任受攻;中者,受病渐久,邪气较深,正气较弱,任受且攻且补;末者,病魔经久,邪气侵凌,正气消残,则任受补"。胆囊癌患者体质多正气虚损、正不胜邪,同时因其形成日久,损伤气血,故在治疗上要始终注意保护正气,攻伐之药,用之不宜过度。可选用太子参、白术、茯苓、甘草之品补中益气。

李东垣称"脾胃为后天之本,气血生化之源",张景岳认为"诸药入口,必先入胃而后行及诸经"。从中医角度讲,脾主运化,食物在脾气推动、激发作用下转化为水谷精微,化为精气血津液,内养五脏六腑,外养四肢百骸、皮毛筋肉,故脾为后天之本,更为五脏六腑之本。从西医角度而言,胆居右胁下,附于肝之叶间,胆囊储存肝脏分泌的胆汁,在进食时将胆汁释放入十二指肠帮助消化脂类、蛋白质和糖类,胆囊不仅附属于肝,且其生理活动亦助胃肠道消化一臂之力,某种意义上说胆囊也从属于胃肠道,其本身亦是脾胃不可分割的一部分。故可在疏肝利胆的同时佐以健脾和胃之品,如太子参、党参、黄芪、山药、茯苓、白术、白扁豆、山楂、谷芽、麦芽、鸡内金、神曲等,使补而不滞、补而不腻、补而能化、补而能生;而调护脾胃之品,如太子参、党参、黄芪、山药、茯苓等多可补气生血,使人体免疫功能尽快恢复,从而达到"扶正以祛邪"。

研究发现,太子参对免疫功能有增强作用;白术可降低癌细胞增值率、降低癌组织侵袭性、提高机体抗肿瘤反应能力,对癌细胞具有细胞毒作用;茯苓所含的多糖成分具有免疫调节、抗氧化、抗肿瘤等多种药理作用;甘草则具有清热解毒、补中益气、调和药性等作用。

(三) 抗癌中药

常用抗癌中药可分以下几种,扶正祛邪药如冬虫夏草、灵芝、黄芪、山药、石斛等;清热解毒药如白花蛇舌草、半边莲、半枝莲、藤梨根、龙葵、虎杖、贯众等;活血化瘀药如三棱、莪术、铁树叶、三七、丹参、桃仁、鬼箭羽、大黄、延胡索等;利水渗湿药如猪苓、泽泻、土茯苓等;化痰散结药如瓜蒌、土贝母、大贝母、天南星、半夏、杏仁、牡蛎等;虫类攻毒药如蜈蚣、蟾皮、全蝎、僵蚕、地鳖虫、蜣螂等。这些中药在现代药理及临床研究发现均具有抗肿瘤的作用,用药时可酌情配伍使用,以降低癌细胞的增殖作用。如冬虫夏草具有免疫调节、抗肿瘤、降血糖、抗氧化等多种药理作用;半枝莲含有黄酮类和二萜类化合物,具有抗肿瘤、抗氧化、抗菌等多种药理活性,可诱导细胞凋亡、抑制肿瘤血管生成等;蛇六谷所含的甘聚糖成分能够有效干扰癌细胞的代谢活动。

胆囊癌发病隐匿,早期无特异性体征及临床症状,因此常错过治疗的最佳时机,待到疾病发展到中晚期往往预后不良。随着对中医药治疗的深入研究,中医治疗对于改善胆囊癌的治疗现状和不良预后有着重要意义。

(王一帆　魏云巍　刘江文)

参考文献

[1] 程石,赵修浩.胆囊癌治疗的若干热点问题[J].外科理论与实践,2019,24(2):100-104.

[2] 郭雅楠,邱英,云升.生物免疫治疗及 γδT 细胞的多种功能[J].世界最新医学信息文摘,2018,18(58):112-123.

[3] KAWAMOTO M,WADA Y,KOYA N,et al. Long-term survival of a patient with recurrent gallbladder carcinoma,treated with chemotherapy,immunotherapy,and surgery:a case report [J]. Surg Case Rep,2018,4(1):115.

[4] MURAKAMI K,TANIMURA H,YAMAUE H,et al. Clinical effect of immunochemotherapy for a patient with advanced gallbladder cancer:report of a case [J]. Surg Today,1998,28(9):923-928.

[5] KOBAYASHI M,SAKABE T,ABE H,et al. Dendritic cell-based immunotherapy targeting synthesized peptides for advanced biliary tract cancer [J]. Gastrointest Surg,2013,17(9):1609-1617.

[6] MARKS E I,YEE N S. Immunotherapeutic approaches in biliary tract carcinoma:Current status and emerging strategies [J]. World J Gastrointest Oncol,2015,7(11):338-346.

[7] GOLDSTEIN D,LEMECH C,VALLE J. New molecular and immunotherapeutic approaches in biliary cancer [J]. ESMO Open,2017,2(suppl 1):e000152.

[8] ZAIDI M Y,MAITHEL S K. Updates on gallbladder cancer management [J]. Curr Oncol Rep,2018,20(2):21.

[9] KASUYA K,NAGAKAWA Y,MATSUDO T,et al. *P53* gene mutation and p53 protein overexpression in a patient with simultaneous double cancer of the gallbladder and bile duct associated with pancreaticobiliary maljunction [J]. J Hepatobiliary Pancreat Surg,2009,16(3):376-381.

[10] HARDER J,WAIZ O,OTTO F,et al. EGFR and HER2 expression in advanced biliary tract cance[J]. World J Gastroenterol,2009,15(36):4511.

[11] MIYAHARA N,SHODA J,ISHIGE K,et al. MUC4 interacts with ErbB2 in human gallbladder carcinoma:potential pathobiological implications [J]. Eur J Cancer,2008,44(7):1048-1056.

[12] JASON K S,BRIAN L J,SHUMEI K,et al. Personalized,molecularly matched combination therapies for treatment-naive,lethal malignancies:the I-PREDICT study [J]. J Clin Oncol,2017,35(suppl 15):2512.

[13] PIGNOCHINO Y,SAROTTO I,PERALDO-NEIA C,et al. Targeting EGFR/HER2 pathways enhances the antiproliferative effect of gemcitabine in biliary tract and gallbladder carcinomas [J]. BMC cancer,2010,10:631.

[14] HEZEL A F,NOEL M S,ALLEN J N,et al. Phase II study of gemcitabine,oxaliplatin in combination with panitumumab in KRAS wild-type unresectable or metastatic biliary tract and gallbladder cancer [J]. Br J Cancer,2014,111(3):430-436.

[15] GIATROMANOLAKI A,SIVRIDIS E,SIMOPOULOS C,et al. Hypoxia inducible factors 1alpha and 2alpha are associated with VEGF expression and angiogenesis in gallbladder carcinomas [J]. J Surg Oncol,2006,94(3):242-247.

[16] ZHU A X,MEYERHARDT J A,BLASZKOWSKY L S,et al. Efficacy and safety of gemcitabine,oxaliplatin,and bevacizumab in advanced biliary-tract cancers and correlation of changes in 18-fluorodeoxyglucose PET with clinical outcome:a phase2 study [J]. Lancet Oncology,2010,11(1):48-54.

[17] LUBNER S J,MAHONEY M R,KOLESAR J L,et al. Report of a multicenter phase Ⅱ trial testing a combination of biweekly bevacizumab and daily erlotinib in patients with unresectable biliary cancer:a phase Ⅱ Consortium study [J]. J Clin Oncol,2010,28(21):3491.

[18] LI Q,YANG Z. Expression of phospho-ERK1/2 and PI3-K in benign and malignant gallbladder lesions and its clinical and pathological correlations [J]. J Exp Clin Cancer Res,2009,28(1):65.

[19] BEKAII-SAAB T,PHELPS M A,LI X,et al. Multi-institutional phase Ⅱ study of selumetinib in patients with metastatic biliary cancers [J]. J Clin Oncol,2011,29(17):2357-2363.

[20] HUNDAL R,SHAFFER E A. Gallbladder cancer:epidemiology and outcome [J]. Clin Epidemiol,2014,6:99-109.

[21] ARE C,AHMAD H,RAVIPATI A,et al. Global epidemiological trends and variations in the burden of gallbladder cancer [J]. J Surg Oncol,2017,115(5):580-590.

[22] CHEN X F,WU X F,WU H,et al. SHR-1210 plus Gemox as first line treatment in biliary tract cancer:results from a single-arm exploratory study [J]. J Clin Oncol,2019,37(no15-suppl):4092.

［23］SUN D,MA J,WANG J,et al. Anti-PD-1 therapy combined with chemotherapy in patients with advanced biliary tract cancer[J]. Cancer Immunol Immunother,2019,68(9):1527-1535.

［24］UENO M,IKEDA M,MORIZANE C,et al. Nivolumab alone or in combination with cisplatin plus gemcitabine in Japanese patients with unresectable or recurrent biliary tract cancer:a non-randomised,multicentre,open-label,phase1 study［J］. Lancet Gastroenterol Hepatol,2019,4(8):611-662.

［25］江南,于靖,杨莉,等.中药柴胡皂苷药理作用的研究进展[J].环球中医药,2018,11(5):796-800.

［26］兰凤英.郁金的药理作用及临床应用[J].长春中医药大学学报,2009,25(1):27-28.

［27］单保恩,张金燕,等.白花蛇舌草的免疫学调节活性和抗肿瘤活性[J].中国中西医结合杂志,2001,21(5):370-374.

［28］杜小燕,侯颖,覃华,等.绞股蓝多糖的抗肿瘤作用及其机制研究[J].科学技术与工程,2009,9(20):5968-5972.

［29］郑佳露,闫霞,沈克平,等.藤梨根抗肿瘤作用及机制[J].中华中医药学刊,2017,35(10):2562-2564.

［30］陈小军,韦杰,苏华,等.莪术药理作用的研究新进展[J].药学研究,2018,37(11):664-668,682.

［31］姚洋,李定祥,张杰.夏枯草药理作用与临床应用研究进展[J].中国中医药现代远程教育,2018,16(5):157-158.

［32］陈文,何鸽飞,姜曼花,等.近10年白术的研究进展[J].时珍国医国药,2007,18(2):338-340.

［33］张利.甘草的药理作用及现代研究进展[J].中医临床研究,2014(10):147-148.

［34］王征,武雪,刘建利,等.虫草素抗肿瘤活性研究进展[J].中国药学杂志,2015,50(16):1365-1368.

［35］张妮娜,卜平,朱海杭,等.半枝莲抑制肿瘤血管生成的作用及其机制研究[J].癌症,2005,24(12):1459-1463.

［36］陈培丰,刘鲁明.中药蛇六谷抗癌活性及诱导癌细胞凋亡[J].中国中医基础医学杂志,2000,6(9):30-32.

第二十二章

胆囊癌的预后影响因素和术后随访

第一节　胆囊癌的预后影响因素

　　胆囊癌（gallbladder cancers，GBC）是胆道最常见的恶性病变，绝大多数患者发病年龄超过 50 岁，平均 59.6 岁，女性发病概率为男性的 3~4 倍。国内统计胆囊癌的发病约占肝外胆道癌的 25%，占胆道疾病的构成比为 0.4%~3.8%。胆囊癌大部分为腺癌。由于发生隐蔽、侵袭性强，胆囊癌预后极差，其 5 年生存率不足 5%。2014 年有报道称胆囊癌的平均生存时间仅为 6 个月。多种因素均可以影响胆囊癌的预后。

一、胆囊癌分期

　　胆囊癌分期是影响胆囊癌复发和预后最重要的因素。目前被广泛使用的是 UICC/AJCC TNM 分期系统。在 UICC/AJCC TNM 分期系统中，根据胆囊癌侵犯胆囊壁的深度、向周围器官和淋巴结扩散的程度，将胆囊癌分为 4 个分期。而在最新修订版 AJCC 分期系统中，T_2 期胆囊癌分为两组：腹膜侧肿瘤（T_{2a}）和肝侧肿瘤（T_{2b}）。NCCN 指南指出，与位于腹膜侧肿瘤相比，位于肝侧的胆囊肿瘤预后更差。而根据 2016 年美国一项涉及 214 名胆囊癌患者的多中心研究显示，N_0 患者的预后（中期生存率 59.5 个月）明显优于淋巴结转移患者（中期生存率 23.6 个月）。另外一项 2015 年的研究称，在其对 112 例患者的研究中发现，N_0 期的 5 年生存率为 57.2%，远高于淋巴结发生转移后的 5 年生存率（12.4%），同时发现，N_1、N_2 期的生存率没有明显区别。一个覆盖 121 例患者的分析显示，胆囊癌 TNM 分期 T_3、T_4 期患者的平均存活时间（46.6 个月）远低于 T_1、T_2 期（84.9 个月）。也有数据表明，相邻器官受侵犯患者平均存活时间要少于未受侵犯的患者。AJCC 癌症分期手册则评估了 1989—1996 年 10 000 例诊断为胆囊癌的患者，其中 0 期的 5 年生存率为 80%、Ⅰ期为 28%、Ⅲa 期为 8%、Ⅲb 期为 7%、Ⅳa 期为 4%、Ⅳb 期为 2%。Sung 及其团队收集了 348 例接受胆囊癌手术切除患者的信息，并根据第 8 版 AJCC 的分期标准对患者进行分类并计算其生存率，以 T 为分类标准的情况下，Tis、T_{1a}、T_{1b}、T_{2a}、T_{2b}、T_3 的 5 年生存率分别为 100%、92.4%、84.8%、52.4%、47.3% 及 17.1%，而 N 分级为 N_0、N_1、N_2 的患者的 5 年生存率为 69.8%、20% 及 0。总的来说，随着病情加重，胆囊癌分期推后，患者的 5 年生存率及平均存活时间明显减少，预后明显变差。

二、胆囊癌手术方式

　　不同的手术方式也能显著影响胆囊癌的预后。Malin 教授于 2017 年发表的一篇文献综述指出，尽管由于选择的偏倚及缺乏详细的手术资料，实际手术的效果是不确定的，但根治切除术的预后普遍较胆囊切除术佳，其生存时间更长。在一个涵盖 8 项研究 474 名患者的一项系统性回顾分析文献中，同样显示出根治性切除患者的生存时间（18.5~50.1 个月）长于未进行根治性切除的患者（5~10.8 个月）。第 8 版 AJCC 推荐的胆囊癌淋巴结清扫总数为 6 个。一项涉及 6 531 例患者的相关研究表明：淋巴结清扫数目 <4 个时，患者的生存时间（23.9 个月）相对于清扫 4~7 个的患者更短（40 个月），但清扫过多的淋巴结并不能延长其生存时间，甚至在某种程度上会减少平均生存时间，淋巴结清扫数为 4~7 个的 T_2 期患者平均生存时间为 68.9 个月，而清扫 7~12 个淋巴结的患者平均生存时间为 67.1 个月，在 T_3 期，两者则出现明显差距，分别为 19.1 个月、14.9 个月。而美国肝胰胆协会（Americas Hepato-Pancreato-Biliary Association, AHPBA）相关专家组制订的胆囊癌共识声明表示，对于 T_3 及 T_4 期胆囊癌患者，邻近器官的整块切除与根治切除术并不能改善其生存率。相反，其会增加并发症发生率和病死率。根治性手术亦无法显著改善 N_2 期胆囊癌患者的预后。且对于早期胆囊癌，微创或开腹手术方式并不能显著影响复发率及生存率。有研究数据也同样表明，微创和开腹手术对于早期胆囊癌的复发率和生存率没有明显影响，且接受腹腔镜手术的胆囊癌患者 5 年生存率超过 90%。

三、胆囊癌术后辅助治疗

2015 年的美国肝胆胰协会《胆囊癌：专家共同声明》显示，由于缺乏涉及 Ⅲ 期随机对照试验的相关证据，关于胆囊癌辅助治疗的指南推荐意见均来源于回顾性研究数据和专家意见。而一项梅奥医学中心完成的回顾性研究显示，大多数行扩大根治术后辅以放化疗进行辅助治疗的患者其生存均有明显的改善。对 SEER 数据库的回顾性分析发现，局部进展期肿瘤患者的生存期可经由辅助放化疗得到提高。与此同时，一篇涵盖 10 项回顾性研究 3 191 例患者的 meta 分析指出，术后辅助化疗组与单纯手术组相比总生存率有明显改善。2018 年一项涵盖 4 373 例患者的研究发现，新辅助化疗能够改善患者的生存率，无论其是否发生了淋巴结转移，并以此得出 T_2 期及以上 GBC 伴淋巴结阳性的患者行辅助全身化疗可提高生存率的结论。尽管缺乏一定的随机对照试验证据，但辅助治疗在提高高危病理特征患者（包括处于 T_3~T_4 期、N_1~N_2 期，或者手术切缘阳性者）的生存率、帮助改善胆囊癌患者预后方面的作用是无可否认的。

第二节　胆囊癌术后随访

胆囊癌术后随访在国际上至今仍未达成共识，在制订随访计划时，要根据不同患者的具体病情及其不同阶段进行个体化处理，且随访内容也应视具体情况来安排，主要包括影像学检查（胸、腹、盆腔 CT 或增强 CT，腹部 MRI）和血常规、生化、肿瘤标志物等。以下为可供参考的指南。

中华医学会外科学分会胆道外科学组编纂的胆囊癌指南建议：应建立一个针对胆囊癌患者的详细记录其分期、病理学分类、手术方法、放化疗方案、复发情况、随访起止日期及终止原因等内容的病例资料数据库，该数据库可供进一步研究胆囊癌患者随访中的相关因素。该指南对于具体的随访安排建议是：术后半年内，嘱患者每月复查一次，而后每 3 个月复查肝、肾功能指标、肿瘤相关标志物及行腹部彩色超声检查，对于复发或转移的可疑者应及时行影像学检查，如 CT、MRI 等。

目前没有文献报告胆囊癌特定的随访计划。医师应与患者讨论决定在适当的时间进行随访及影像学检查。根据临床需要，考虑术后每 3 个月进行一次影像学检查，同时检测 CEA 和 CA19-9 等肿瘤标志物，持续 2 年后则改为每年 1 次直至第 5 年。建议将增强或非增强胸部 CT 扫描及腹盆腔增强 CT 扫描或 MRI 用于影像学随访。

国内外两个指南都认为胆囊癌术后的随访不可一概而论，但对于随访时间安排有不同意见，我国的指南认为术后半年内应每月复查，半年后每三个月复查，其频率明显高于 NCCN 指南，更密切的随访可对患者的病情进展有更准确的把握，但同时也会带来患者依从性的问题，因此医师应结合临床再与患者进行沟通约定随访时间。

此外，在术后随访中还应当注意胆囊癌相关远期和长期副作用的存在，患者原本患有的疾病如糖尿病或心脏疾病等可能在术后病情恶化，不同的手术方式和辅助治疗可能导致特定的长期副作用在特定的时间内发生发展，这些副作用可能对患者的生活质量有较大的影响，在随访中也应当及时发现并予以相应处理。

（王一帆）

参考文献

［1］邹声泉,张林.全国胆囊癌临床流行病学调查报告［J］.中国实用外科杂志,2000,20（1）:43-46.

［2］陈孝平,汪建平.外科学［M］.8 版.北京:人民卫生出版社,2015.

［3］ALOIA T A,JARUFE N,JAVLE M,et al. Gallbladder Cancer:Expert consensus statement ［J］. HPB,2015,17（8）:681-690.

［4］中华医学会外科学分会胆道外科学组,中国医师协会外科医师分会胆道外科专业委员会.胆囊癌诊断和治疗指南（2019 版）［J］.中华外科杂志,2020,58（4）:243-251.

［5］National Comprehensive Cancer Network. NCCN Clinical Practice Guidelines in Oncology:Hepatobiliary Cancers. V.3. 2019.［DB/OL］. https://www.nccn.org/professionals/physician_gls/pdf/hepatobiliary.pdf.

［6］MA N,CHENG H,QIN B,et al. Adjuvant therapy in the treatment of gallbladder cancer:a meta-analysis ［J］. BMC Cancer,2015,15:615.

［7］ZOU X P,WANG J Y,JIANG Y Y,et al. Clinicopathological features and survival of gallbladder squamous cell carcinoma:analysis of 121 cases ［J］. Int J Clin Exp Pathol 2018,11（7）:3208-3221.

［8］STERNBY E M,LUNDGREN L,CAHLIN C,et al. Surgical treatment for gallbladder cancer—a systematic literature review［J］. Scand J Gastroenterol,2017,52（5）:505-514.

［9］YOON Y S,HAN H S,CHO J Y,et al. Is laparoscopy contraindicated for gallbladder cancer？ A 10-year prospective cohort study ［J］. J Am Coll Surg,2015,221（4）:847-853.

［10］HAN H S,YOON Y S,AGARWAL A K,et al. Laparoscopic surgery for gallbladder cancer:an expert consensus statement ［J］. Dig Surg,2019,36（1）:1-6.

［11］AGARWAL A K,JAVED A,KALAYARASAN R,et al. Minimally invasive versus the conventional open surgical approach of a radical cholecystectomy for gallbladder cancer:a retrospective comparative study ［J］. HPB（Oxford）,2015,17（6）:536-541.

［12］EGNER J R. AJCC cancer staging manual ［J］. JAMA,2010,304（15）:1726-1727.

［13］BIRNBAUM D J,VIGANO L,RUSSOLILLO N,et al. Lymph node metastases in patients undergoing surgery for a gallbladder cancer. Extension of the lymph node dissection and prognostic value of the lymph node ratio［J］. Ann Surg Oncol,2015,22（3）:811-818.

［14］SUNG Y N,SONG M,LEE J H,et al. Validation of the 8th edition of the American Joint Committee on Cancer Staging System for gallbladder cancer and implications for the Follow-Up of patients without node dissection［J］. Cancer Res Treat,2020,52（2）:455-468.

［15］TSILIMIGRAS D I,HYER J M,PAREDES A Z,et al. The optimal number of lymph nodes to evaluate among patients undergoing surgery for gallbladder cancer:Correlating the number of nodes removed with survival in 6531 patients ［J］. J Surg Oncol,2019,119（8）:1099-1107.

［16］BERGQUIST J R,SHAH H N,HABERMANN E B,et al. Adjuvant systemic therapy after resection of node positive gallbladder cancer:Time for a well-designed trial？（Results of a US-national retrospective cohort study）［J］. Int J Surg,2018,52:171-179.

［17］HAKEEM A R,PAPOULAS M,MENON K V. The role of neoadjuvant chemotherapy or chemoradiotherapy for advanced gallbladder cancer—a systematic review ［J］. Eur J Surg Oncol,2019,45（2）:83-91.

［18］WANG S J,LEMIEUX A,KALPATHY-CRAMER J,et al. Nomogram for predicting the benefit of adjuvant chemoradiotherapy for resected gallbladder cancer ［J］. J Clin Oncol,2011,29（35）:4627-4632.

［19］GOLD D G,MILLER R C,HADDOCK M G,et al. Adjuvant therapy for gallbladder carcinoma:the Mayo Clinic experience［J］. Int J Radiat Oncol Biol Phys,2009,75（1）:150-155.